Differential Diagnoses in Surgical Pathology:
Cytopathology

外科病理鉴别诊断图谱：
细胞病理

主　编　〔美〕克里斯托弗·范登布舍（Christopher VandenBussche）

　　　　〔美〕赛义德·阿里（Syed Ali）

主　译　曹跃华

副主译　孔令慧　汪　俊

北京科学技术出版社

著作权合同登记号　图字：01-2022-1188

图书在版编目（CIP）数据

外科病理鉴别诊断图谱 . 细胞病理 /（美）克里斯托弗·范登布舍，（美）赛义德·阿里主编；曹跃华主译 . —北京：北京科学技术出版社，2022.4

书名原文：Differential Diagnoses in Surgical Pathology: Cytopathology

ISBN 978-7-5714-2110-6

Ⅰ.①外… Ⅱ.①克… ②赛… ③曹… Ⅲ.①外科学—病理学—图谱②细胞诊断—图谱 Ⅳ.①R602-64 ②R446.8-64

中国版本图书馆 CIP 数据核字（2022）第 026034 号

注　意

　　本书提供了正确的适应证、不良反应和用药方法，但这些都有改变的可能。强烈希望读者参阅本书提及药物的生产厂家所提供的产品信息。作者、编辑、出版人、发行商不对任何错误或忽略负责，不对应用本书中的信息后可能造成的任何结果负责，也不会对出版物内容进行明确或不明确的承诺。作者、编辑、出版人、发行商对与本出版物相关的人身或财产伤害不承担任何责任。

责任编辑：杨　帆
责任校对：贾　荣
封面设计：北京永诚天地艺术设计有限公司
图文制作：北京永诚天地艺术设计有限公司
责任印制：吕　越
出 版 人：曾庆宇
出版发行：北京科学技术出版社
社　　址：北京西直门南大街16号
邮政编码：100035
电　　话：0086-10-66135495（总编室）　0086-10-66113227（发行部）
网　　址：www.bkydw.cn
印　　刷：北京捷迅佳彩印刷有限公司
开　　本：889 mm × 1194 mm　1/16
字　　数：350千字
印　　张：25
版　　次：2022年4月第1版
印　　次：2022年4月第1次印刷
ISBN 978-7-5714-2110-6

定　　价：360.00元

译者名单

主译

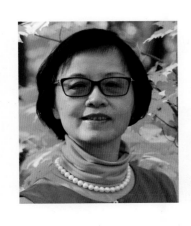

曹跃华，医学硕士，细胞病理技术专家（美国临床病理学会资格认证），高级细胞病理诊断师。美国细胞病理学会（ASC）、美国临床病理学会（ASCP）及加拿大医学实验室科学学会（CSMLS）会员。毕业于加拿大米切尔应用医学研究院细胞病理诊断专业及哈佛大学医学院高级细胞病理诊断专业培训班。曾就职于加拿大多伦多大学医疗联合体多伦多全科医院细胞病理科，曾担任米切尔应用医学研究院细胞病理诊断专业临床指导教师，从事临床细胞病理诊断、教学及实验室质量管理工作20多年。现任医之本细胞病理网校海外校长及授课专家。

主编《细胞病理学诊断图谱及实验技术手册》《细胞病理学常见病例诊断及鉴别诊断》等8部细胞学专著，在国内外学术期刊发表过多篇学术论文。主持过大量细胞病理诊断方面的网络教学、专题讲座及专业培训工作。

在医之本教育频道推出国内首个国际规范化的细胞病理诊断培训课程，该课程涵盖了细胞病理实验技术、形态学诊断及鉴别诊断等全方位的内容（不同时长的专题视频讲座共100讲），深受学员欢迎。

副主译

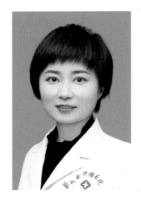

孔令慧
内蒙古自治区肿瘤医院
病理科

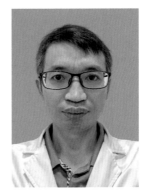

汪 俊
香港大学深圳医院病理科

译者

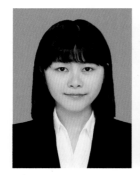

王 蕾
中国医学科学院肿瘤医院
深圳医院病理科

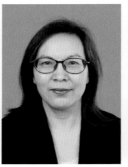

石卫东
天津千麦亿纳谱医学
检验病理实验室

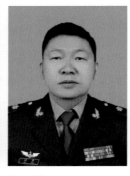

付 勇
中华人民解放军新疆军区
总医院病理科

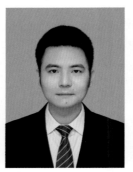

伏铠文
重庆大学附属肿瘤医院病理科

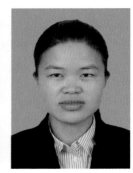

余小丽
浙江大学医学院附属邵逸夫
医院病理科

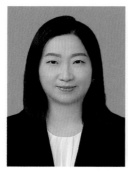

张小容
九江学院附属医院病理科

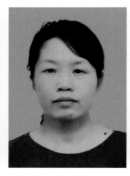

张晓阳
天津医科大学第二医院病理科

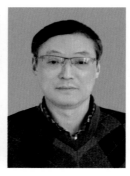

陈荣明
长丰县人民医院病理科

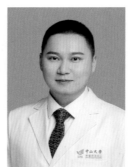

金杰畑
中山大学附属肿瘤医院病理科

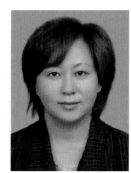

赵丽华
民航总医院病理科

医之本简介

医之本是国内唯一的病理学工作者集体创业平台，由国内外 100 多位有情怀的病理学专家学者共同创建。

初心：让所有肿瘤患者都能得到最精准的诊断和最恰当的治疗。

定位：做基层医院病理科的赋能者，做肿瘤精准诊断服务的领跑者。

目标：帮助基层医院病理科成长，提供病理科整体解决方案，助力病理行业发展。

提供的服务：

一、远程病理会诊服务

◎ 国际远程病理会诊中心，位于北京航天中心医院病理科

国内 100 多位病理学专家参与术中冰冻和疑难病理会诊，提供免疫组化和分子病理检测等服务；提供美国约翰·霍普金斯医院、克利夫兰医学中心的国际会诊。

◎ 海淀—医之本病理诊断中心，位于北京市海淀医院病理科

集聚了以郑杰教授和丁华野教授为主的北京各大三甲医院病理学专家，提供术中冰冻及疑难病理会诊、批量日常诊断、样本传送及医生和技术员培训等服务。

◎ 搭建省市级远程病理会诊中心

天津市北辰医院远程病理会诊中心、山西省肿瘤医院远程病理会诊中心、华北理工大学附属医院远程病理会诊中心、云南禄丰市人民医院远程病理会诊中心等。

二、基层医院病理科帮扶共建

◎ 人才梯队成长：将基层医生和技术员送到上级医院进修培训，将专家请到基层面对面带教指导。安排病理医生和技术员深入基层，帮助基层医院病理科成长。

◎ 全方位支持：协助科室管理、整体规划设计、数字化改造、信息化建设、加强质量控制、科研辅助、新项目开展、多学科会诊、设备试剂耗材等，提升病理科服务能力和服务效率。

◎ 教育频道：截至 2021 年，共有 1000 多场网络课程，累计用户 86 437，遍布 484 个城市，34 个省份；每周 1~3 场公益直播；设有病理专家工作室——搭建医生和专家沟通的桥梁。

◎ 其他：个性化的定制服务、传统邮寄会诊、提供肿瘤治疗方案等。

译者前言

　　《外科病理鉴别诊断图谱：细胞病理》包含了宫颈脱落细胞学、非宫颈脱落细胞学及细针穿刺细胞学，涵盖了人体各系统在细胞病理学上的常见病及部分疑难病。本书以显微镜下细胞形态图为模板，用图表比较的形式，以简洁的文字直观地分析及阐述了各疾病的细胞形态特征，以及常见的诊断陷阱。无论是对长期从事细胞病理学工作的专业工作者，还是对刚步入临床工作的初学者而言，本书都是一本国内少有且具有很高实用价值的专业读本及工具书。本书由"医之本"翻译团队译成中文，献给国内的细胞病理学工作者们，希望大家喜欢。

曹跃华

2021 年 12 月

前　言

细胞病理学的诊断是围绕鉴别诊断而展开的。通常情况下，组织切片中能见到组织结构，而细胞病理学不具备这一优势，因此，细胞病理学家必须利用最少的细胞形态学线索，有时甚至还需要提取细胞周围的背景信息，以缩小鉴别诊断的范围或做出唯一的诊断。

本书比较了细胞学形态相似而需要进行鉴别诊断的疾病，并重点关注了鉴别诊断中的细节问题。书中不仅有大量细胞形态学的描述和代表性图像，还包括了不同疾病间的临床鉴别要点，以及每种疾病当前已知的最新分子学改变。

本书涵盖了常见疾病及罕见疾病，对疾病进行了详细的阐述，既拓宽了鉴别诊断的思路，又排除了那些不太可能的诊断。本书既适合读者系统阅读，又方便读者根据实际情况进行查阅。我们希望读者在应对细胞病理样本时，能够将本书作为值得信赖的参考书之一。

克里斯托弗·范登布舍（Christopher VandenBussche）

赛义德·阿里（Syed Ali）

目　录

第一章

妇科细胞病理学

	低级别鳞状上皮内病变（LSIL）	高级别鳞状上皮内病变（HSIL）
年龄	任何年龄，年轻女性容易发生一过性感染	任何年龄
部位	宫颈（阴道、肛门及外阴也可发生）	宫颈（阴道、肛门及外阴也可发生）
症状和体征	无；常规筛查或阴道镜检查中发现	无；常规筛查或阴道镜检查中发现
病因	癌前病变，与低危型、高危型人乳头状瘤病毒（HPV）感染相关	癌前病变，通常与高危型 HPV 感染相关
细胞形态	• 鳞状上皮细胞核增大（*图 1.1.1 和 1.1.2*） • 核膜不规则和（或）"葡萄干样"核（*图 1.1.3 和 1.1.4*） • 偶见双核（*图 1.1.5*） • 除以上特征外，挖空细胞有边界清晰、中央透亮的多边形核周空晕（*图 1.1.3 和 1.1.4*）	• 细胞丰富，聚集成群和单个散在分布（*图 1.1.6 和 1.1.7*） • 胞核增大、胞质减少，核质比高（*图 1.1.8*） • 核深染，核仁不明显（*图 1.1.8*） • 核膜明显不规则（*图 1.1.9*） • 核大小不等 • 单个细胞胞质致密、不透明（*图 1.1.9*）
特殊检查	HPV 检测	HPV 检测
分子改变	研究表明，主要由 HPV 致癌基因驱动	研究表明，主要由 HPV 致癌基因驱动
治疗	阴道镜检查，以排除 HSIL	手术全切
临床意义	通常会消退，尤其是年轻女性	如果切除不完全，可进展为鳞状细胞癌

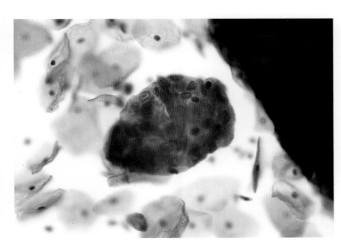

图 1.1.1　低级别鳞状上皮内病变（LSIL）　图示非典型鳞状细胞群，细胞质虽无明显变化，但与周围的中层上皮细胞相比，细胞核明显增大

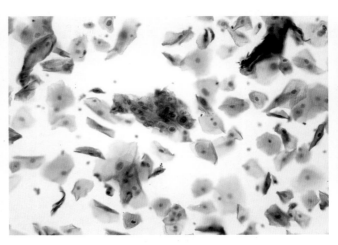

图 1.1.2　低级别鳞状上皮内病变（LSIL）　图中央的细胞胞质呈多边形，与周围的中层上皮细胞相比，胞核增大。可在高倍镜下观察是否有核周空晕，但仅依据细胞核明显增大便足以诊断 LSIL

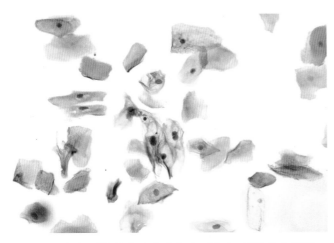

图 1.1.3　低级别鳞状上皮内病变（LSIL）　图示挖空细胞，胞核呈非典型性（核深染、核增大及双核）且可见清晰的核周空晕

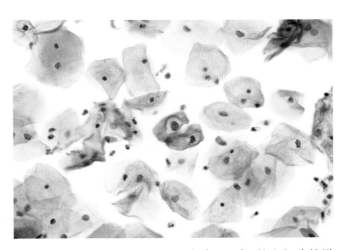

图 1.1.4　低级别鳞状上皮内病变（LSIL）　挖空细胞核增大、核膜不规则（"葡萄干样"核）、核深染，可见呈多边形的、清晰的核周空晕

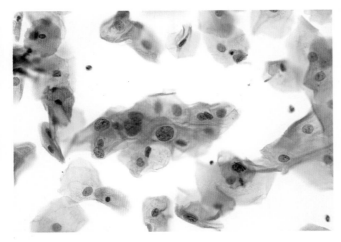

图 1.1.5　低级别鳞状上皮内病变（LSIL）　图示 LSIL 细胞群，核增大、双核、核深染、核大小不等，核膜不规则。本例中，尽管未见清晰的核周空晕，但通过其他的非典型特征足以诊断 LSIL

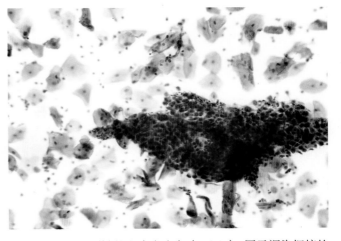

图 1.1.6　高级别鳞状上皮内病变（HSIL）　图示深染拥挤的细胞群。细胞胞质稀少、细胞形状不规则，须警惕 HSIL。应在高倍镜下确认 HSIL 细胞，而不是仅基于深染拥挤的细胞群，因为其他原因也可导致深染拥挤的细胞群出现

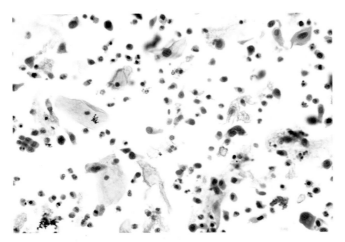

图 1.1.7　高级别鳞状上皮内病变（HSIL）　图中以散在分布的细胞为主，部分细胞的核质比高、核增大、核深染及核膜不规则。只要病变细胞数量足够多，就可以诊断 HSIL

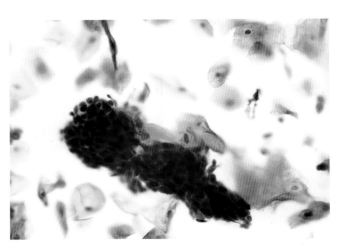

图 1.1.8　高级别鳞状上皮内病变（HSIL）　图示细胞团中核深染、胞质稀少。通常 HSIL 细胞比 LSIL 细胞小得多，因为 LSIL 细胞胞质丰富

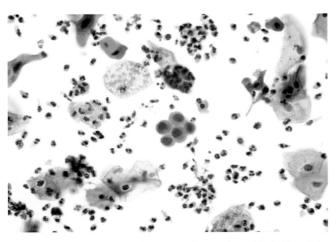

图 1.1.9　高级别鳞状上皮内病变（HSIL）　图中央的 5 个细胞考虑为 HSIL，因其胞核增大、核深染、核膜不规则。细胞质致密不透明，提示这些细胞源于鳞状化生。出现这样的细胞时，至少要考虑非典型不成熟鳞状化生

	高级别鳞状上皮内病变（HSIL）	鳞状细胞癌
年龄	任何年龄	任何年龄
部位	宫颈（阴道、肛门及外阴也可发生）	宫颈（阴道、肛门及外阴也可发生）
症状和体征	无；常规筛查或阴道镜检查中发现	性交困难，阴道出血，阴道有分泌物，阴道镜下发现肿物；可无症状
病因	癌前病变，通常与高危型 HPV 感染相关	HPV 感染（通常为高危型）相关的 HSIL 所致
细胞形态	• 细胞丰富，聚集成群和单个散在分布（*图 1.2.1 和 1.2.2*） • 核增大、胞质减少，核质比高（*图 1.2.3 和 1.2.4*） • 核深染，核仁不明显（*图 1.2.3 和 1.2.4*） • 核膜显著不规则 • 核大小不等（*图 1.2.5*） • 单个细胞胞质致密、不透明	• 恶性肿瘤细胞呈巢状和（或）单个散在分布（*图 1.2.6 和 1.2.7*） • 细胞增大、核增大、核质比高（*图 1.2.8*） • 核膜不规则（*图 1.2.7*） • 核大小不等（*图 1.2.9*） • 可见角化细胞，胞质粉染且不规则延伸，核固缩（*图 1.2.10*） • 可出现坏死（*图 1.2.9*）
特殊检查	HPV 检测	无；细胞形态诊断
分子改变	研究表明，主要由 HPV 致癌基因驱动	常见 PIK3CA、KRAS 和 EGFR 突变
治疗	手术全切	取决于临床分期；可施行宫颈锥切术、子宫切除术、盆腔淋巴结清扫和（或）放化疗
临床意义	如果切除不完全，可进展为鳞状细胞癌	取决于临床分期；尽可能手术完全切除

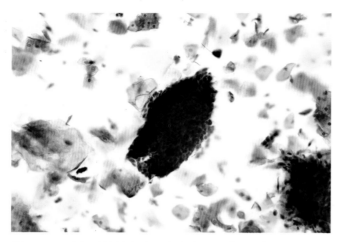

图 1.2.1　高级别鳞状上皮内病变（HSIL）图中的组织碎片含有大量拥挤、深染的细胞核。在低倍镜下观察发现，细胞群可能是 HSIL 或鳞状细胞癌，但缺乏诊断鳞状细胞癌的特征性改变。大多数情况下，巴氏涂片检查难以区分 HSIL 和鳞状细胞癌，两者都需要密切的临床随访

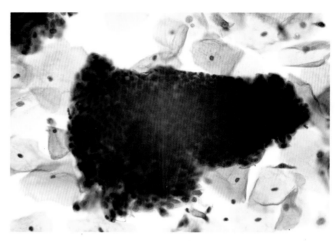

图 1.2.2　高级别鳞状上皮内病变（HSIL）细胞群呈三维立体结构，可见大量拥挤、深染的细胞核，核质比增高，细胞极向紊乱

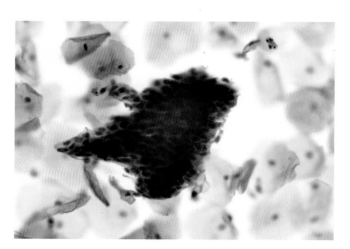

图 1.2.3　高级别鳞状上皮内病变（HSIL）图示深染的细胞群，胞质致密不透明，核膜不规则，核呈卵圆形至细长形。未见鳞状细胞癌的形态特征，如坏死、角化、核显著增大、明显的核多形性或核大小不等

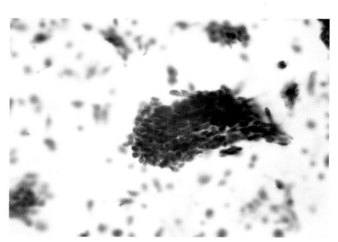

图 1.2.4　高级别鳞状上皮内病变（HSIL）细胞群中的细胞核仅出现轻度的核膜不规则，核大小相似

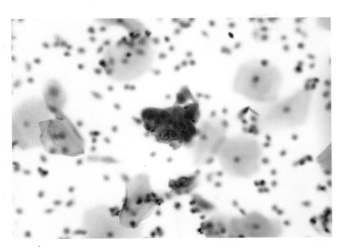

图 1.2.5　高级别鳞状上皮内病变（HSIL）　与图 1.2.4 中的细胞相比，本图中非典型细胞的胞质较丰富，但细胞核增大、深染、大小不等且具有多形性。核质比更符合 HSIL 的诊断而非 LSIL

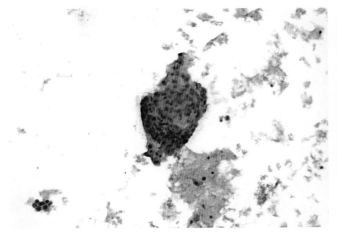

图 1.2.6　鳞状细胞癌　图示组织碎片中的细胞胞质呈粉红色，提示角化，也可能是非典型角化不全，可见胞核深染、拥挤，背景中可见大量坏死细胞

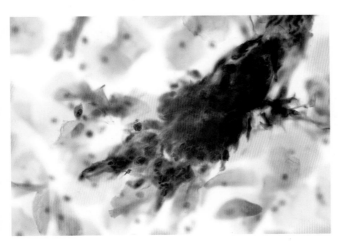

图 1.2.7　鳞状细胞癌　细胞群中细胞增大、核增大、核大小不等、核质比高、核深染、核膜明显不规则。与 HSIL 鉴别时，这些形态特征更符合鳞状细胞癌

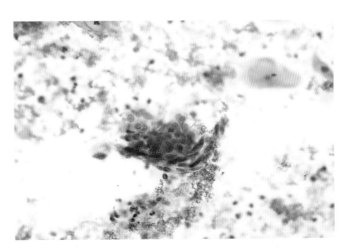

图 1.2.8　鳞状细胞癌　细胞群中细胞排列拥挤、极向紊乱，核质比高，核形不规则。虽然这些形态特征符合 HSIL，但由于存在黏附性肿瘤素质（坏死性颗粒状碎片附着在细胞团周围），则高度怀疑为鳞状细胞癌

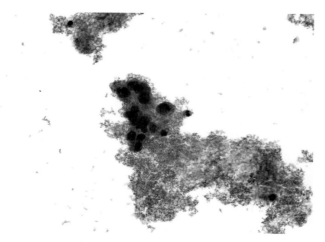

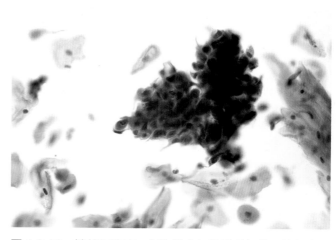

图 1.2.9　鳞状细胞癌　图中的鳞癌细胞与身体其他部位的鳞癌细胞形态相同：细胞增大、核增大、核质比高、核深染、核大小不等及核膜显著不规则

图 1.2.10　鳞状细胞癌　细胞群中细胞排列拥挤、核深染、部分细胞明显角化，这些形态特征更倾向于鳞状细胞癌的诊断而非 HSIL

	高级别鳞状上皮内病变（HSIL）	子宫颈管腺癌
年龄	任何年龄	任何年龄
部位	宫颈（阴道、肛门及外阴也可发生）	宫颈
症状和体征	无；常规筛查或阴道镜检查中发现	性交困难，阴道出血，阴道有分泌物，阴道镜下发现肿物；可无症状
病因	癌前病变，通常与高危型 HPV 感染相关	HPV 感染，最常见的是 HPV16 型和（或）18 型；可能与原位腺癌相关
细胞形态	• 细胞丰富，聚集成群和（或）单个散在分布（*图 1.3.1 和 1.3.2*） • 核增大、胞质减少，核质比高（*图 1.3.3*） • 核深染，无明显核仁（*图 1.3.4*） • 核膜不规则（*图 1.3.5*） • 可见核大小不等（*图 1.3.5*） • 单个细胞胞质致密、不透明	• 恶性肿瘤细胞呈巢状或单个散在分布（*图 1.3.6 和 1.3.7*） • 柱状细胞排列成三维立体细胞团（*图 1.3.8 和 1.3.9*） • 细胞增大、核增大、核质比高（*图 1.3.8 和 1.3.9*） • 核膜不规则 • 核大小不等（*图 1.3.9*） • 核仁明显（*图 1.3.10*） • 可见坏死
特殊检查	HPV 检测	无；细胞形态诊断
分子改变	研究表明，主要由 HPV 致癌基因驱动	研究中
治疗	手术全切	取决于临床分期；可施行宫颈锥切术、子宫切除术、盆腔淋巴结清扫和（或）放化疗
临床意义	如果切除不完全，可进展为鳞状细胞癌	取决于临床分期；尽可能手术完全切除

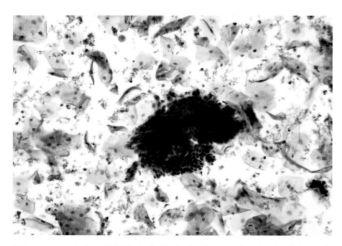

图 1.3.1　高级别鳞状上皮内病变（HSIL）　细胞群中细胞核增大、拥挤、深染。高倍镜下观察该深染拥挤细胞群的性质，根据染色质的深染程度应考虑为 HSIL

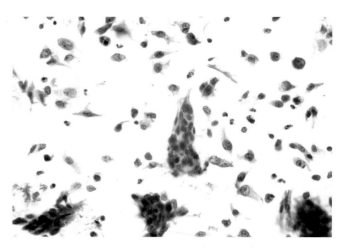

图 1.3.2　高级别鳞状上皮内病变（HSIL）　图中见小片状 HSIL 细胞群及单个散在分布的 HSIL 细胞，核质比高，染色质深染。在某些制片中，HSIL 细胞可呈长条形，形同腺状分化的柱状细胞

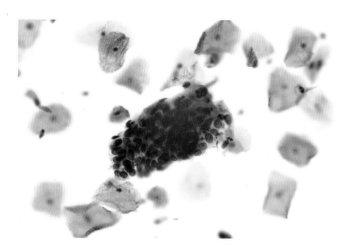

图 1.3.3　高级别鳞状上皮内病变（HSIL）　图示细胞群中见大量拥挤、深染的细胞核，核呈卵圆形且大小不等

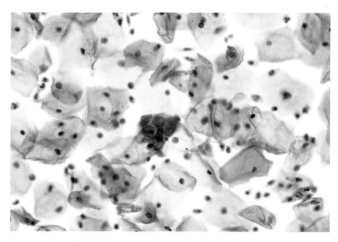

图 1.3.4　高级别鳞状上皮内病变（HSIL）　图中央见小片状 HSIL 细胞群，胞核明显大小不等，核膜轻度不规则，未见核仁。注意，HSIL 中不应见到核仁

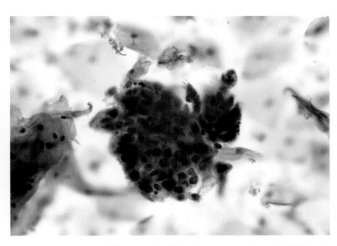

图 1.3.5 高级别鳞状上皮内病变（HSIL） 图中细胞聚集成群，部分细胞的核膜明显不规则，核大小显著不等，细胞群边缘部分的细胞可见角化，这些形态特征酷似鳞状细胞癌。角化型 HSIL 尽管罕见，但也确实存在

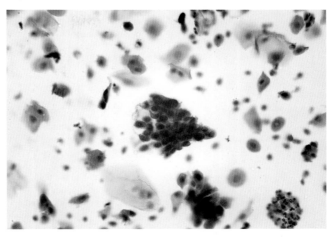

图 1.3.6 子宫颈管腺癌 图中央细胞团中的细胞形态酷似 HSIL，细胞较小，核质比高，核深染，核大小轻微不等

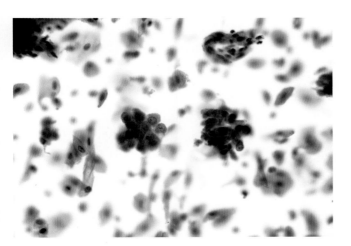

图 1.3.7 子宫颈管腺癌 图中深染细胞的大小轻微不等，核呈卵圆形至细长形，核质比高。当与 HSIL 鉴别时，见到细长形胞核及核仁（尽管较小）时应考虑为腺癌

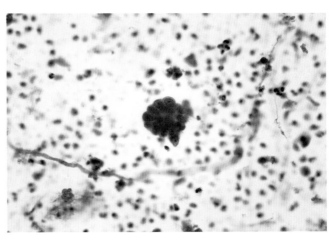

图 1.3.8 子宫颈管腺癌 细胞团边缘光滑、呈扇贝状，该特征在鳞状分化中少见。细胞团呈三维立体结构且出现小核仁则提示腺状分化

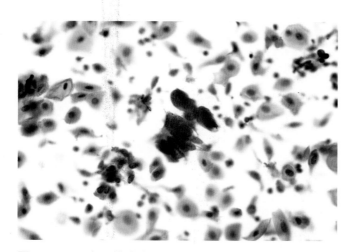

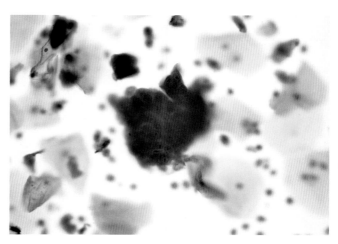

图 1.3.9　子宫颈管腺癌　细胞呈柱状排列，胞核增大、深染、呈细长形。鉴别诊断包括原位腺癌

图 1.3.10　子宫颈管腺癌　图示三维立体细胞团，可见明显的核仁，部分细胞呈柱状。鉴别诊断包括重度反应性非典型细胞

	鳞状细胞癌	子宫颈管腺癌
年龄	任何年龄	任何年龄
部位	宫颈（阴道、肛门及外阴也可发生）	宫颈
症状和体征	性交困难，阴道出血，阴道有分泌物，阴道镜下发现肿物；可无症状	性交困难，阴道出血，阴道有分泌物，阴道镜下发现肿物；可无症状
病因	HPV 感染（通常为高危型）相关的 HSIL 所致	HPV 感染，最常见的是 HPV16 型和（或）18 型；可能与原位腺癌相关
细胞形态	• 恶性肿瘤细胞呈巢状或单个散在分布（*图 1.4.1*） • 细胞增大、核增大、核质比高（*图 1.4.2*） • 核膜不规则（*图 1.4.3*） • 核大小不等（*图 1.4.2 和 1.4.3*） • 细胞可角化，胞质粉染且不规则延伸，核固缩 • 可见坏死（*图 1.4.4 和 1.4.5*）	• 恶性肿瘤细胞呈巢状和（或）单个散在分布（*图 1.4.6 和 1.4.7*） • 柱状细胞排列成三维立体细胞团（*图 1.4.7*） • 细胞增大、核增大、核质比高（*图 1.4.8*） • 核膜不规则 • 核大小不等（*图 1.4.9*） • 核仁明显（*图 1.3.10*） • 可见坏死（*图 1.4.10*）
特殊检查	无；细胞形态诊断	无；细胞形态诊断
分子改变	常见 PIK3CA、KRAS 和 EGFR 突变	研究中
治疗	取决于临床分期；可施行宫颈锥切术、子宫切除术、盆腔淋巴结清扫和（或）放化疗	取决于临床分期；可施行宫颈锥切术、子宫切除术、盆腔淋巴结清扫和（或）放化疗
临床意义	取决于临床分期；尽可能手术完全切除	取决于临床分期；尽可能手术完全切除

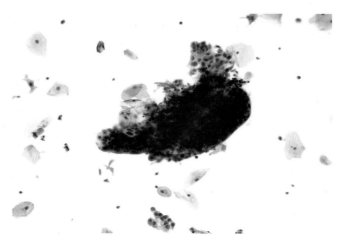

图 1.4.1　鳞状细胞癌　细胞群中细胞核深染、拥挤，胞核明显大小不一，可怀疑为癌。在高倍镜下观察有助于鉴别这些细胞是否具有鳞状分化或腺状分化的特征

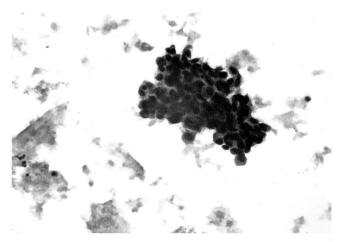

图 1.4.2　鳞状细胞癌　癌细胞核深染、增大，核膜显著不规则，胞质呈多边形，形态特征符合鳞状细胞癌而非腺癌。背景中可见大量坏死碎片

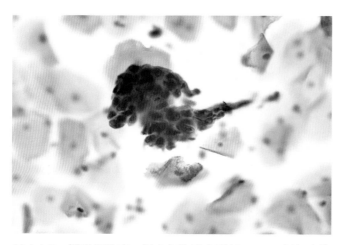

图 1.4.3　鳞状细胞癌　图中细胞形态酷似 HSIL，但细胞核出现重度异型性：核增大、核大小不等，胞质致密不透明。形态特征符合鳞状细胞癌而非腺癌

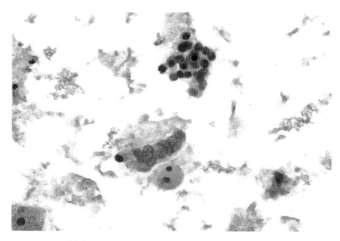

图 1.4.4　鳞状细胞癌　坏死碎片背景中见两小群恶性细胞。其中一群细胞增大、核呈细长形，提示腺状分化。样本取自既往患有鳞状细胞癌的患者。尽管鳞状细胞癌更常见，但某些情况下很难通过细胞形态区别鳞状细胞癌与腺癌

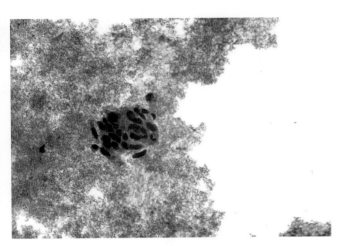

图 1.4.5　鳞状细胞癌　颗粒状碎片背景中见深染、细长形的细胞核。虽然出现细长形核时应考虑腺性病变的可能，但在 HSIL 和鳞状细胞癌中也均可见到细长形核

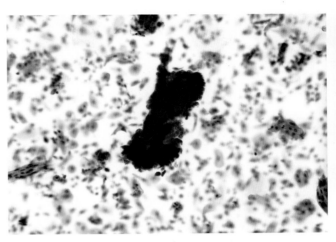

图 1.4.6　子宫颈管腺癌　图中细胞量丰富，可见核重叠、深染的腺癌细胞团。细胞团周围的细长形胞核呈栅栏状排列，从而使细胞团的边缘部分呈"羽毛状"外观

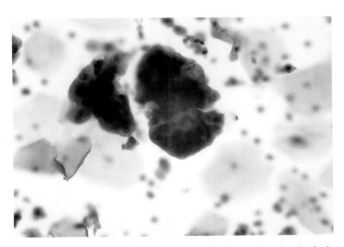

图 1.4.7　子宫颈管腺癌　图中细胞的核膜不规则、核大小不等。细胞团边缘光滑，这是提示细胞呈腺状分化的线索之一，而鳞状细胞癌的细胞群边缘则为锯齿状

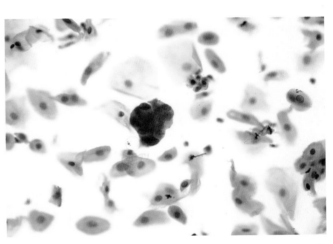

图 1.4.8　子宫颈管腺癌　图中央细胞团的胞核显著深染，核膜不规则。细胞团边缘光滑

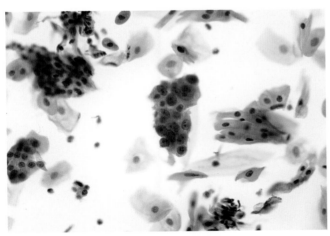

图 1.4.9　子宫颈管腺癌　图正中央细胞团示细胞核大小明显不等且可见大核仁，细胞质透亮并呈泡沫状，提示腺状分化

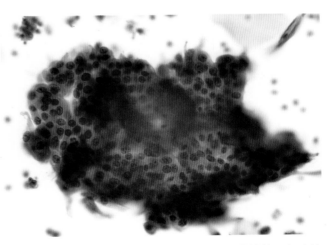

图 1.4.10　子宫颈管腺癌　细胞团呈三维立体结构，细胞核增大、核仁明显

	高级别鳞状上皮内病变（HSIL）	原位腺癌（AIS）
年龄	任何年龄	年轻的育龄女性
部位	宫颈（阴道、肛门及外阴也可发生）	宫颈
症状和体征	无；常规筛查或阴道镜检查中发现	通常没有症状
病因	癌前病变，通常与高危型 HPV 感染相关	HPV 感染，最常见的是 HPV16 型和（或）18 型
细胞形态	• 细胞丰富，聚集成群和单个散在分布（*图 1.5.1 和 1.5.2*） • 核增大、胞质减少，核质比高（*图 1.5.2 和 1.5.3*） • 核深染，无明显核仁（*图 1.5.2 和 1.5.3*） • 核膜显著不规则 • 可见核大小不等（*图 1.5.4*） • 单个细胞胞质致密、不透明（*图 1.5.5*）	• 主要为细胞丰富的细胞团，偶见单个散在分布的细胞（*图 1.5.6 和 1.5.7*） • 成分单一的柱状细胞（*图 1.5.8*） • 胞核呈卵圆形，胞质稀少（*图 1.5.9*） • 核深染，染色质呈粉尘状，核膜光滑（*图 1.5.10*） • 细胞核呈放射状排列，且形成"羽毛状"外观（*图 1.5.1 和 1.5.2*）
特殊检查	HPV 检测	无；细胞形态诊断
分子改变	研究表明，主要由 HPV 致癌基因驱动	研究中
治疗	手术全切	宫颈锥切术或子宫切除术
临床意义	如果切除不完全，可进展为鳞状细胞癌	如果切除不完全，可进展为腺癌

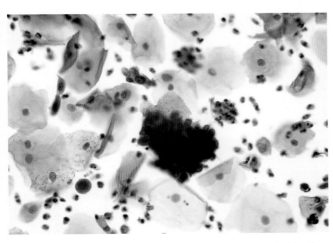

图 1.5.1 高级别鳞状上皮内病变（HSIL） 细胞排列拥挤、重叠，核深染，核质比高。在细胞团边缘部分，卵圆形核呈放射状排列，貌似原位腺癌的"羽毛状"外观

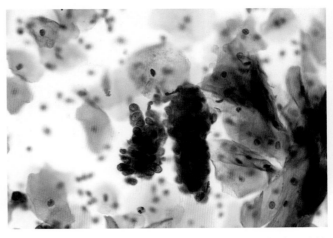

图 1.5.2 高级别鳞状上皮内病变（HSIL） 图示部分细胞核膜不规则、核大小不等。许多细胞核呈卵圆形、胞质稀少，因而难以辨认其鳞状分化特征

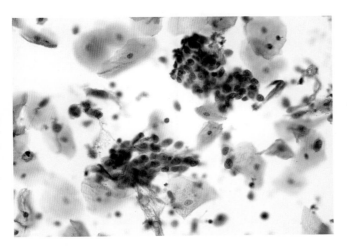

图 1.5.3 高级别鳞状上皮内病变（HSIL） 图中两群 HSIL 细胞显示细胞核增大、核深染、核膜不规则。部分细胞核细长，呈柱状外观

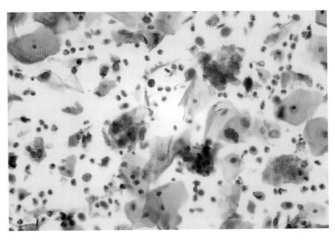

图 1.5.4 高级别鳞状上皮内病变（HSIL） 视野中央的小细胞群中，细胞核细长、增大，提示可能为腺状分化。然而背景中所见的非典型鳞状细胞却强烈提示鳞状病变。同一样本中同时存在鳞状上皮病变细胞和腺上皮病变细胞并不少见，因为两者均可由 HPV 感染引起

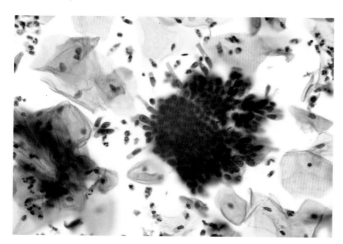

图 1.5.5   高级别鳞状上皮内病变（HSIL） 图示非典型细胞具有丰富、角化（粉染）的多边形胞质，很容易被识别为鳞状细胞。尽管这种角化的非典型细胞并不常见，但仍可见于HSIL

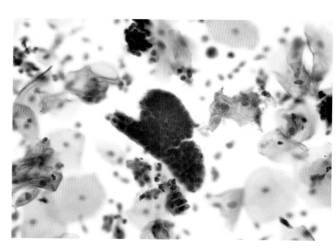

图 1.5.6   原位腺癌（AIS） 细胞排列拥挤，核深染，细胞团边缘的细胞为柱状形态，部分核深染的细胞呈放射状排列，形成"羽毛状"外观

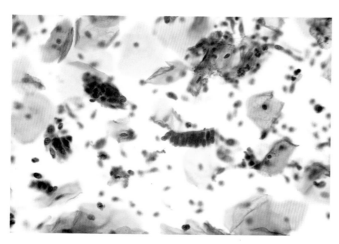

图 1.5.7   原位腺癌（AIS） 图中病变细胞排列为片状及单个散在分布。细胞明显呈柱状，虽然鉴别诊断包括反应性宫颈管细胞，但粉尘状染色质符合 AIS 的诊断

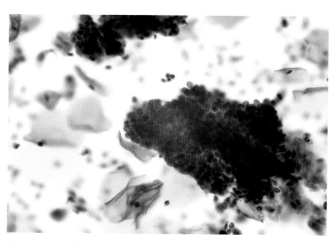

图 1.5.8   原位腺癌（AIS） 图示三维立体深染细胞团，光滑的边缘提示腺性病变而非鳞状上皮病变。鉴别诊断包括腺癌

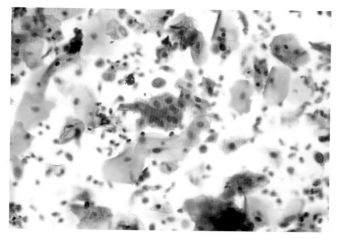

图 1.5.9   原位腺癌（AIS） 图示小条带状细胞团，细胞排列紊乱，细胞核拥挤、增大、深染

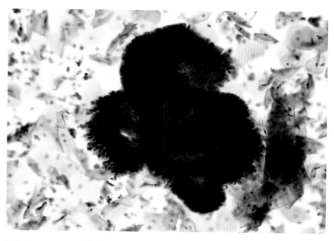

图 1.5.10   原位腺癌（AIS） 图示三维立体细胞团，核质比高，核深染，核膜不规则。注意细胞团边缘的细胞核呈放射状排列（形成"羽毛状"外观）

	高级别鳞状上皮内病变（HSIL）	鳞状化生
年龄	任何年龄	任何年龄
部位	宫颈（阴道、肛门及外阴也可发生）	宫颈
症状和体征	无；常规筛查或阴道镜检查中发现	无症状
病因	癌前病变，通常与高危型 HPV 感染相关	移行区内常见宫颈腺上皮向鳞状化生上皮的良性转化
细胞形态	<ul><li>细胞丰富，聚集成群和单个散在分布（*图 1.6.1 和 1.6.2*）</li><li>核增大、胞质减少，核质比高（*图 1.6.3 和 1.6.4*）</li><li>核深染，核仁不明显（*图 1.6.4*）</li><li>核膜显著不规则（*图 1.6.4 和 1.6.5*）</li><li>可见核大小不等（*图 1.6.1 和 1.6.2*）</li><li>单个细胞胞质致密、不透明（*图 1.6.4*）</li></ul>	<ul><li>细胞聚集为小细胞群和单个散在分布（*图 1.6.6 和 1.6.7*）</li><li>细胞呈"平铺状"排列，细胞间有小空隙（*图 1.6.8*）</li><li>细胞呈多边形（*图 1.6.9*）</li><li>细胞质致密、不透明（*图 1.6.10*）</li><li>细胞核稍增大，核膜规则（*图 1.6.7 和 1.6.8*）</li><li>无明显核深染（*图 1.6.7 和 1.6.8*）</li></ul>
特殊检查	HPV 检测	无；细胞形态诊断
分子改变	研究表明，主要由 HPV 致癌基因驱动	不适用
治疗	手术全切	不适用
临床意义	如果切除不完全，可进展为鳞状细胞癌	不适用

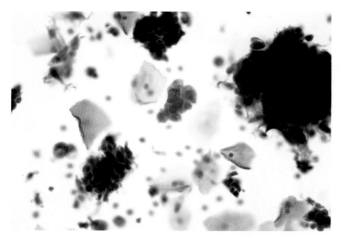

图 1.6.1　高级别鳞状上皮内病变（HSIL） 图示大量核深染且拥挤的组织碎片。视野中央的小群细胞胞质致密，胞核增大、深染，核膜不规则，核大小明显不等

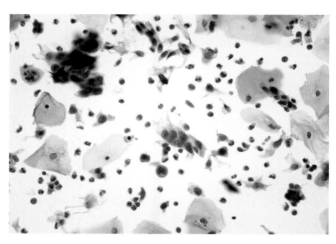

图 1.6.2　高级别鳞状上皮内病变（HSIL） 病变细胞核质比高、核深染及核膜不规则

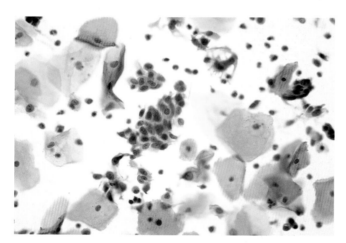

图 1.6.3　高级别鳞状上皮内病变（HSIL） 细胞核质比高、核深染。鳞状化生细胞常具有中等量胞质，且核质比小于 0.5

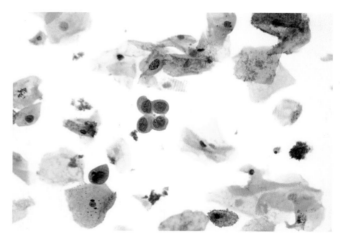

图 1.6.4　高级别鳞状上皮内病变（HSIL） 图示细胞具有化生细胞的形态特征：胞质致密、呈卵圆形，细胞松散分布。但与良性化生细胞的形态相比，这些细胞的细胞核明显增大、深染，且核膜明显不规则

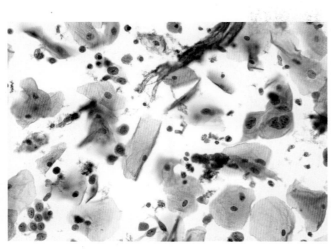

图 1.6.5 高级别鳞状上皮内病变（HSIL） 图示大量单个散在分布的细胞，胞质致密、核质比高，由于细胞小且散在分布，因此容易漏诊

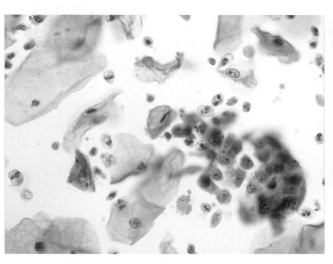

图 1.6.6 鳞状化生 细胞松散排列成群（图右下方），中等量的细胞质、核大小相似、核膜规则，倾向良性鳞状化生的诊断

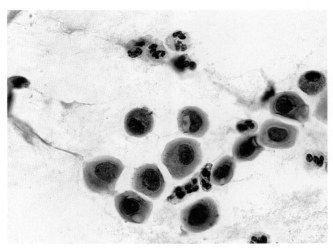

图 1.6.7 鳞状化生 图示单个散在分布的化生细胞。尽管部分细胞核深染、增大，但低核质比不足以诊断 HSIL，且细胞具有多形性、胞质致密的形态特征，符合鳞状化生来源

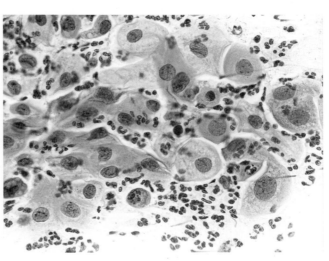

图 1.6.8 鳞状化生 图示单层排列的鳞状化生细胞。胞质丰富、呈多边形，细胞间有小空隙。细胞间的空隙特征反映了细胞间试图形成连接

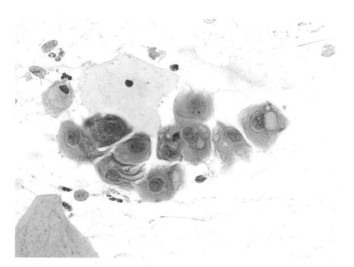

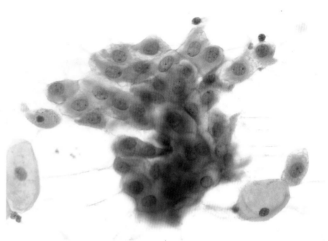

图 1.6.9　鳞状化生　图示鳞状化生细胞及相邻的中层上皮细胞。与中层上皮细胞相比，化生细胞核增大、胞质致密且不透明

图 1.6.10　鳞状化生　图示一群鳞状化生细胞。细胞胞质致密、呈多边形，细胞核大小相似，核膜规则

	糖原细胞	低级别鳞状上皮内病变（LSIL）
年龄	绝经前女性	任何年龄，年轻女性容易发生一过性感染
部位	宫颈	宫颈（阴道、肛门及外阴也可发生）
症状和体征	无	无；常规筛查或阴道镜检查中发现
病因	糖原累积；与产后、月经后期及怀孕相关	癌前病变，与低危型、高危型 HPV 感染相关
细胞形态	• 可见副基底层细胞或中层细胞，核周透亮（空晕），富含糖原 *（图 1.7.1 和 1.7.2）* • 通常情况下，样本中大量细胞可见空晕 *（图 1.7.3）* • 空晕通常呈圆形和（或）边界规则 *（图 1.7.4 和 1.7.5）*	• 鳞状上皮细胞核增大 *（图 1.7.6）* • 核膜不规则和（或）"葡萄干样"核 • 偶见双核 *（图 1.7.7 和 1.7.8）* • 除了以上特征外，挖空细胞有边界清晰、中央透亮的多边形核周空晕 *（图 1.7.9 和 1.7.10）*
特殊检查	不适用	HPV 检测
分子改变	不适用	研究表明，主要由 HPV 致癌基因驱动
治疗	不适用	阴道镜检查，以排除 HSIL
临床意义	不适用	通常会消退，尤其是年轻女性

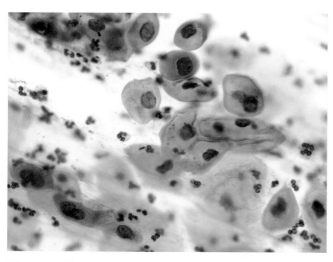

图 1.7.1　糖原细胞　图示副基底层细胞核增大、核膜轻度不规则、核深染的非典型特征，这些特征足以诊断 ASC-US 或 ASC-H。少量细胞具有双核。糖原在胞质中表现为大而边界不清的空晕，可导致过度诊断为 LSIL

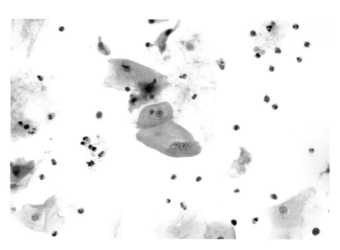

图 1.7.2　糖原细胞　异型增生和反应性改变中均可出现双核的中层细胞。糖原的存在导致细胞中出现大而边界不清的淡染胞质，可造成 LSIL 假象

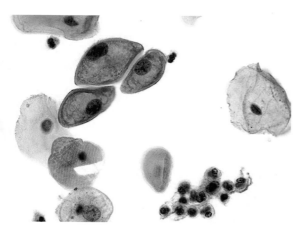

图 1.7.3　糖原细胞　图示中层细胞胞质呈舟状，含有边界清晰的糖原空晕，被称为舟状细胞。该类细胞常出现在孕期及月经后半周期

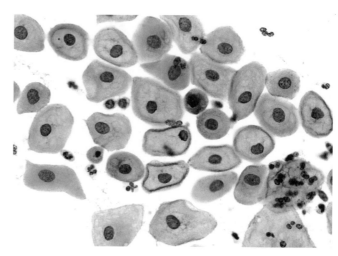

图 1.7.4　糖原细胞　图示大量舟状细胞。一些细胞富含糖原区，其周围环绕着清晰、光滑的边界，而非糖原区的胞质形成了细胞的外围薄环

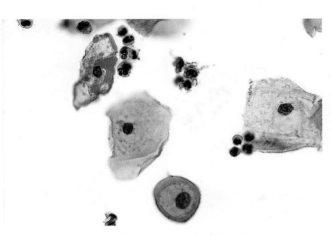

图 1.7.5　糖原细胞　图中下方的细胞见大而圆的核周空晕。与周围的中层细胞相比，细胞核无明显增大，核膜规则

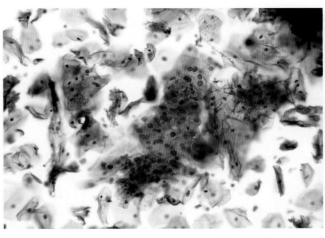

图 1.7.6　低级别鳞状上皮内病变（LSIL）　低倍镜下未见明显核周空晕，但细胞群中核增大、核膜不规则。尽管未见挖空细胞，但显著增大的细胞核足以诊断 LSIL

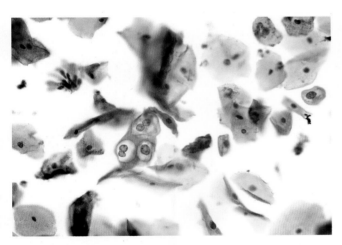

图 1.7.7　低级别鳞状上皮内病变（LSIL）　图中央见少量具有核周空晕及核非典型特征（核增大、双核）的细胞，核周空晕边界清晰且呈多边形

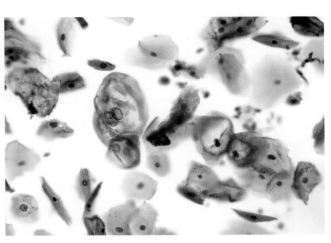

图 1.7.8　低级别鳞状上皮内病变（LSIL）　图示少量挖空细胞，细胞具有核周空晕和双核，其中一个挖空细胞核明显增大

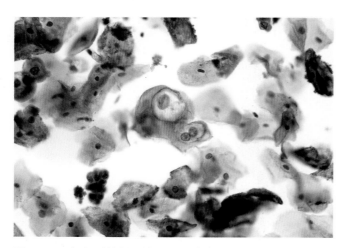

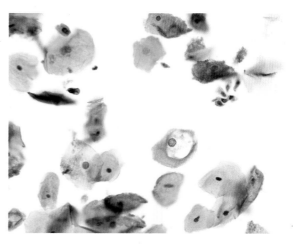

图 1.7.9　低级别鳞状上皮内病变（LSIL）　图示少量发育不良的细胞，而醒目的是视野中央的挖空细胞。挖空细胞的核周空晕边缘清晰、形状不规则

图 1.7.10　低级别鳞状上皮内病变（LSIL）　图示一个挖空细胞，核周空晕边界清晰，胞核轻微增大、染色质温和。注意该核周空晕不太可能由糖化引起，因为糖原主要聚集于蓝染胞质的中层细胞或副基底层细胞

	良性子宫内膜细胞	子宫内膜腺癌
年龄	绝经前女性	中老年女性
部位	子宫内膜	子宫内膜
症状和体征	月经期间脱落	绝经后出血或不规则出血
病因	正常生理现象	长期雌激素刺激（子宫内膜样）或早期 *TP53* 突变（浆液性，透明细胞）
细胞形态	• 细胞排列成深染拥挤的小细胞团，罕见单个细胞（*图 1.8.1 和 1.8.2*） • 组织碎片的靴钉状边缘为特征性表现（*图 1.8.3*） • 细胞形态取决于患者所处的月经期和激素水平 • 部分细胞团可见双层细胞结构：腺细胞环绕在间质细胞周围 • 细胞小、核质比高、核深染（*图 1.8.4*） • 核呈卵圆形、核膜相对光滑、核大小轻度不等（*图 1.8.5*） • 染色质呈粉尘状或颗粒状（*图 1.8.3*） • 罕见胞质内小空泡和（或）中性粒细胞是其特征（*图 1.8.3*）	• 细胞通常形成深染拥挤的小细胞团，罕见单个细胞（*图 1.8.6*） • 靴钉状边缘符合腺状和子宫内膜分化的形态特征（*图 1.8.7*） • 通常仅见单一类型的恶性细胞 • 细胞增大、核质比高、核深染（*图 1.8.6 和 1.8.8*） • 细胞核增大呈圆形至多形性、核膜可能不规则（*图 1.8.6*） • 染色质明显粗糙，可有核仁（*图 1.8.6 和 1.8.7*） • 胞质内空泡大而常见，并有较多中性粒细胞（*图 1.8.9 和 1.8.10*）
特殊检查	无	无
分子改变	不适用	*TP53* 突变（浆液性和透明细胞），常伴 *PTEN*、*KRAS* 或 *PAX2* 突变（子宫内膜样）
治疗	不适用	经腹全子宫切除术、双侧输卵管与卵巢切除术和（或）区域淋巴结清扫、放化疗
临床意义	不适用	个体差异大，取决于临床分期

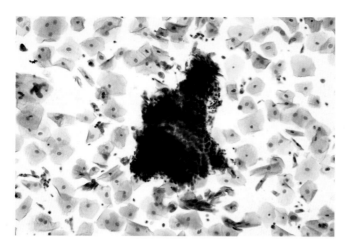

图 1.8.1　良性子宫内膜细胞　图示大片深染拥挤的细胞团。细胞核深染，仔细观察会发现其来源于子宫内膜。主要的鉴别诊断为 HSIL

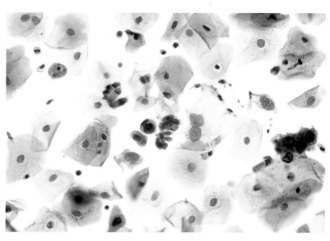

图 1.8.2　良性子宫内膜细胞　图示良性子宫内膜细胞松散聚集，胞质稀少、核呈卵圆形、染色质呈粉尘状。周围细胞核明显增大、核深染，说明该样本同时存在 HSIL

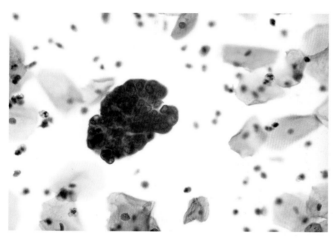

图 1.8.3　良性子宫内膜细胞　组织碎片呈靴钉状边缘，强烈提示子宫内膜来源。细胞染色质呈粉尘状、核深染、核膜轻度不规则及核大小轻微不等。胞质中罕见中性粒细胞且仅有少许小空泡

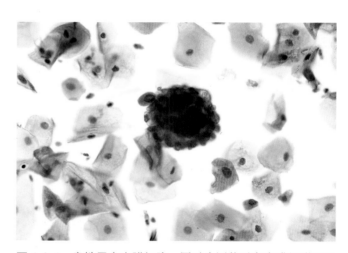

图 1.8.4　良性子宫内膜细胞　图示小团状子宫内膜细胞呈双轮廓结构，由间质细胞及周围环绕的子宫内膜腺细胞形成。注意细胞团的靴钉状边缘。子宫内膜癌无双轮廓结构

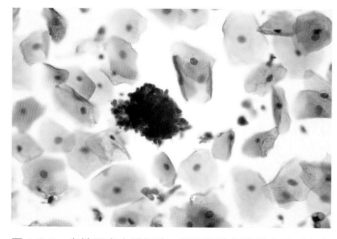

图 1.8.5　良性子宫内膜细胞　图示深染拥挤的良性子宫内膜细胞团，核细长、胞质稀少。细胞团边缘部分的细胞核呈放射状排列，形成"羽毛状"外观，该形态需与 AIS 鉴别

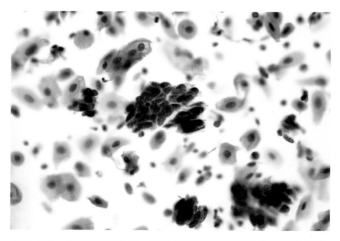

图 1.8.6　子宫内膜腺癌　深染的腺癌细胞比良性子宫内膜细胞大得多，核异型性明显、大小不等，核膜显著不规则。鉴别诊断包括 AIS 和 HSIL

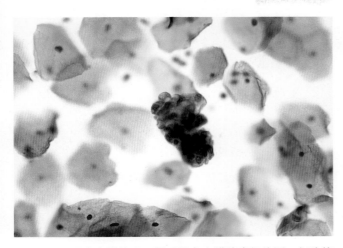

图 1.8.7 子宫内膜腺癌 图示子宫内膜腺癌细胞团。细胞核增大、深染，核膜不规则，胞质内空泡明显

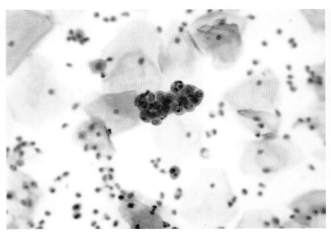

图 1.8.8 子宫内膜腺癌 图示子宫内膜腺癌细胞团。部分细胞的染色质粗糙或有小核仁，胞质内中性粒细胞增多。这些细胞也许难以与良性子宫内膜细胞鉴别，但至少应诊断为非典型腺细胞

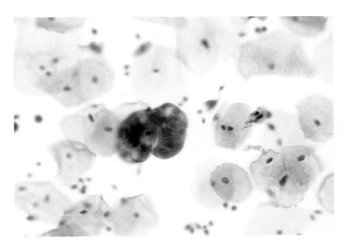

图 1.8.9 子宫内膜腺癌 图示细胞团中见细胞明显空泡化，出现这一特征应考虑子宫内膜腺癌。此外，部分细胞核染色质温和及核大小轻度不等

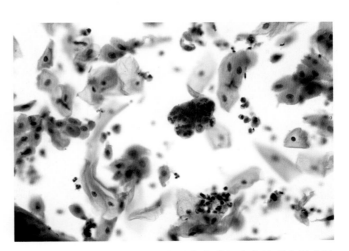

图 1.8.10 子宫内膜腺癌 在子宫内膜细胞中见到大量中性粒细胞时应高度警惕，因为大量中性粒细胞遮盖了细胞核而导致细胞形态的评估变得困难。图中的大细胞团被称为"中性粒细胞袋"，可疑似腺癌

	子宫内膜腺癌	转移性腺癌
年龄	中老年女性	主要为老年人
部位	子宫内膜	许多妇科肿瘤脱落至宫颈管
症状和体征	绝经后出血或不规则出血	转移瘤通常无症状；患者通常有侵袭性癌的病史，并可能已经复发
病因	长期雌激素刺激（子宫内膜样）或早期 *TP53* 突变（浆液性，透明细胞）	转移性恶性肿瘤
细胞形态	• 通常为深染拥挤的小细胞团，罕见单个细胞（图 *1.9.1*） • 靴钉状边缘符合腺状和子宫内膜分化的形态特征（图 *1.9.2*） • 通常仅见单一类型的恶性细胞 • 细胞增大、核质比高、核深染（图 *1.9.2*） • 细胞核增大呈圆形至多形性、核膜可能不规则（图 *1.9.3*） • 染色质明显粗糙，可有核仁（图 *1.9.4 和 1.9.5*） • 胞质内空泡大而常见，并有较多中性粒细胞（图 *1.9.3*） • 可出现肿瘤素质，并提示不存在转移瘤（图 *1.9.5*）	• 形态特征取决于肿瘤原发部位，但通常形成边缘光滑的三维立体细胞团和（或）单个非典型细胞（图 *1.9.6 和 1.9.7*） • 可形成腺体结构和（或）胞质内空泡 • 细胞增大、核质比高、核深染（图 *1.9.8*） • 核大小显著不等，核膜不规则（图 *1.9.9*） • 核仁明显和（或）染色质粗糙（图 *1.9.9 和 1.9.10*） • 胞质内虽可出现中性粒细胞，但并不常见 • 背景干净（缺乏肿瘤素质）（图 *1.9.6 ~ 1.9.10*）
特殊检查	脱落细胞样本中，未做	脱落细胞样本中，未做
分子改变	*TP53* 突变（浆液性和透明细胞），常伴 *PTEN*、*KRAS* 或 *PAX2* 突变（子宫内膜样）	取决于原发肿瘤类型
治疗	经腹全子宫切除术、双侧输卵管与卵巢切除术和（或）区域淋巴结清扫、放化疗	取决于原发肿瘤类型
临床意义	个体差异大，取决于临床分期	取决于原发肿瘤类型

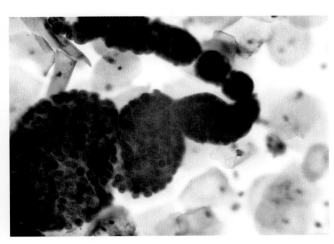

图 1.9.1 子宫内膜腺癌 图示深染拥挤的细胞形成大的乳头状结构。细胞核细长、核大小轻度不等，核膜不规则。部分细胞团边缘呈靴钉状（提示子宫内膜来源），而其他细胞团边缘光滑（提示腺状分化）

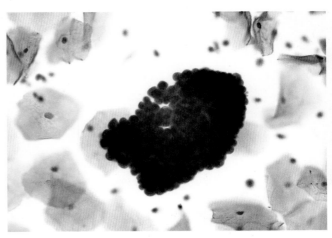

图 1.9.2 子宫内膜腺癌 图示细胞团中细胞核深染、拥挤，细胞团边缘呈明显的靴钉状。转移性浆液性肿瘤也可出现靴钉状边缘

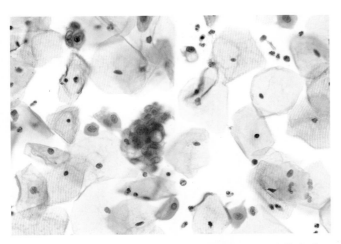

图 1.9.3 子宫内膜腺癌 子宫内膜腺癌中常见空泡状胞质，而转移性腺癌的细胞质也可含有空泡

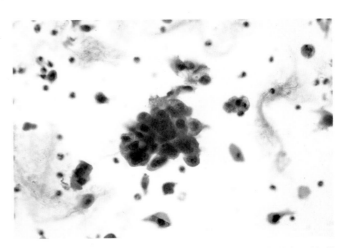

图 1.9.4 子宫内膜腺癌 图示细胞明显增大、核增大、核形状不规则、染色质粗糙，显然为恶性细胞。泡沫状胞质和靴钉状细胞边缘倾向腺状分化及起源于子宫内膜而非宫颈管。背景中模糊不清的颗粒碎片为肿瘤素质，提示原发恶性肿瘤而非转移瘤

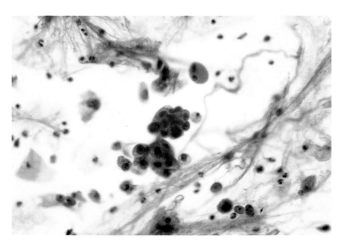

图 1.9.5 子宫内膜腺癌 肿瘤素质背景中可见小簇状恶性肿瘤细胞，细胞核仁明显，可能为宫颈鳞状细胞癌、子宫颈管腺癌或子宫内膜腺癌。在三者中，肿瘤细胞簇中的中性粒细胞和靴钉状外观更倾向于子宫内膜腺癌的诊断

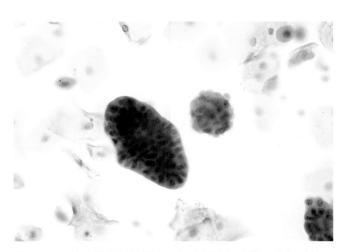

图 1.9.6 转移性乳腺导管癌 细胞团边缘光滑、核仁明显，倾向于腺癌而非鳞状细胞癌。肿瘤细胞的柱状特征也可能为子宫颈管腺癌，但患者的乳腺导管癌广泛转移病史及干净的背景更支持转移性乳腺导管癌的诊断，而子宫颈管腺癌通常伴有肿瘤素质

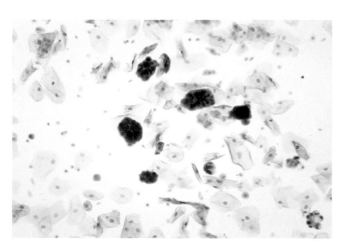

图 1.9.7 转移性乳腺导管癌 图示干净的背景中可见几簇转移性乳腺导管癌。细胞簇呈三维立体结构，细胞核仁明显、核深染、核形状不规则

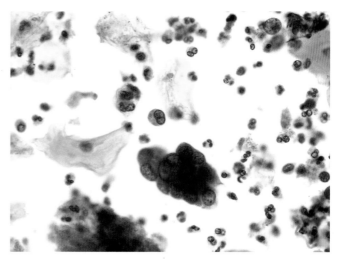

图 1.9.8 转移性卵巢癌 图示三维立体的腺体结构，细胞核增大、核大小不等、染色质粗糙，核质比明显增高。背景非常干净，提示并非原发浸润性癌，且该患者既往有卵巢癌病史

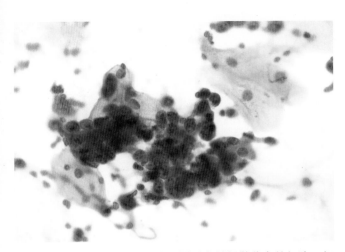

图 1.9.9 转移性乳腺小叶癌 图示大量松散分布的细胞，细胞核增大、染色质粗糙、核膜明显不规则。背景中未见肿瘤坏死碎片。该患者既往有乳腺小叶癌广泛转移的病史

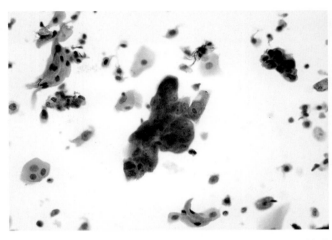

图 1.9.10 原发部位不明的转移性腺癌 图示明显的恶性肿瘤细胞，细胞核大小不等、核仁明显。该特征对于确定肿瘤原发部位不具有特异性，但干净的背景则倾向于转移性肿瘤的诊断

	原位腺癌	子宫颈管腺癌
年龄	年轻的育龄女性	任何年龄
部位	宫颈	宫颈
症状和体征	通常没有症状	性交困难，阴道出血，阴道有分泌物，阴道镜下发现肿物；可无症状
病因	HPV 感染，最常见的是 HPV16 型和（或）18 型	HPV 感染，最常见的是 HPV16 型和（或）18 型；可能与原位腺癌相关
细胞形态	• 主要为细胞丰富的细胞团，偶见单个散在分布的细胞（*图 1.10.1*） • 成分单一的柱状细胞（*图 1.10.2*） • 胞核呈卵圆形，胞质稀少（*图 1.10.3*） • 核深染，染色质呈粉尘状，核膜光滑（*图 1.10.4*） • 细胞核呈放射状排列，且形成"羽毛状"外观（*图 1.10.5*）	• 恶性肿瘤细胞排列成细胞团或单个散在分布（*图 1.10.6 和 1.10.7*） • 柱状细胞形成三维立体细胞团（*图 1.10.7*） • 细胞增大、核增大、核质比高（*图 1.10.8*） • 核膜不规则（*图 1.10.1*） • 核大小不等（*图 1.10.8*） • 核仁明显（*图 1.10.9 和 1.10.10*） • 可出现坏死
特殊检查	无；细胞形态诊断	无；细胞形态诊断
分子改变	研究中	研究中
治疗	宫颈锥切术或子宫切除术	取决于临床分期；可施行宫颈锥切术、子宫切除术、盆腔淋巴结清扫和（或）放化疗
临床意义	如果切除不完全，可进展为腺癌	取决于临床分期；尽可能手术完全切除

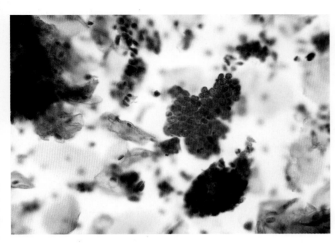

图 1.10.1 原位腺癌 细胞核质比高、核深染、核膜不规则、染色质呈粉尘状。细胞核的轻微大小不等导致细胞间异型性不明显

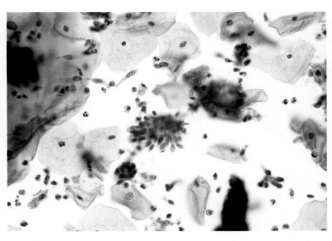

图 1.10.2 原位腺癌 细胞团中裸核呈放射状排列，形成原位腺癌的"羽毛状"外观

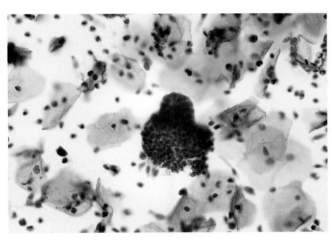

图 1.10.3 原位腺癌 细胞团边缘光滑且呈球根状外展，符合腺状分化。细胞主要呈单层排列，核呈圆形至卵圆形、核深染、核大小一致

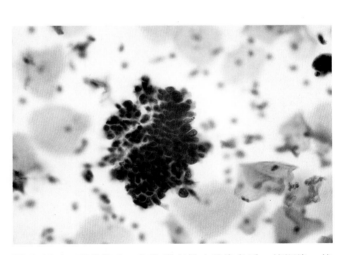

图 1.10.4 原位腺癌 细胞具有粉尘状染色质，核深染，核膜轻度不规则

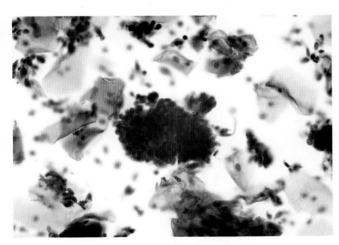

图 1.10.5 原位腺癌 细胞团边缘的细胞呈柱状，排列紊乱。细胞核呈放射状排列，形成"羽毛状"外观

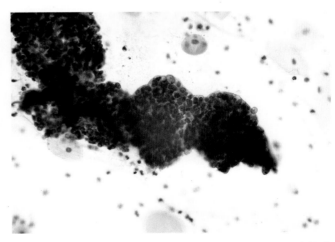

图 1.10.6 子宫颈管腺癌 图示三维立体组织碎片形成的乳头状结构，细胞团边缘光滑，该形态特征提示腺状分化。细胞核拥挤、深染，染色质呈粉尘状，核大小不等，其异型性较图 1.10.5 的原位腺癌明显

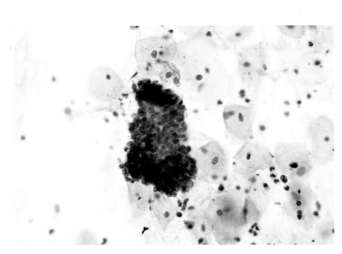

图 1.10.7　子宫颈管腺癌　图示核深染且拥挤的细胞团，边缘见柱状细胞呈栅栏状排列。细胞核呈放射状排列，貌似原位腺癌的"羽毛状"外观。细胞核大小明显不等，提示病变可能为浸润性腺癌而非单纯的原位腺癌

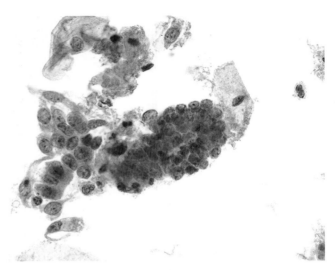

图 1.10.8　子宫颈管腺癌　图左侧示柱状的恶性肿瘤细胞。细胞核大小明显不等、核明显增大，形态更符合子宫颈管腺癌而非子宫内膜腺癌

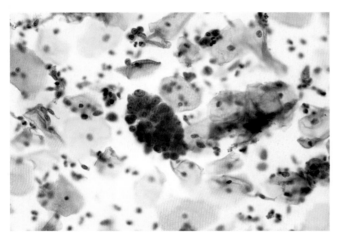

图 1.10.9　子宫颈管腺癌　恶性肿瘤细胞形成"桑葚样"结构，提示腺状分化；细胞核大小显著不等、核仁突出（这不是原位腺癌的特征）；鉴别诊断包括子宫内膜腺癌

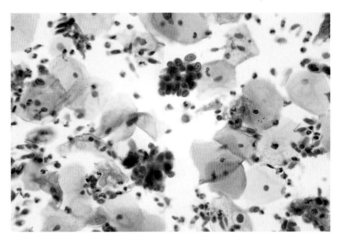

图 1.10.10　子宫颈管腺癌　图示两小团子宫颈管腺癌细胞。细胞核质比高、核膜不规则、染色质粗糙（这不是原位腺癌的特征）、核大小显著不等（这也不是原位腺癌的特征）

	子宫颈管腺癌	子宫内膜腺癌
年龄	任何年龄	中老年女性
部位	宫颈	子宫内膜
症状和体征	性交困难，阴道出血，阴道有分泌物，阴道镜下发现肿块；可无症状	绝经后出血或不规则出血
病因	HPV 感染，最常见的是 HPV16 型和（或）18 型；可能与原位腺癌相关	长期雌激素刺激（子宫内膜样）或早期 *TP53* 突变（浆液性，透明细胞）
细胞形态	• 恶性肿瘤细胞排列成细胞团或单个散在分布（*图 1.11.1*） • 柱状细胞形成三维立体细胞团（*图 1.11.2*） • 细胞增大、核增大、核质比高（*图 1.11.3*） • 核膜不规则（*图 1.11.1*） • 核大小不等（*图 1.11.4*） • 核仁明显（*图 1.11.5*） • 可出现坏死	• 细胞通常形成深染拥挤的小细胞团，罕见单个细胞（*图 1.11.6*） • 靴钉状边缘符合腺状和子宫内膜分化的形态特征（*图 1.11.7 和 1.11.8*） • 通常仅见单一类型的恶性细胞 • 细胞增大、核质比高、核深染（*图 1.11.9*） • 细胞核增大呈圆形至多形性、核膜可能不规则（*图 1.11.9*） • 染色质更粗糙，可有核仁（*图 1.11.9*） • 胞质内空泡大，常见中性粒细胞数量增加（*图 1.11.10*）
特殊检查	无；细胞形态诊断	无
分子改变	研究中	*TP53* 突变（浆液性和透明细胞），常伴 *PTEN*、*KRAS* 或 *PAX2* 突变（子宫内膜样）
治疗	取决于临床分期；可施行宫颈锥切术、子宫切除术、盆腔淋巴结清扫和（或）放化疗	经腹全子宫切除术、双侧输卵管与卵巢切除术和（或）区域淋巴结清扫、放化疗
临床意义	取决于临床分期；尽可能手术完全切除	个体差异大，取决于临床分期

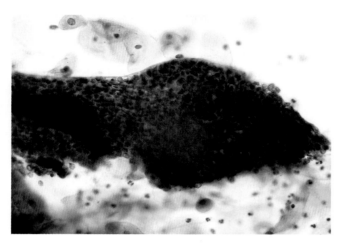

图 1.11.1　子宫颈管腺癌　图示恶性肿瘤细胞团。细胞核大、深染、重叠，细胞团边缘光滑，提示腺状分化。与子宫颈管腺癌不同的是，子宫内膜腺癌通常不形成大的细胞团，且细胞团边缘呈靴钉状

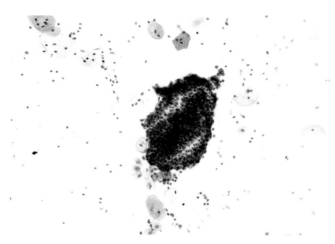

图 1.11.2　子宫颈管腺癌　图示三维立体细胞团。细胞核深染、呈卵圆形。仔细观察不同层面的细胞形态，可见细胞具有柱状外观，倾向宫颈管来源

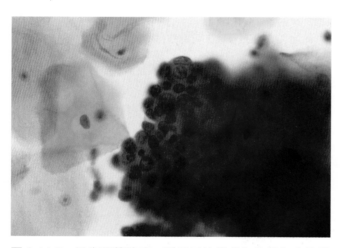

图 1.11.3　子宫颈管腺癌　图示恶性肿瘤细胞的细胞核增大、大小不等，染色质粗糙。恶性肿瘤细胞具有腺状外观，但很难明确区分其来源于子宫内膜还是宫颈管

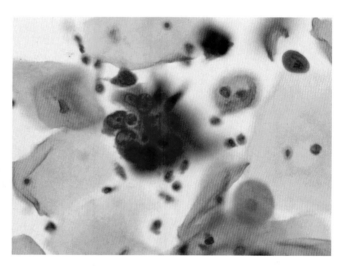

图 1.11.4　子宫颈管腺癌　图示小簇状细胞团，部分细胞呈柱状，细胞核增大，染色质粗糙，核仁明显，胞质呈颗粒状。柱状的细胞外形倾向于子宫颈管腺癌，但仅凭少数异型细胞不能完全排除子宫内膜来源

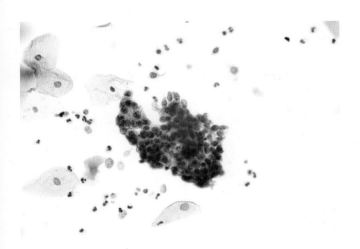

图 1.11.5　子宫颈管腺癌　图示三维立体恶性细胞团。细胞核增大、核膜不规则、核大小不等、染色质粗糙。细胞团边缘的少量细胞呈柱状，诊断倾向于子宫颈管腺癌而非子宫内膜腺癌

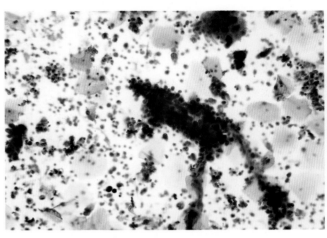

图 1.11.6　子宫内膜腺癌　图示恶性细胞呈团状或单个散在分布于背景中。细胞小、核深染、胞质稀少。组织碎片边缘呈靴钉状，这种形态常见于子宫内膜腺癌

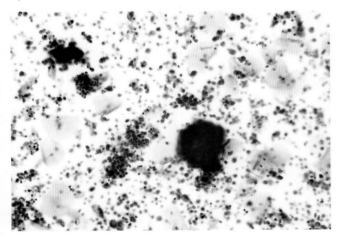

图 1.11.7　子宫内膜腺癌　大量恶性细胞呈松散簇状及单个散在分布。很多细胞与颗粒样坏死碎屑混合存在，坏死可能继发于浸润性癌。癌细胞胞质稀少，部分细胞团见中性粒细胞。鉴别诊断包括小细胞癌

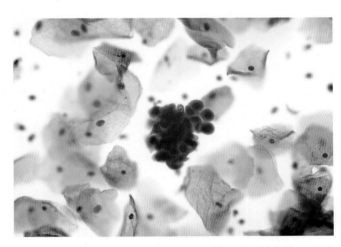

图 1.11.8　子宫内膜腺癌　图示细胞体积大、核深染。胞质致密，鉴别诊断包括 HSIL 和鳞状细胞癌。但是胞质内出现小空泡则倾向于腺状分化的诊断

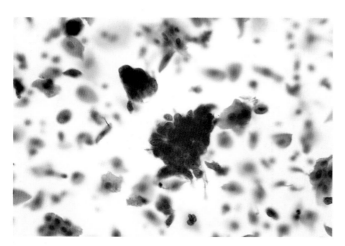

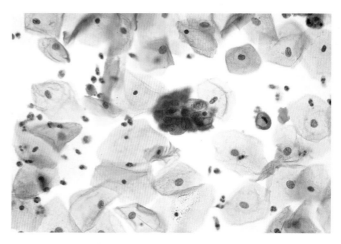

图 1.11.9　子宫内膜腺癌　图示恶性细胞核细长、增大，染色质粗糙。细胞核细长可怀疑为 AIS 或子宫颈管腺癌。因此，虽然细胞具有明显的恶性特征，但有时仅凭细胞形态来确定原发部位是有挑战的

图 1.11.10　子宫内膜腺癌　图示小团细胞，细胞核增大，胞质丰富且呈泡沫状。其中一个细胞有明显空泡。这团非典型腺细胞来源不明，在随访中确认患者患有子宫内膜癌

	宫内节育器（IUD）改变	子宫内膜腺癌
年龄	任何年龄	中老年女性
部位	子宫	子宫内膜
症状和体征	通常无症状	绝经后出血或不规则出血
病因	与 IUD 相关的子宫内膜反应性改变	长期雌激素刺激（子宫内膜样）或早期 *TP53* 突变（浆液性，透明细胞）
细胞形态	• 细胞可聚集成簇，罕见单个细胞（*图 1.12.1 和 1.12.2*） • 细胞增大、核大、核质比高（*图 1.12.3*） • 核深染、核膜规则或轻度不规则（*图 1.12.4 和 1.12.5*） • 细胞呈空泡状，空泡可挤压细胞核	• 细胞通常形成深染拥挤的小细胞团，罕见单个细胞（*图 1.12.6 和 1.12.7*） • 靴钉状边缘符合腺状和子宫内膜分化的形态特征（*图 1.12.8*） • 通常仅见单一类型的恶性细胞 • 细胞增大、核质比高、核深染（*图 1.12.8*） • 细胞核增大呈圆形至多形性、核膜可能不规则（*图 1.12.8*） • 染色质明显粗糙，可有核仁（*图 1.12.9*） • 胞质内空泡大，常见中性粒细胞数量增加（*图 1.12.10*）
特殊检查	无	无
分子改变	不适用	*TP53* 突变（浆液性和透明细胞）；常伴 *PTEN*、*KRAS* 或 *PAX2* 突变（子宫内膜样）
治疗	不适用	经腹全子宫切除术、双侧输卵管与卵巢切除术和（或）区域淋巴结清扫、放化疗
临床意义	不适用	个体差异大，取决于临床分期

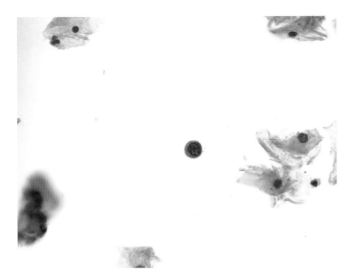

图 1.12.1　IUD 细胞　图示单个小细胞，核增大、深染，核膜规则，胞质稀少。如果 IUD 放置史未知，可考虑诊断为 ASC-H

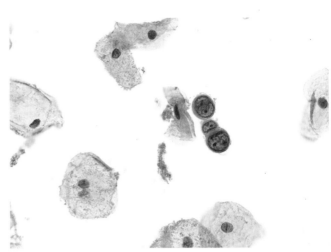

图 1.12.2　IUD 细胞　图示几个松散聚集的非典型细胞，细胞核增大、染色质粗糙、胞质稀少、核质比增高，但较周围中层细胞体积小

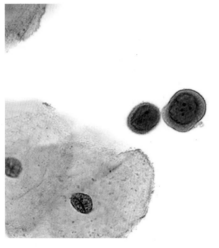

图 1.12.3　IUD 细胞　图示两个体积小的细胞，核质比高，染色质深染

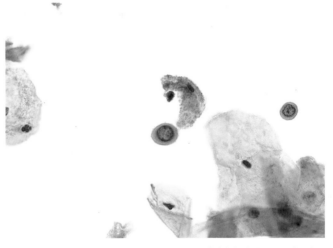

图 1.12.4　IUD 细胞　图示在 IUD 患者样本中发现两个罕见的细胞，核呈圆形、居中，胞质稀少

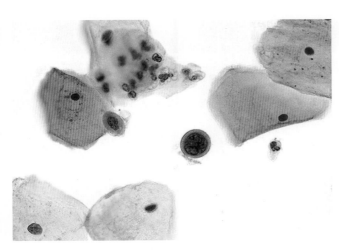

图 1.12.5 IUD 细胞 图示两个体积小的细胞，同图 1.12.4 形态相似。细胞中未见与良性和肿瘤性子宫内膜细胞相关的中性粒细胞

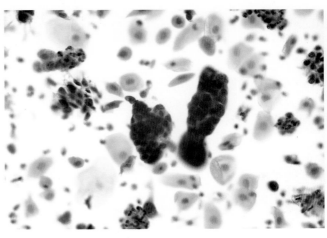

图 1.12.6 子宫内膜腺癌 图示几小团三维立体细胞，细胞拥挤、核深染、核大小不等、核膜不规则。细胞团的三维立体结构倾向于腺状分化，但未见明确的子宫内膜来源的形态特征

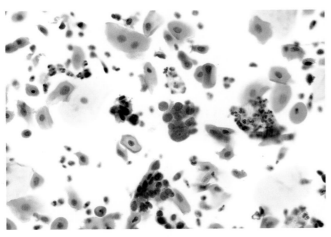

图 1.12.7 子宫内膜腺癌 图示小三维立体细胞团，细胞核深染、核大小不等。细胞具有腺状分化和恶性特征，但未见明确的子宫内膜来源的形态特征

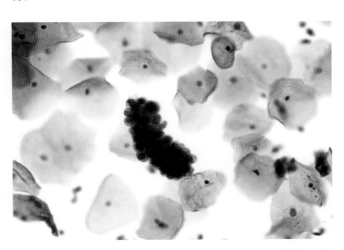

图 1.12.8 子宫内膜腺癌 细胞团边缘呈靴钉状，符合子宫内膜来源。细胞核增大、深染，高度怀疑是腺癌

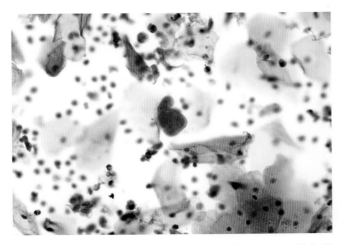

图 1.12.9 子宫内膜腺癌 图示小三维立体细胞团，核仁明显、胞质稀少、核大小不等。可诊断为腺癌

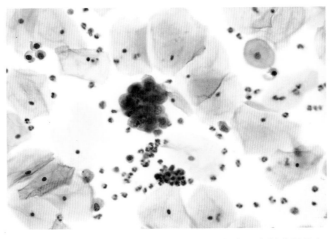

图 1.12.10 子宫内膜腺癌 图示一簇细胞中见大量中性粒细胞，细胞团边缘呈靴钉状。细胞核增大，至少可诊断为子宫内膜来源的非典型腺细胞。随访活检证实为子宫内膜腺癌

	修复性改变	高级别鳞状上皮内病变（HSIL）
年龄	任何年龄	任何年龄
部位	宫颈	宫颈（阴道、肛门及外阴也可发生）
症状和体征	无症状	无；常规筛查或阴道镜检查中发现
病因	子宫颈上皮（鳞状上皮、鳞状化生、腺上皮）细胞对各种微损伤的反应性改变	癌前病变，通常与高危型 HPV 感染相关
细胞形态	• 细胞形态单一、单层排列（*图 1.13.1 和 1.13.2*） • 细胞核同向平行排列（*图 1.13.3*） • 细胞呈"流水样"排列，并有"鱼群样"外观（*图 1.13.3*） • 细胞核增大、均匀一致（*图 1.13.4*） • 显著的核仁和（或）染色中心（*图 1.13.5*）	• 细胞丰富，聚集成群和单个散在分布（*图 1.13.6*） • 胞核增大、胞质减少，核质比高（*图 1.13.7*） • 核深染，核仁不明显（*图 1.13.8*） • 核膜明显不规则（*图 1.13.8*） • 核大小不等 • 单个细胞胞质致密、不透明
特殊检查	无；细胞形态诊断	HPV 检测
分子改变	不适用	研究表明，主要由 HPV 致癌基因驱动
治疗	不适用	完全切除
临床意义	不适用	如果切除不完全，可进展为鳞状细胞癌

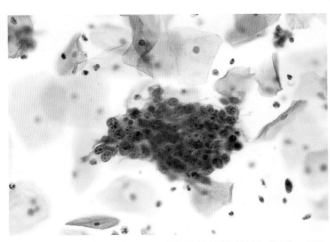

图 1.13.1　修复性改变　图示小片单层排列的细胞群，细胞核增大、胞质少，未见细胞典型修复的"流水样"，但细胞核均匀一致、核膜规则，染色质不同于 HSIL

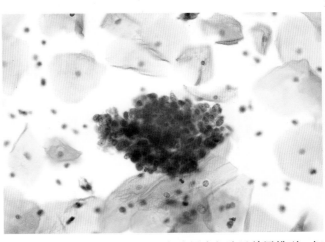

图 1.13.2　修复性改变　图示细胞团内细胞呈单层排列，细胞形态相似、核增大，部分细胞见小核仁，而 HSIL 的核仁不明显。因细胞核质比高、细胞核均匀一致，鉴别诊断还应包括子宫内膜细胞

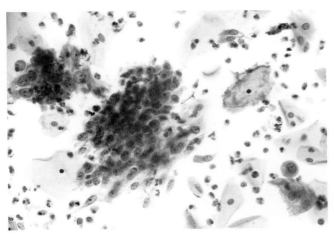

图 1.13.3　修复性改变　图示细胞群中细胞核增大，细胞呈"流水样"（方向一致）排列，并有"鱼群样"外观

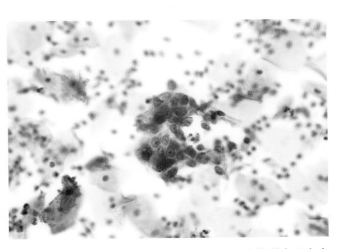

图 1.13.4　修复性改变　图示小细胞群，细胞核增大且大小一致，核膜规则，核仁清晰

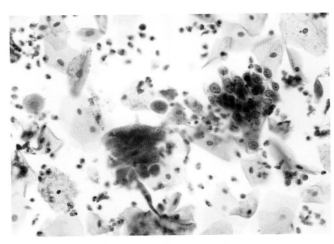

图 1.13.5　修复性改变　在两个小细胞群中，核仁明显，但未见到修复性改变的"鱼群样"外观

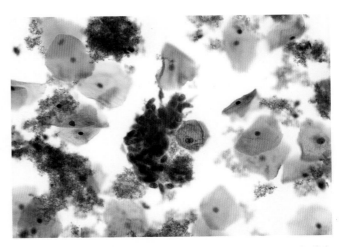

图 1.13.6　高级别鳞状上皮内病变（HSIL）　图示细胞群中细胞核拥挤而深染、排列紊乱。背景中退变的血液成分可能是由于近期月经或浸润性成分所致

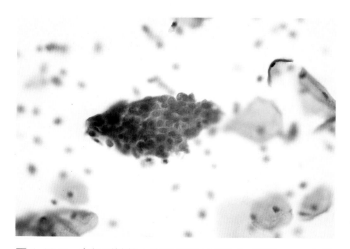

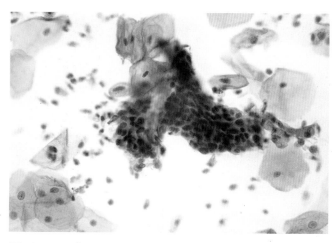

图 1.13.7   高级别鳞状上皮内病变（HSIL） 图示 HSIL 细胞群，部分细胞核呈"流水样"排列，貌似修复性改变，然而细胞核中未见核仁、细胞质稀少。若仔细观察其他视野，可获得更多诊断 HSIL 的证据

图 1.13.8   高级别鳞状上皮内病变（HSIL） 图示细胞核显著深染、大小不等，核膜明显不规则。细胞团中细胞核排列紊乱，细胞无"鱼群样"外观

	输卵管化生	高级别鳞状上皮内病变（HSIL）
年龄	任何年龄	任何年龄
部位	宫颈	宫颈（阴道、肛门及外阴也可发生）
症状和体征	无症状	无；常规筛查或阴道镜检查中发现
病因	化生性改变是子宫颈细胞对损伤的反应性改变	癌前病变，通常与高危型 HPV 感染相关
细胞形态	• 立方形细胞团和（或）柱状细胞团，罕见单个细胞（*图 1.14.1 和 1.14.2*） • 可见终板和（或）纤毛（*图 1.14.3*） • 细胞小、核质比高、核深染（*图 1.14.1*） • 细胞核均匀一致、圆形至卵圆形，核膜规则（*图 1.14.4*） • 可见多核细胞（*图 1.14.4 和 1.14.5*）	• 细胞丰富，聚集成群和单个散在分布（*图 1.14.6 和 1.14.7*） • 胞核增大、胞质减少，核质比高（*图 1.14.8*） • 核深染，核仁不明显（*图 1.14.8 和 1.14.9*） • 核膜明显不规则（*图 1.14.10*） • 核大小不等（*图 1.14.10*） • 单个细胞胞质致密、不透明
特殊检查	无；细胞形态诊断	HPV 检测
分子改变	不适用	研究表明，主要由 HPV 致癌基因驱动
治疗	不适用	完全切除
临床意义	不适用	如果切除不完全，可进展为鳞状细胞癌

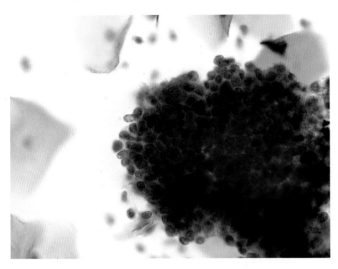

图 1.14.1　输卵管化生　图示立方形大团细胞，细胞核增大、深染、圆形、均匀一致，核膜规则。注意细胞团一侧平直的边缘为终板，终板上见少量纤毛

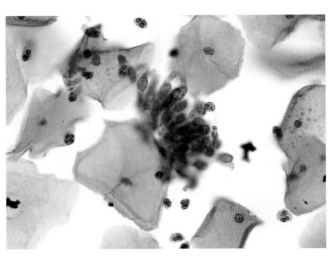

图 1.14.2　输卵管化生　图示细胞呈柱状，核增大、深染，未见纤毛

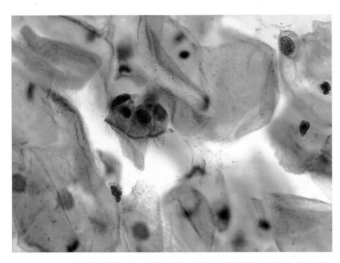

图 1.14.3　输卵管化生　图示典型的输卵管化生细胞呈立方状，可见纤毛。细胞核深染、圆形、均匀一致。注意化生细胞平直的边缘为终板

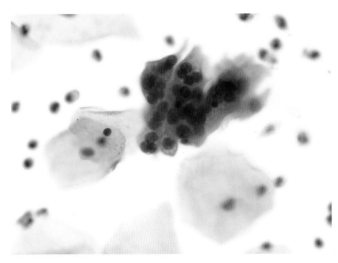

图 1.14.4　输卵管化生　图示少量细胞核深染、圆形、均匀一致。可见多核细胞，细胞团右下角可见纤毛

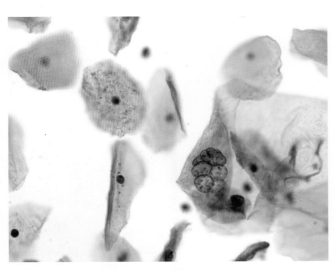

图 1.14.5　输卵管化生　图示核增大的多核细胞。鉴别诊断包括 LSIL，如果仅评估这一个细胞，可诊断为 ASC-US

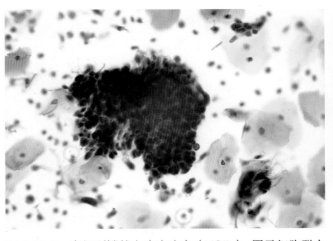

图 1.14.6　高级别鳞状上皮内病变（HSIL）　图示细胞群中细胞核增大、深染、拥挤，核膜不规则，核大小不等。细胞群边缘凹凸不平，未见终板

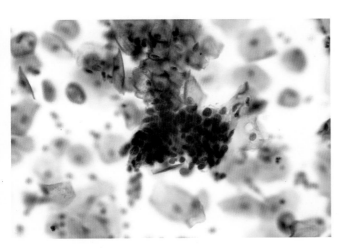

图 1.14.7　高级别鳞状上皮内病变（HSIL）　图示细胞群中细胞核增大、深染、拥挤。细胞核大小不等与输卵管化生不相符

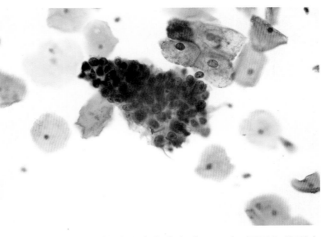

图 1.14.8　高级别鳞状上皮内病变（HSIL）　图示细胞群中细胞核呈圆形、较为均匀一致，但部分细胞核膜不规则，未见终板及纤毛

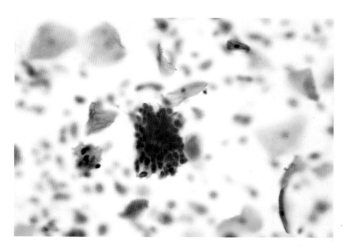

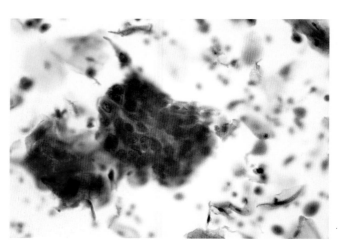

图 1.14.9   高级别鳞状上皮内病变（HSIL）   HSIL 细胞群中细胞核细长、显著深染。相比之下，输卵管化生细胞的胞核通常呈圆形

图 1.14.10   高级别鳞状上皮内病变（HSIL）   图示 HSIL 细胞核增大、核膜不规则、核大小不等。细胞群中出现角化，输卵管化生中无该特征

	良性子宫内膜细胞	高级别鳞状上皮内病变（HSIL）
年龄	绝经前女性	任何年龄
部位	子宫内膜	宫颈（阴道、肛门及外阴也可发生）
症状和体征	月经期间脱落	无；常规筛查或阴道镜检查中发现
病因	正常生理现象	癌前病变，通常与高危型 HPV 感染相关
细胞形态	• 细胞深染，排列成拥挤的小细胞团；罕见单个细胞（*图 1.15.1 和 1.15.2*） • 组织碎片的靴钉状边缘为特征性表现（*图 1.15.3*） • 细胞形态取决于患者所处的月经期和激素水平 • 部分细胞团可见双层细胞结构：腺细胞环绕在间质细胞周围 • 细胞小、核质比高、核深染（*图 1.15.4*） • 核呈卵圆形、核膜相对光滑、核大小轻微不等（*图 1.15.5*） • 染色质呈粉尘状或颗粒状（*图 1.15.5*） • 胞质内小空泡和（或）中性粒细胞较为罕见是其特征	• 细胞丰富，聚集成群和单个散在分布（*图 1.15.6 和 1.15.7*） • 胞核增大、胞质减少，核质比高（*图 1.15.8*） • 核深染，核仁不明显（*图 1.15.8 和 1.15.9*） • 核膜不规则（*图 1.15.10*） • 核大小不等（*图 1.15.10*） • 单个细胞胞质致密、不透明
特殊检查	无	HPV 检测
分子改变	不适用	研究表明，主要由 HPV 致癌基因驱动
治疗	不适用	手术全切
临床意义	不适用	如果切除不完全，可进展为鳞状细胞癌

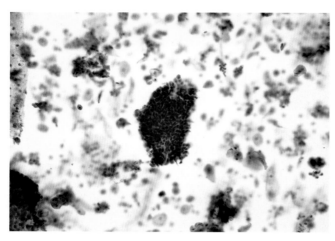

图 1.15.1　良性子宫内膜细胞　图示一团深染而排列拥挤的良性子宫内膜细胞。细胞体积相对较小，核质比高；鉴别诊断包括 HSIL 和子宫内膜细胞。高倍镜下的仔细观察有助于鉴别

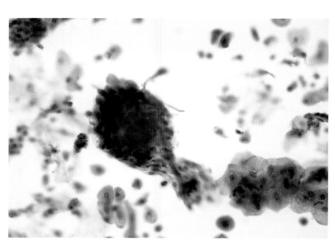

图 1.15.2　良性子宫内膜细胞　图示三维立体结构的子宫内膜细胞团。虽然细胞相互重叠、遮盖，难以评估细胞形态，但细胞排列的三维立体形态不支持 HSIL 的诊断

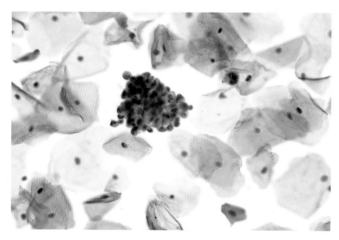

图 1.15.3　良性子宫内膜细胞　在巴氏染色样本中，细胞团的组织边缘表现为典型的靴钉样外观，强烈提示子宫内膜来源。细胞核膜光滑、核大小轻微不等，倾向于良性改变

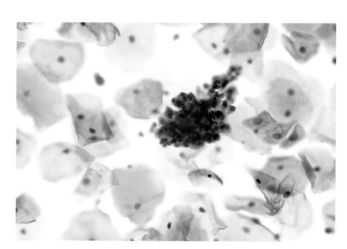

图 1.15.4　良性子宫内膜细胞　图示细胞团中细胞核呈卵圆形、深染、排列紊乱。难以明确诊断为 HSIL 或子宫内膜细胞。HSIL 和子宫内膜细胞可以同时出现于同一样本中，可在其他视野中寻找更多诊断线索以进行鉴别诊断

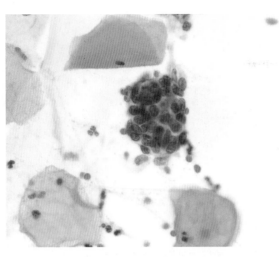

图 1.15.5 良性子宫内膜细胞 图示细胞具有组织细胞样外观，细胞核拉长、弯曲。与 HSIL 细胞相比，其形态多与子宫内膜细胞有关，并且可能为良性子宫内膜组织的间质成分

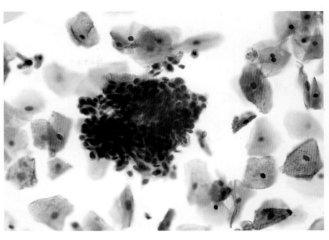

图 1.15.6 高级别鳞状上皮内病变（HSIL） 图示细胞群中细胞核显著深染、拉长，部分核膜不规则。与良性子宫内膜细胞相比，这群细胞中胞核排列紊乱、核大小明显不等

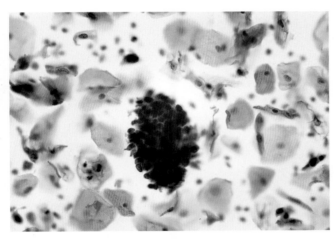

图 1.15.7 高级别鳞状上皮内病变（HSIL） 图示细胞群中胞核密集、胞质稀少。根据图中信息无法排除子宫内膜细胞，也可诊断为 ASC-H。观察其他视野或了解患者月经史均有助于诊断

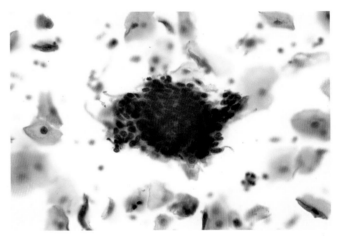

图 1.15.8 高级别鳞状上皮内病变（HSIL） HSIL 细胞和子宫内膜细胞均可深染。本例中，部分 HSIL 细胞与周围细胞相比，核大小的比例为 2∶1；而子宫内膜细胞核大小通常更均匀一致

第一章 妇科细胞病理学

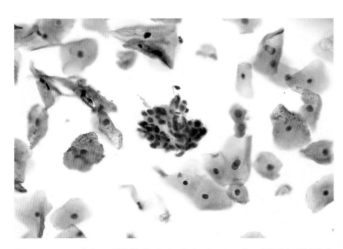

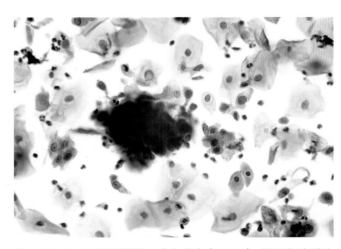

图 1.15.9　高级别鳞状上皮内病变（HSIL）　图示细胞团中细胞核明显大小不等、核膜不规则、核有多形性。这些形态特征更支持 HSIL，而非良性子宫内膜细胞。其他视野的类似形态特征则更有助于确诊

图 1.15.10　高级别鳞状上皮内病变（HSIL）　图示细胞群边缘的部分细胞呈柱状，会被误诊为腺性外观。这些非典型细胞表现为核增大、大小不等和核膜不规则，鉴别诊断可包括非典型腺细胞或腺癌，而非良性子宫内膜细胞

	原位腺癌	良性子宫内膜细胞
年龄	年轻的育龄女性	绝经前女性
部位	宫颈	子宫内膜
症状和体征	通常无症状	月经期间脱落
病因	HPV 感染，以 HPV16 型和（或）18 型最常见	正常生理现象
细胞形态	• 主要为细胞丰富的细胞团，偶见单个散在分布的细胞（*图 1.16.1 和 1.16.2*） • 成分单一的柱状细胞（*图 1.16.3*） • 核呈卵圆形，胞质稀少（*图 1.16.4*） • 核深染，染色质呈粉尘状，核膜光滑（*图 1.16.4*） • 细胞核呈放射状排列，且形成"羽毛状"外观（*图 1.16.5*）	• 细胞深染、拥挤，排列成小细胞团；罕见单个细胞（*图 1.16.6 和 1.16.7*） • 组织碎片的靴钉状边缘是特征性表现（*图 1.16.8*） • 细胞形态取决于患者所处的月经期和激素水平 • 部分细胞团可见双层细胞结构：腺细胞环绕在间质细胞周围 • 细胞小、核质比高、核深染（*图 1.16.9*） • 核呈卵圆形、核膜相对光滑、核大小轻微不等（*图 1.16.10*） • 染色质呈粉尘状或颗粒状（*图 1.16.10*） • 其特征之一：罕见胞质内小空泡和（或）中性粒细胞（*图 1.16.10*）
特殊检查	无；细胞形态诊断	无
分子改变	研究中	不适用
治疗	宫颈锥切术或子宫切除术	不适用
临床意义	如果切除不完全，可进展为腺癌	不适用

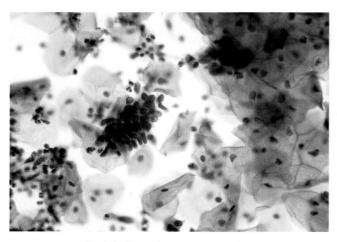

图 1.16.1 原位腺癌（AIS） 图示细胞团中细胞质稀少、细胞核拉长，细胞核呈放射状排列，形成"羽毛状"外观

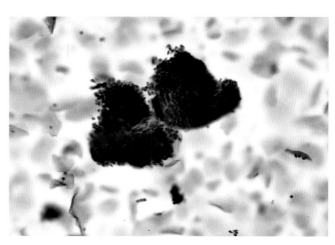

图 1.16.2 原位腺癌（AIS） 图示两团三维立体细胞，细胞核深染、拥挤。右侧细胞团边缘平滑，倾向于腺状而非鳞状特征。鉴别诊断包括子宫内膜细胞和腺癌

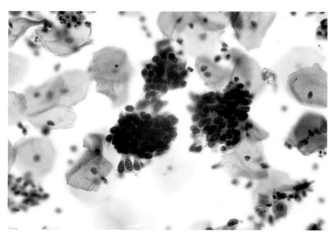

图 1.16.3 原位腺癌（AIS） 图示 3 小簇细胞，细胞核呈圆形、卵圆形，染色质呈粉尘状。图片中央左侧细胞团下方的 3 个柱状细胞有细长的胞核，呈放射状排列，形成"羽毛状"外观

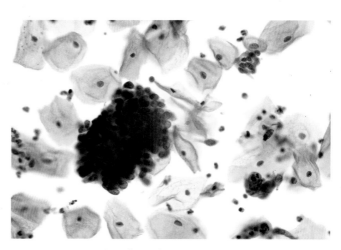

图 1.16.4 原位腺癌（AIS） 图示细胞团中细胞核深染、增大、重叠。核呈卵圆形、核膜光滑。染色质呈粉尘状，提示 AIS

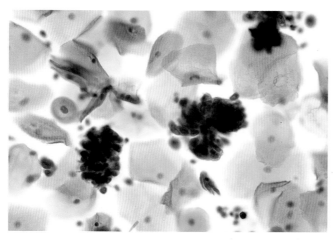

图 1.16.5 原位腺癌（AIS） 图示组织碎片具有腺状分化特征：细胞团边缘平滑；细胞核细长呈放射状排列，形成"羽毛状"外观

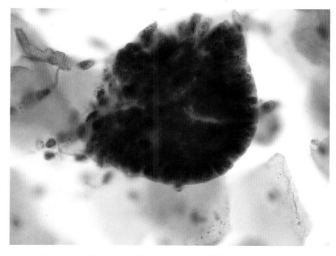

图 1.16.6 良性子宫内膜细胞 图示深染细胞团边缘平滑，细胞呈柱状，其形态酷似腺细胞。但细胞核位于基底部且排列规则，未见 AIS 中胞核的放射状排列

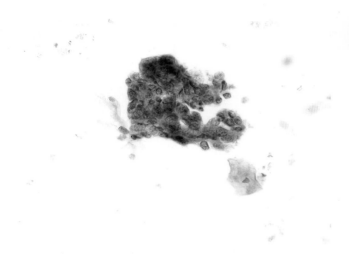

图 1.16.7　良性子宫内膜细胞　图示子宫内膜细胞的胞核无 AIS 的粉尘状染色质，且少量胞核呈肾形，形成组织细胞样外观，而 AIS 中并无该特征

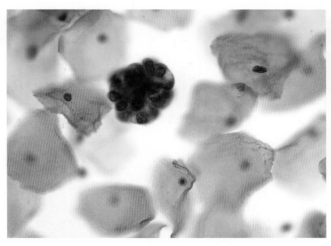

图 1.16.8　良性子宫内膜细胞　图示组织碎片边缘呈扇贝状，提示子宫内膜来源。细胞核深染，无 AIS 的粉尘状染色质；细胞核主要为圆形至卵圆形，并无 AIS 的 "羽毛状" 外观。尽管子宫内膜细胞形态可能与患者激素水平相关，但良性子宫内膜细胞的胞质仍较 AIS 细胞丰富

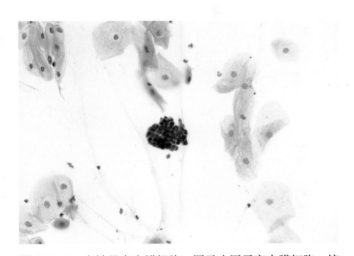

图 1.16.9　良性子宫内膜细胞　图示小团子宫内膜细胞，核质比高、胞质极少。高倍镜下观察细胞核呈卵圆形。鉴别诊断包括子宫内膜细胞和 AIS

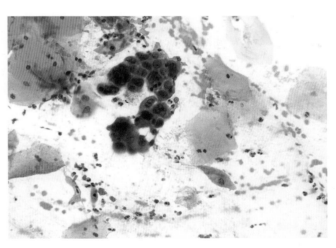

图 1.16.10　良性子宫内膜细胞　尽管细胞核增大，但细胞大小一致、细胞质较 AIS 细胞丰富。部分细胞核为肾形，呈组织细胞样外观

	滴虫性改变	低级别鳞状上皮内病变（LSIL）
年龄	任何年龄，通常为年轻女性	任何年龄，年轻女性容易发生一过性感染
部位	宫颈	宫颈（阴道、肛门及外阴也可发生）
症状和体征	泡沫状、恶臭味的阴道分泌物；阴道瘙痒	无；常规筛查或阴道镜检查中发现
病因	性传播感染	癌前病变，与低危型、高危型 HPV 感染相关
细胞形态	• 滴虫大小与中性粒细胞大小相似，嗜青色，呈梨形至圆形，胞质含有嗜酸性颗粒，核偏位，通常难以见到鞭毛 *（图 1.17.1）* • 背景中急性炎症细胞增多 *（图 1.17.2）* • 有时可见中性粒细胞聚集成球状 • 表层和中层鳞状细胞核大而淡染，核周可见小而均匀、圆形的空晕 *（图 1.17.3 和 1.17.4）*	• 鳞状上皮细胞核增大 *（图 1.17.5）* • 核膜不规则和（或）"葡萄干样"核 *（图 1.17.6 和 1.17.7）* • 偶见双核 *（图 1.17.8）* • 除以上特征外，挖空细胞核周形成边界清晰、中央透亮的多边形空晕 *（图 1.17.9）*
特殊检查	辅助分子检测	HPV 监测
分子改变	不适用	研究表明，主要由 HPV 致癌基因驱动
治疗	单用甲硝唑或其他抗生素	阴道镜检查，以排除 HSIL
临床意义	不适用	通常会消退，尤其是年轻女性

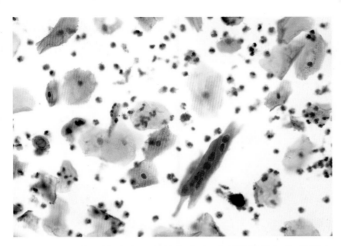

图 1.17.1　滴虫性改变　急性炎症和反应性鳞状细胞背景中见滴虫（图中央）。少量鳞状细胞有小的环形的核周透明区（空晕），此为滴虫感染引起的改变，不应误认为挖空细胞

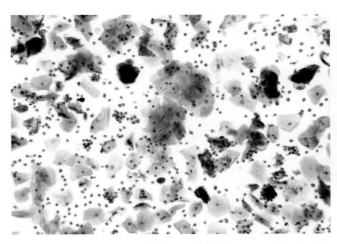

图 1.17.2　滴虫性改变　图示大量中性粒细胞和成熟的鳞状细胞。图中央的一片表层鳞状细胞见小而均匀的"滴虫"空晕。高倍镜下仔细观察能识别出病原体

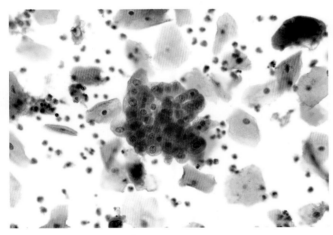

图 1.17.3　滴虫性改变　图示反应性鳞状细胞，核增大、淡染。"滴虫"空晕表现为边界不清的核周透亮区

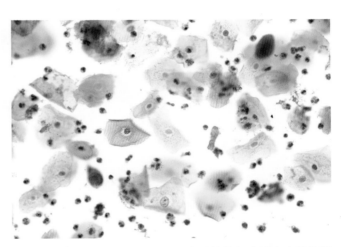

图 1.17.4　滴虫性改变　表层及中层鳞状细胞具有小的核周空晕，符合滴虫感染的形态改变。急性炎症细胞增多提示活动性感染

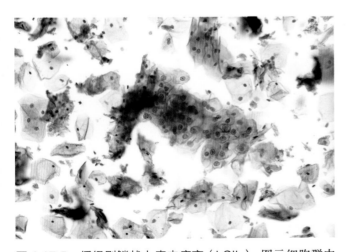

图 1.17.5　低级别鳞状上皮内病变（LSIL）　图示细胞群中细胞核增大，部分见双核。细胞核大小超过周围中层细胞核大小的 3 倍以上，该细胞可诊断为 LSIL。细胞核周围边界不清的挖空样空晕貌似滴虫感染

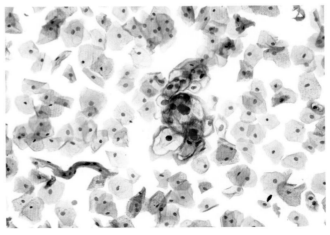

图 1.17.6　低级别鳞状上皮内病变（LSIL）　图示细胞核显著深染、增大、形状不规则，应诊断为 LSIL 而非反应性改变。此处细胞具有大而不规则的空晕，不同于滴虫感染的小圆形空晕

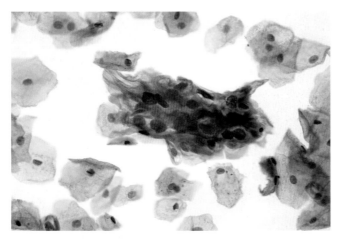

图 1.17.7　低级别鳞状上皮内病变（LSIL）　LSIL 细胞核膜及核形不规则，细胞核呈"石块样"或"葡萄干样"，并且细胞核大而深染，可排除反应性改变

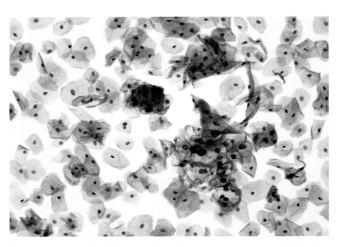

图 1.17.8　低级别鳞状上皮内病变（LSIL）　LSIL 细胞核深染、大小不等，少数细胞见双核。细胞核增大及胞质丰富，诊断为 LSIL

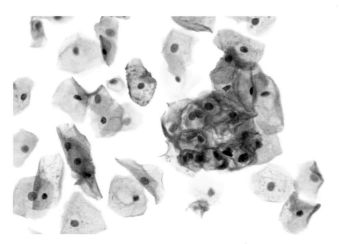

图 1.17.9　低级别鳞状上皮内病变（LSIL）　图示典型的挖空细胞，细胞有清楚的边界、多边形核周空晕及非典型核（核深染、双核、核增大）

	高级别鳞状上皮内病变（HSIL）	萎缩
年龄	任何年龄	通常为绝经后女性或产后女性
部位	宫颈（阴道、肛门及外阴也可发生）	宫颈
症状和体征	无；常规筛查或阴道镜检查中发现	通常无症状
病因	癌前病变，通常与高危型 HPV 感染相关	雌激素水平降低（绝经后女性）或孕激素水平相对升高（产后女性）
细胞形态	• 细胞丰富，聚集成群和单个散在分布（*图 1.18.1 和 1.18.2*） • 胞核增大、胞质减少，核质比高（*图 1.18.3*） • 核深染，核仁不明显（*图 1.18.4*） • 核膜显著不规则（*图 1.18.5*） • 核大小不等 • 单个细胞胞质致密、不透明	• 副基底层细胞可呈小簇状和单个散在分布（*图 1.18.6 和 1.18.7*） • 细胞核深染、核质比增高，但通常不及 HSIL 细胞显著（*图 1.18.8*） • 核呈卵圆形且细长，核膜轻度不规则（*图 1.18.9 和 1.18.10*）
特殊检查	HPV 检测	无；细胞形态诊断
分子改变	研究表明，主要由 HPV 致癌基因驱动	不适用
治疗	手术全切	局部雌激素治疗
临床意义	如果切除不完全，可进展为鳞状细胞癌	不适用

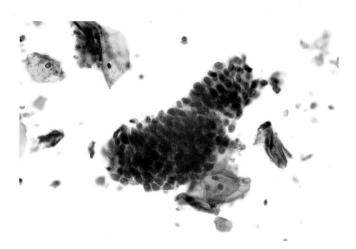

图 1.18.1　高级别鳞状上皮内病变（HSIL）　图示 HSIL 细胞群，细胞排列拥挤，胞核增大、深染、大小不等，核膜不规则，胞质稀少

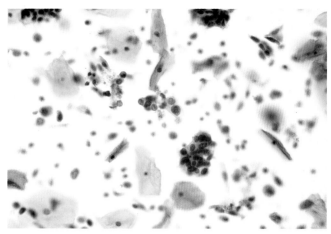

图 1.18.2　高级别鳞状上皮内病变（HSIL）　在图中下方细胞群中，胞核深染、呈卵圆形，核质比高，核大小差异并不明显，核膜规则。就此细胞群而言，可能为萎缩，但视野中的中、表层细胞及其他非典型细胞群的细胞形态则更倾向于 HSIL 而非萎缩

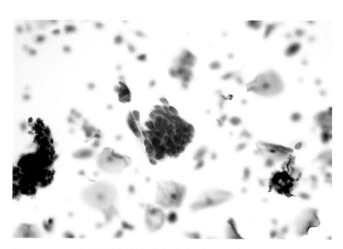

图 1.18.3　高级别鳞状上皮内病变（HSIL）　图示两个 HSIL 细胞群，胞核深染、拥挤，胞质稀少。萎缩细胞通常不出现染色质深染，且胞质更丰富

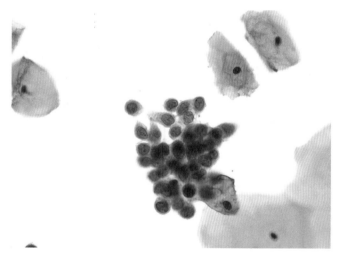

图 1.18.4　高级别鳞状上皮内病变（HSIL）　图中细胞小而均匀、胞核较小、胞质稀少、核膜不规则。鉴别诊断包括子宫内膜细胞。通常情况下，萎缩细胞胞质较丰富

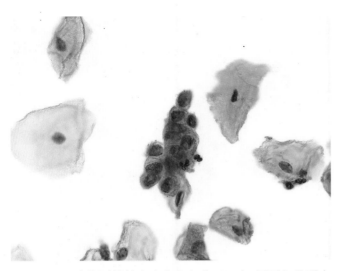

图 1.18.5　高级别鳞状上皮内病变（HSIL）　图示细胞群中细胞核深染、核膜显著不规则，核质比高，倾向于 HSIL 而非 LSIL，并且核的非典型性十分明显，不能用萎缩性改变进行解释

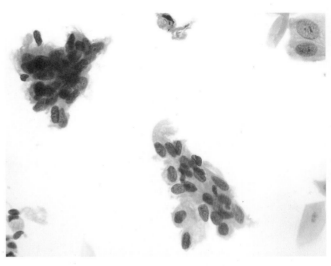

图 1.18.6　萎缩　图示细胞核深染且细长、核膜轻微不规则，核质比虽增高，但却未及 HSIL 的程度。萎缩性改变通常表现于整个样本，而 HSIL 通常出现在局部

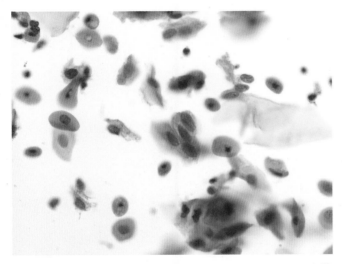

图 1.18.7　萎缩　图示大量副基底层细胞，部分细胞呈小簇状，其余细胞为单个散在分布。细胞核虽深染，但其深染程度不如 HSIL 细胞。细胞核虽大小不一，但部分细胞的核质比仅轻微升高

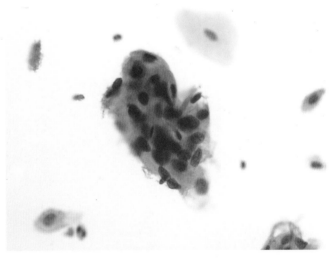

图 1.18.8　萎缩　萎缩的细胞群出现核深染时应引起警惕，核大小不等、部分核膜不规则，与典型 HSIL 细胞相比，这些细胞的胞质较丰富。可将萎缩性背景下的形态改变诊断为 ASC-US

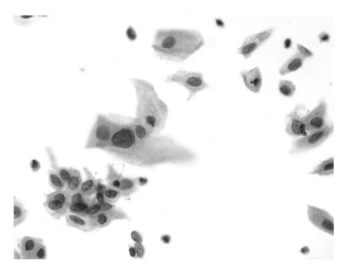

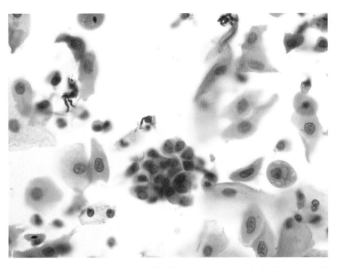

图 1.18.9　萎缩　图示各种良性的萎缩细胞，细胞核轻微深染、大小不等。大部分细胞核膜规则、核质比无明显变化

图 1.18.10　萎缩　图中以萎缩性副基底层细胞为主，缺乏成熟细胞，提示萎缩。在萎缩性样本中，应提高诊断非典型或 HSIL 的标准阈值

	小细胞癌	滤泡性宫颈炎
年龄	成年女性	年轻的育龄期女性
部位	宫颈（阴道、肛门及外阴也可发生）	宫颈
症状和体征	阴道出血、宫颈中有肿块，可与副肿瘤综合征相关	通常无症状；可见黏液脓性分泌物
病因	与 HPV 感染相关的侵袭性癌	HPV 感染，以 HPV16 型和（或）18 型最常见
细胞形态	• 细胞量丰富，癌细胞松散聚集和单个散在分布 *（图 1.19.1）* • 可伴有鳞状细胞癌或腺癌成分 • 细胞体积小，但较淋巴细胞稍大 *（图 1.19.2）* • 几乎无胞质 *（图 1.19.3）* • 与淋巴细胞相比，细胞形态更具多样性 *（图 1.19.3）* • 核铸型，在液基细胞学制片中可能不如传统涂片明显 *（图 1.19.4）* • "椒盐样"（神经内分泌细胞的特征）染色质 *（图 1.19.5）* • 细胞坏死，可见保存完好及嗜青色坏死细胞 *（图 1.19.3 和 1.19.4）* • 核分裂活跃，可见凋亡小体	• 细胞量增多，散在分布多种形态的淋巴细胞 *（图 1.19.6 和 1.19.7）* • 不同大小的淋巴细胞混合存在 *（图 1.19.8）* • 淋巴细胞可松散聚集成假性细胞团 *（图 1.19.6 和 1.19.9）* • 与小细胞癌不同，淋巴细胞可见薄而蓝染的胞质 *（图 1.19.8）* • 粗糙 / 块状染色质 *（图 1.19.8）* • 可见易染小体 *（图 1.19.10）*
特殊检查	HPV 检测	无；细胞形态诊断
分子改变	等位基因杂合性缺失（3p 和 11p）	不适用
治疗	子宫全切、淋巴结清扫和放化疗	如果存在感染，治疗潜在感染
临床意义	如果切除不完全，可进展为鳞状细胞癌	未经治疗的感染可导致盆腔炎和不孕症

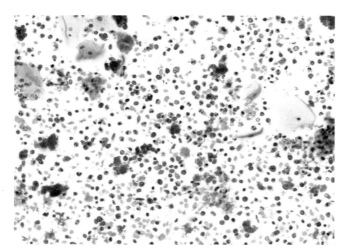

图 1.19.1 小细胞癌 图示细胞丰富，有大量小细胞，与反应性淋巴细胞不同的是，胞质稀少、细胞大小不等，且在保存完好的细胞间有大量嗜青色坏死细胞

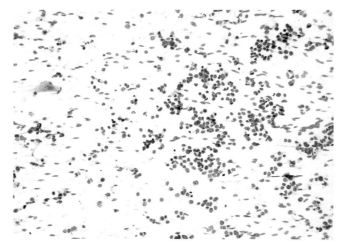

图 1.19.2 小细胞癌 癌细胞呈松散簇状排列及单个散在分布。在液基细胞学制片中（并非传统涂片），癌细胞排列较松散，且核铸型的细胞簇不多

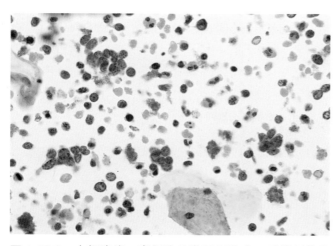

图 1.19.3 小细胞癌 癌细胞比淋巴细胞大，无薄环状胞质，核大小不等。染色质呈"椒盐样"（粗糙颗粒状），细胞形态符合神经内分泌分化

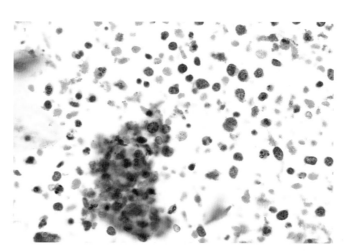

图 1.19.4 小细胞癌 癌细胞聚集成团或单个散在分布。在较大的细胞团中，完好的肿瘤细胞间可见嗜青色坏死细胞

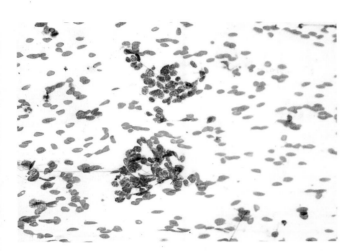

图 1.19.5 小细胞癌 图示癌细胞中未见胞质，染色质呈"椒盐样"，部分细胞核铸型。部分病例中，核染色质可见"拖尾"现象。该核"拖尾"现象在液基细胞学制片中很少见，因为与涂片操作有关，所以在传统涂片中很常见

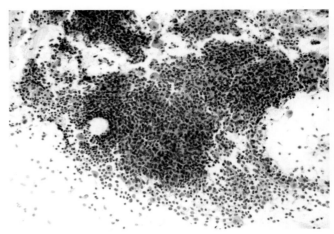

图 1.19.6 滤泡性宫颈炎 在传统涂片中，可见大量淋巴细胞聚集成假性细胞团。低倍镜下的淋巴细胞形态单一，高倍镜下很容易识别多种形态的淋巴细胞。滤泡性宫颈炎形成深染的细胞团，这在传统涂片中貌似 HSIL

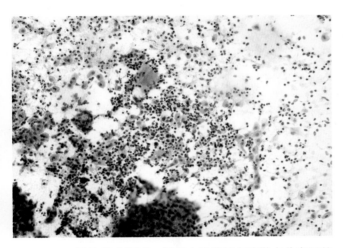

图 1.19.7 滤泡性宫颈炎 图示大量淋巴细胞散在分布于整个视野中，并遮盖其他细胞成分。高倍镜下的仔细观察有助于排除小细胞癌的可能

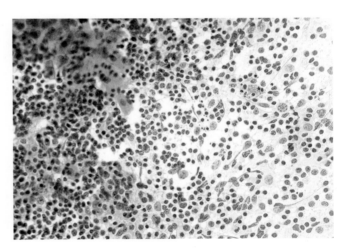

图 1.19.8 滤泡性宫颈炎 图示淋巴细胞丰富、大小不等，主要见小淋巴细胞和中等大小的淋巴细胞。该放大倍数下中等大小的淋巴细胞可见核仁。部分核染色质可见"拖尾"的人为假象，这是传统涂片中小细胞癌和淋巴细胞的共同特征

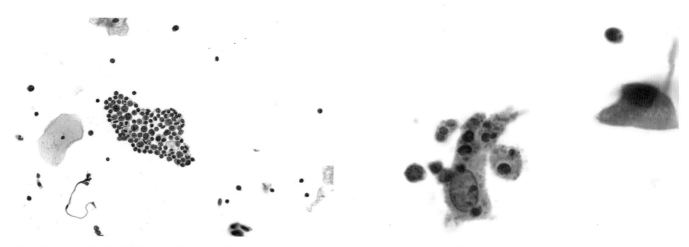

图 1.19.9　滤泡性宫颈炎　在液基细胞学制片中，中等大小的淋巴细胞和小淋巴细胞松散聚集成假性细胞团。部分细胞可见胞质的薄环样蓝染边缘。染色质粗糙，不具有神经内分泌特征

图 1.19.10　滤泡性宫颈炎　滤泡性宫颈炎中通常可见易染小体，但不具有特征性。图示巨噬细胞吞噬了细胞碎片

第二章
肺

	良性支气管上皮	高分化腺癌
年龄	任何年龄	多见于老年人
部位	肺	肺
症状和体征	影像学引导下对肺部病灶行针吸细胞学检查时取到的非病灶细胞样本	疲劳、体重减轻、咳嗽、呼吸困难、咯血、胸痛和（或）肺部影像学检查发现病灶
病因	不确定	通常与吸烟有关；不吸烟人群中年轻人、女性和（或）亚洲人占比高
细胞形态	• 细胞聚集成细胞群和单个散在分布，在刷检样本中细胞量丰富（*图 2.1.1*） • 细胞呈柱状或圆形，细胞核呈卵圆形，核膜规则，染色质温和（*图 2.1.1 和 2.1.2*） • 细胞片段中有终板及纤毛（*图 2.1.2*） • 并非每个柱状上皮细胞都有纤毛，且在特定的样本处理条件下，纤毛也不易辨识（*图 2.1.3*） • 核质比低（*图 2.1.1~2.1.3*） • 细胞核大小相似（*图 2.1.1~2.1.3*）	• 细胞排列成细胞团和（或）单个散在分布（*图 2.1.4 和 2.1.5*） • 细胞核略有增大，核质比略有增加（*图 2.1.6 和 2.1.7*） • 核膜轻至中度不规则（*图 2.1.6 和 2.1.7*） • 核大小略有差异（*图 2.1.6 和 2.1.7*） • 核染色质粗糙或核仁明显（*图 2.1.6 和 2.1.7*） • 无纤毛（*图 2.1.6 和 2.1.7*）
特殊检查	鳞状化生区域可呈鳞状细胞分化标记物（p40/p63）阳性；间皮标记物阴性；良性肺泡上皮细胞可以表达TTF-1 和 napsin-A	通常呈 TTF-1 细胞核阳性和 napsin-A 细胞质颗粒状阳性；鳞状细胞分化标记物（p40/p63）阴性，伴有鳞状细胞成分时可阳性；间皮标记物阴性
分子改变	无	*EGFR*、*KRAS*、*BRAF*、*ALK*、*RET* 基因突变，*ROS1* 基因易位，*MET* 或 *FGFR1* 基因扩增
治疗	无	I/II 期肿瘤：手术切除联合或不联合放化疗；晚期肿瘤：放化疗和（或）靶向治疗/免疫治疗
临床意义	重新评估影像学检查中看到的病灶，必要时重做活检	预后取决于肿瘤的分期和有无靶基因突变，以及是否适合免疫治疗

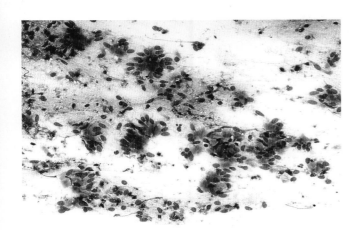

图 2.1.1　良性支气管上皮　图中见大量良性支气管上皮细胞排列为细胞群和单个散在分布

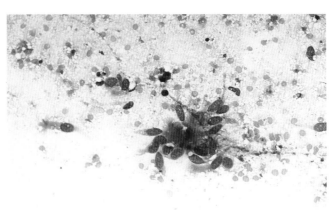

图 2.1.2　良性支气管上皮　良性支气管上皮细胞呈柱状，核呈卵圆形，核膜规则，细胞质的顶端形成终板，并常见附着的纤毛（但并非总能见到纤毛）

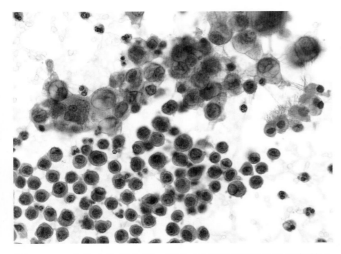

图 2.1.3　良性支气管上皮　图上方可见圆形的良性支气管上皮细胞，部分细胞的纤毛难以辨识，其间混有杯状细胞；图下方可见肺泡巨噬细胞和肺泡上皮细胞

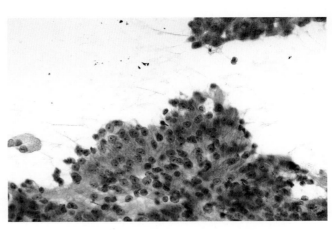

图 2.1.4　高分化腺癌　图中高分化腺癌细胞聚集成团，胞质丰富，核增大，核仁明显

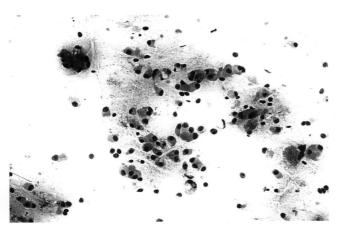

图 2.1.5　高分化腺癌　图中腺癌细胞形态温和，貌似良性支气管上皮细胞，然而，样本中细胞量丰富且未见纤毛，因此应怀疑为高分化腺癌

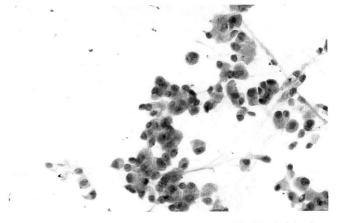

图 2.1.6　高分化腺癌　图中可见较多疏松排列的腺癌细胞，部分细胞附着着粉染的黏蛋白，酷似纤毛。细胞核大小略有差异，核膜不规则，部分细胞核仁明显

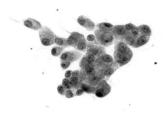

图 2.1.7　高分化腺癌　图中可见一簇腺癌细胞，胞质丰富、呈泡沫状，部分细胞核间的大小比例超过 2∶1，核膜不规则，核染色质呈粗颗粒状

	类癌	高分化腺癌
年龄	多见于年轻人	多见于老年人
部位	肺	肺
症状和体征	常无症状，在影像学检查中偶然发现；可能有胸痛、气短、腹泻、面部潮红、体重增加、咳嗽和喘息等症状	疲劳、体重减轻、咳嗽、呼吸困难、咯血、胸痛和（或）肺部影像学检查发现病灶
病因	未知。通常为散发性，也可与多发性内分泌肿瘤综合征（MEN）有关	通常与吸烟有关；不吸烟人群中年轻人、女性和（或）亚洲人占比高
细胞形态	• 样本细胞量丰富，细胞单个散在分布，无真性组织碎片（*图 2.2.1*） • 小而形态单一的上皮样或梭形细胞（*图 2.2.2*） • 浆细胞样形态（核偏位）（*图 2.2.2*） • 核膜规则（*图 2.2.3*） • 核染色质颗粒细、呈"椒盐样"（神经内分泌细胞的特征），在巴氏染色中尤为明显（*图 2.2.3 和 2.2.4*）	• 细胞排列成细胞团和（或）单个散在分布（*图 2.2.5~2.2.8*） • 核轻度增大，核质比略有增加（*图 2.2.9*） • 核膜轻至中度不规则（*图 2.2.9*） • 核大小略有差异（*图 2.2.9*） • 核染色质粗糙或核仁明显（*图 2.2.6*）
特殊检查	神经内分泌标记物（CgA, Syn, INSM1）阳性；50%病例 TTF-1 阳性；Ki-67 指数低（<2%）	通常呈 TTF-1 细胞核阳性和 napsin-A 细胞质颗粒状阳性；鳞状细胞分化标记物（p40/p63）阴性，伴有鳞状细胞成分时可阳性；间皮标记物阴性
分子改变	大约一半的散发性肺类癌病例伴有 *MEN1* 失活突变	*EGFR*、*KRAS*、*BRAF*、*ALK*、*RET* 基因突变，*ROS1* 基因易位，*MET* 或 *FGFR1* 基因扩增
治疗	手术切除；伴有淋巴结转移者（非典型类癌）可能需要放化疗	I/II 期肿瘤：手术切除联合或不联合放化疗；晚期肿瘤：放化疗和（或）靶向治疗/免疫治疗
临床意义	10 年生存率为 50%	预后取决于肿瘤的分期和有无靶基因突变，以及是否适合免疫治疗

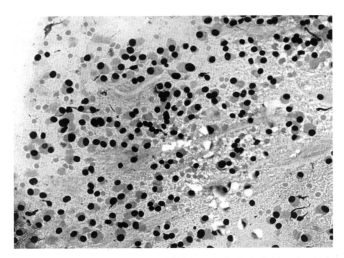

图 2.2.1　类癌　类癌具有其他神经内分泌肿瘤的一般形态特征：细胞量丰富、成分单一、散在分布、浆细胞样、核膜规则

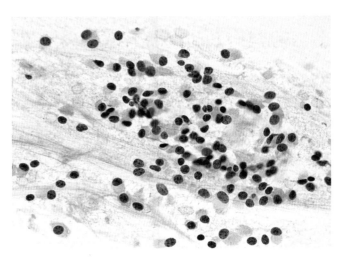

图 2.2.2　类癌　如图所示，在巴氏染色中，可见类癌细胞的核染色质呈特征性的"椒盐样"，细胞核通常为卵圆形或梭形，此图显示了两种形态混合存在

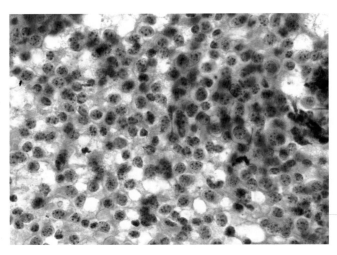

图 2.2.3　类癌　图中肿瘤细胞核染色质呈颗粒状，细胞排列拥挤、聚集成群，但非真性组织碎片

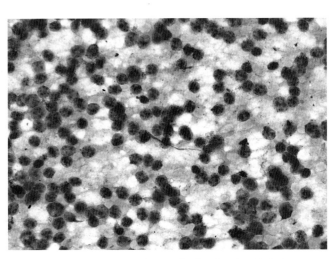

图 2.2.4　类癌　图中类癌细胞核膜不规则、核大小不一、核染色质粗糙，这些形态易被误认为腺癌。仔细观察可发现，与腺癌不同的是，类癌细胞的核染色质分布均匀

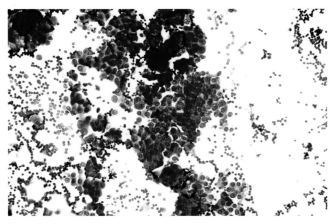

图 2.2.5　高分化腺癌　肿瘤细胞排列成组织碎片，胞质适中，胞核增大且大小不一

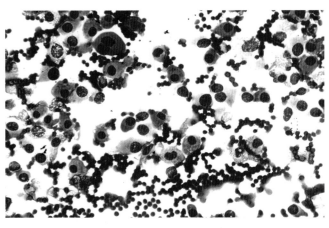

图 2.2.6　高分化腺癌　图中腺癌细胞以单个散在分布为主，左上角可见 1 个双核细胞，其核仁明显

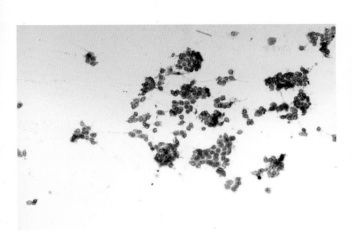

图 2.2.7 高分化腺癌 图中细胞核大小略有差异，可见小的针尖样核仁。高分化腺癌细胞常有核偏位，且无"椒盐样"核染色质

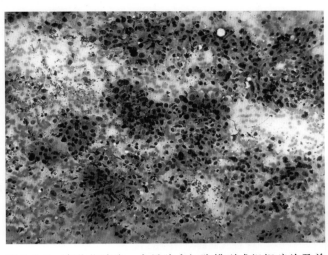

图 2.2.8 高分化腺癌 大量腺癌细胞排列成组织碎片及单个散在分布。虽然这些细胞的核质比较低，但是细胞核的形态及大小存在差异，提示恶性病变

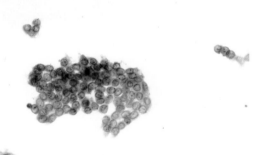

图 2.2.9 高分化腺癌 高倍镜下可见核膜不规则及核沟

	类癌	小细胞癌
年龄	多见于年轻人	多见于老年人
部位	肺	肺
症状和体征	常无症状，在影像学检查中偶然发现；可能有胸痛、气短、腹泻、面部潮红、体重增加、咳嗽和喘息等症状	咳嗽、胸痛、气短、体重减轻、疲劳；副肿瘤综合征相关症状
病因	未知。通常为散发性，也可与多发性内分泌肿瘤综合征（MEN）有关	与吸烟密切相关；氡暴露
细胞形态	• 细胞量丰富，细胞以单个散在分布为主，可伴有或不伴有松散聚集的细胞群 *（图 2.3.1~2.3.3）* • 形态单一的上皮样或梭形细胞 *（图 2.3.4 和 2.3.5）* • 浆细胞样形态（核偏位）*（图 2.3.4）* • 核膜规则 *（图 2.3.4）* • 核染色质颗粒细、呈"椒盐样"（神经内分泌细胞的特征），在巴氏染色中尤为明显 *（图 2.3.5）*	• 细胞量丰富，细胞以单个散在分布为主，可伴有或不伴有组织碎片 *（图 2.3.6 和 2.3.7）* • 背景中可见坏死和（或）细胞凋亡 *（图 2.3.8 和 2.3.9）* • 尽管称为"小"细胞癌，但通常肿瘤细胞比周围炎症细胞大，且细胞具有多形性（在 Diff-Quik 染色中更为明显）*（图 2.3.9）* • 细胞质稀少，细胞核呈"镶嵌状"排列 *（图 2.3.7）* • 核染色质颗粒细、呈"椒盐样"（神经内分泌细胞的特征），在巴氏染色中尤为明显 *（图 2.3.10）* • 涂片制作时可因人工挤压或牵拉导致核染色质呈条纹状 *（图 2.3.6）*
特殊检查	神经内分泌标记物（CgA, Syn, INSM1）阳性；50% 病例 TTF-1 阳性；Ki-67 指数低（<2%）	考虑形态学诊断；有时神经内分泌标记物（CgA, Syn, INSM1）可以表达缺失；pan-keratin 呈点状阳性；90% 病例 TTF-1 阳性（非肺起源所特有）；Ki-67 指数高（通常 >90%）
分子改变	大约一半的散发性肺类癌病例伴有 *MEN1* 失活突变	*TP53* 或 *RB* 失活突变
治疗	手术切除；伴有淋巴结转移者（非典型类癌）可能需要放化疗	放化疗为主
临床意义	10 年生存率为 50%	预后差

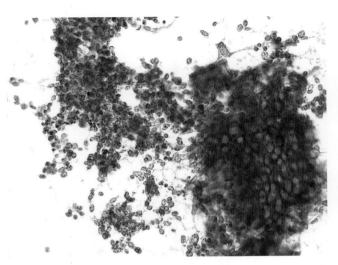

图 2.3.1　类癌　图中左侧可见疏松排列的类癌细胞群，图中右侧可见由支气管上皮细胞和杯状细胞组成的细胞群

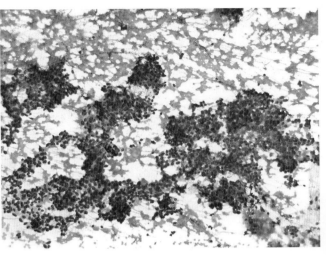

图 2.3.2　类癌　图中类癌细胞形成"包裹样"结构。在低倍镜下，细胞小而形态单一

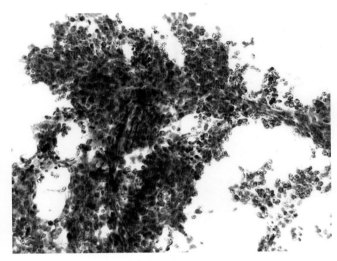

图 2.3.3　类癌　图中类癌细胞胞质稀少，核呈卵圆形，细胞群内伴有纤维血管轴心

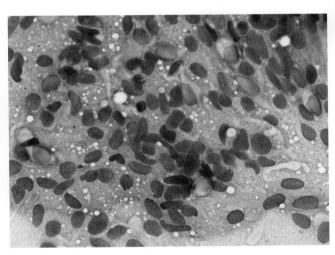

图 2.3.4　类癌　图中类癌细胞胞核呈梭形，部分细胞胞质边界不清并与背景混为一体；而具有可识别胞质的细胞则可见胞核偏位，呈浆细胞样

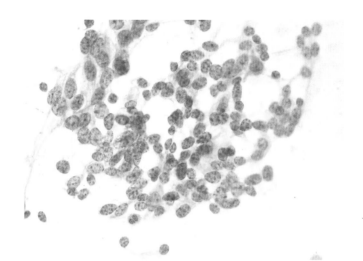

图 2.3.5　类癌　在巴氏染色中，高倍镜下可见神经内分泌细胞特征性的"椒盐样"核染色质

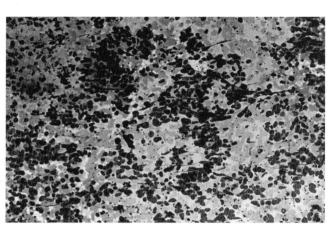

图 2.3.6　小细胞癌　图中可见大量黏附性差的小细胞，背景中见坏死碎屑和凋亡碎屑。需要注意的是，部分细胞核染色质因人工涂片时被挤压或牵拉而形成水平拉长的假象

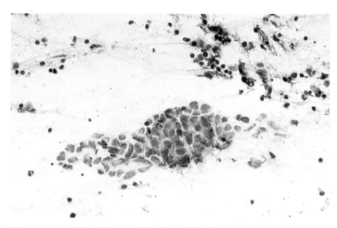

图 2.3.7　小细胞癌　图中癌细胞胞质稀少，胞核呈"镶嵌状"排列，核形不规则

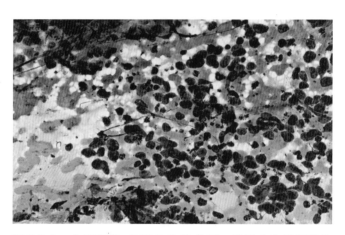

图 2.3.8　小细胞癌　Diff-Quik 染色时，神经内分泌细胞的"椒盐样"核染色质特征不明显导致核染色质看上去均匀。图中也可见凋亡碎屑及因人工涂片而被拉长的细胞核的假象

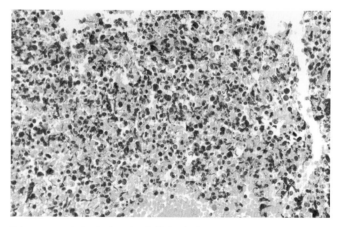

图 2.3.9　小细胞癌　细胞块切片有助于展现小细胞癌的细胞形态特征，也便于开展免疫组化检测。图中保存完好的肿瘤细胞与粉染的坏死细胞混合存在，这与组织切片中常见的"地图样"坏死相对应

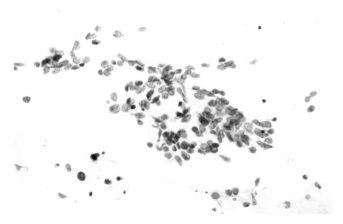

图 2.3.10　小细胞癌　细胞大小相似，核染色质呈细颗粒状，提示神经内分泌分化

	小细胞癌	储备细胞增生
年龄	多见于老年人	任何年龄
部位	肺	肺
症状和体征	咳嗽、胸痛、气短、体重减轻、疲劳；副肿瘤综合征相关症状	与肺损伤相关的症状；影像学检查发现存在肺部病灶
病因	与吸烟密切相关；氡暴露	肺损伤时，支气管储备细胞发生非特异性增生；通常认为这是一种对损伤的反应性改变
细胞形态	• 细胞量丰富，细胞以单个散在分布为主，可伴有或不伴有组织碎片（*图 2.4.1 和 2.4.2*） • 背景中可见坏死和（或）细胞凋亡 • 尽管称为"小"细胞癌，但通常肿瘤细胞比周围炎症细胞大，且细胞具有多形性（在 Diff-Quik 染色中更为明显）（*图 2.4.3*） • 细胞质稀少，细胞核呈"镶嵌状"排列（*图 2.4.4 和 2.4.5*） • 核染色质颗粒细、呈"椒盐样"（神经内分泌细胞的特征），在巴氏染色中尤为明显（*图 2.4.4 和 2.4.5*）	• 常见于脱落细胞样本中 • 细胞松散聚集，呈组织碎片样；罕见或无单个细胞散在分布（*图 2.4.6*） • 细胞形态单一，核呈圆形，核膜规则（*图 2.4.7~2.4.10*） • 核染色质温和，可见小核仁（*图 2.4.9 和 2.4.10*） • 无胞核的"镶嵌状"排列
特殊检查	考虑形态学诊断；有时神经内分泌标记物（CgA，Syn，INSM1）可表达缺失；pan-keratin 呈点状阳性；90％病例 TTF-1 阳性（非肺起源所特有）；Ki-67 指数高（通常 >90％）	常见于脱落细胞样本中，由于细胞量少而无法进行免疫组化检测
分子改变	*TP53* 或 *RB* 失活突变	无
治疗	放化疗为主	无须治疗
临床意义	预后差	无特殊意义，如果怀疑是肿瘤性病变，但细胞学检查未发现肿瘤细胞，则可能需要重新取样

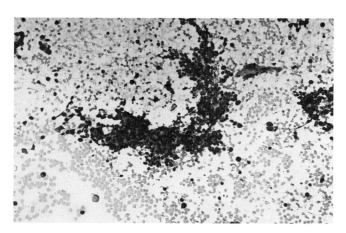

图 2.4.1 小细胞癌 肿瘤细胞松散聚集成细胞群及单个散在分布

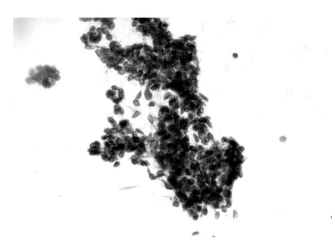

图 2.4.2 小细胞癌 细胞核呈卵圆形，几乎不见细胞质

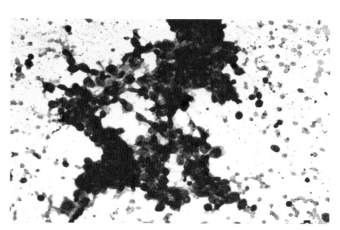

图 2.4.3 小细胞癌 图中组织碎片内可见小细胞，小细胞呈上皮样、核膜不规则、核大小不一

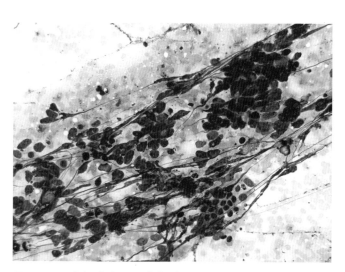

图 2.4.4 小细胞癌 图中部分细胞的核染色质因涂片时被人工外力牵拉而呈明显的条纹状

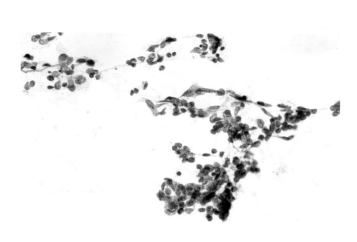

图 2.4.5 小细胞癌 核染色质呈细颗粒状，提示神经内分泌分化

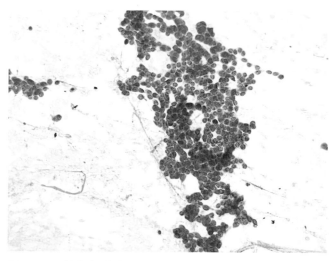

图 2.4.6 储备细胞增生 图中储备细胞呈单层片状排列，细胞形态单一、胞质稀少

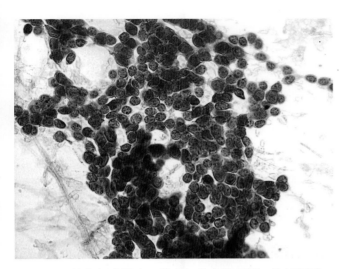

图 2.4.7 储备细胞增生 储备细胞核膜规则,核呈圆形,细胞核大小相等

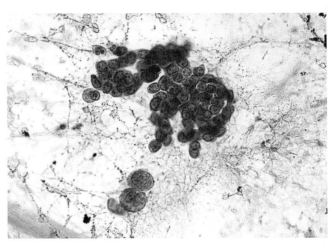

图 2.4.8 储备细胞增生 虽然储备细胞可以紧密聚集成簇,但却保留了其圆形的胞核,并不形成小细胞癌胞核的"镶嵌状"排列

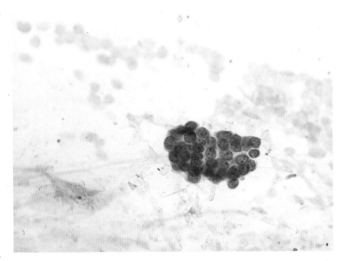

图 2.4.9 储备细胞增生 图中细胞核染色质温和,可见小核仁

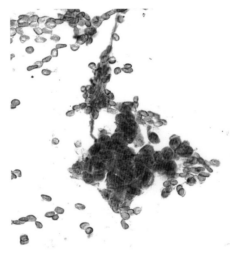

图 2.4.10 储备细胞增生 虽然储备细胞可被误认为小细胞癌细胞,但在细胞学样本中通常不会大量出现

第二章 肺

	大细胞神经内分泌癌	小细胞癌
年龄	多见于老年人	多见于老年人
部位	肺	肺
症状和体征	咳嗽、胸痛、气短、体重减轻、疲劳；副肿瘤综合征相关症状	咳嗽、胸痛、气短、体重减轻、疲劳；副肿瘤综合征相关症状
病因	主要与吸烟有关	主要与吸烟有关；氡暴露
细胞形态	• 细胞聚集成细胞团和单个散在分布（图 2.5.1 和 2.5.2） • 胞质量中等（图 2.5.3） • 细胞体积比小细胞癌细胞大（图 2.5.3） • 泡状染色质，核仁明显（图 2.5.3） • 可形成菊形团样结构（图 2.5.4） • 可见核呈"镶嵌状"排列（图 2.5.5）	• 细胞量丰富，细胞以单个散在分布为主，可伴有或不伴有组织碎片（图 2.5.6） • 背景中可见坏死和（或）细胞凋亡（图 2.5.7） • 尽管称为"小"细胞癌，但通常肿瘤细胞比周围炎症细胞大，且细胞具有多形性（在 Diff-Quik 染色中更为明显）（图 2.5.8） • 胞质稀少，胞核呈"镶嵌状"排列（图 2.5.8 和 2.5.9） • 核染色质颗粒细、呈"椒盐样"（神经内分泌细胞的特征），在巴氏染色中尤为明显（图 2.5.8 和 2.5.10）
特殊检查	神经内分泌标记物（CgA，Syn，INSM1）可呈阳性；pan-keratin 呈阳性；Ki-67 指数高（>40%）	考虑形态学诊断；有时神经内分泌标记物（CgA，Syn，INSM1）会表达缺失；pan-keratin 呈点状阳性；90% 病例 TTF-1 阳性（非肺起源所特有）；Ki-67 指数高（通常 >90%）
分子改变	部分存在 *TP53* 或 *RB* 失活突变	*TP53* 或 *RB* 失活突变
治疗	早期行手术切除加放化疗；晚期行放化疗	放化疗为主
临床意义	预后差；预后较同等分期的非小细胞癌差	预后差

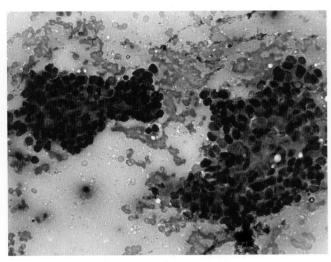

图 2.5.1　**大细胞神经内分泌癌**　图中癌细胞聚集成两个大的三维立体细胞团，细胞体积大，核质比虽高，但仍可见胞质

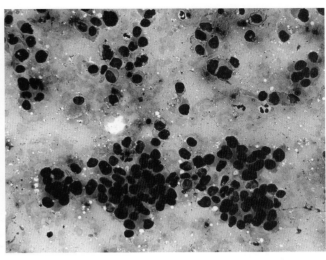

图 2.5.2　**大细胞神经内分泌癌**　肿瘤细胞聚集成细胞群及单个散在分布。视野底部的肿瘤细胞形成菊形团样结构，这可能会被误认为腺癌中的腺样结构

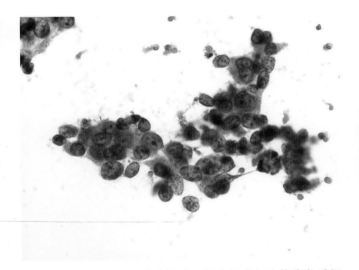

图 2.5.3　**大细胞神经内分泌癌**　图中肿瘤细胞核染色质粗糙、核仁明显，胞质量中等、呈颗粒状，核膜不规则及核大小不一

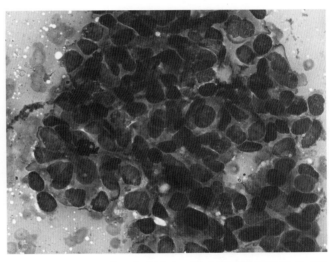

图 2.5.4　**大细胞神经内分泌癌**　图中肿瘤细胞聚集成三维立体细胞团，胞质量中等。许多细胞形成菊形团样结构，在此结构中细胞核呈向心性花环状排列

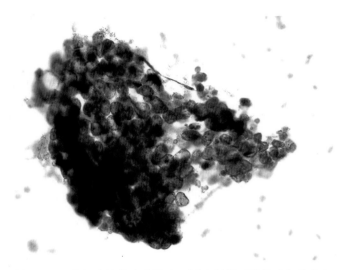

图 2.5.5   大细胞神经内分泌癌   图中局部区域的癌细胞核似乎有类似于小细胞癌胞核的"镶嵌状"排列

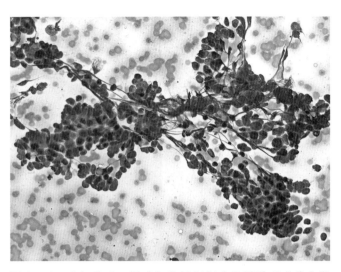

图 2.5.6   小细胞癌   肿瘤细胞呈组织碎片样排列或单个散在分布。胞核呈"镶嵌状"排列，部分细胞核染色质因涂片时被人工牵拉而呈条纹状

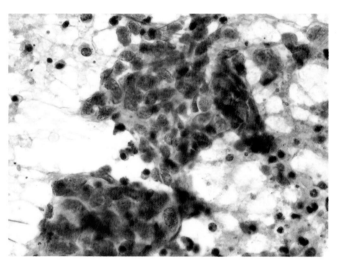

图 2.5.7   小细胞癌   肿瘤细胞聚集成簇，背景中可见坏死碎屑，部分坏死碎屑散布于细胞间，貌似细胞质

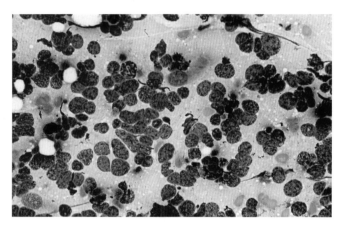

图 2.5.8   小细胞癌   图中肿瘤细胞呈"镶嵌状"排列，相邻细胞核互相挤压。肿瘤细胞可见"椒盐样"核染色质，这种核染色质特征通常在巴氏染色中最为明显

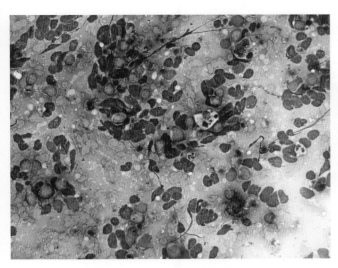

图 2.5.9　小细胞癌　图中部分肿瘤细胞胞质少且呈薄边状，形似母细胞性白血病细胞，但绝大多数肿瘤细胞缺乏胞质

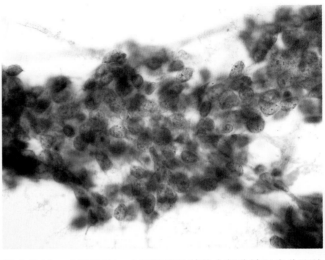

图 2.5.10　小细胞癌　小细胞癌及其他大部分神经内分泌肿瘤在巴氏染色中会呈现特征性的"椒盐样"核染色质

第二章　肺

	腺癌	鳞状细胞癌
年龄	多见于老年人	多见于老年人
部位	肺	肺
症状和体征	疲劳、体重减轻、咳嗽、呼吸困难、咯血、胸痛和（或）肺部影像学检查发现病灶	疲劳、体重减轻、咳嗽、呼吸困难、咯血、胸痛和（或）肺部影像学检查发现病灶
病因	通常与吸烟有关；不吸烟人群中年轻人、女性和（或）亚洲人占比高	通常与吸烟有关
细胞形态	• 细胞可形成腺样结构或三维立体细胞团（*图 2.6.1 和 2.6.2*） • 肿瘤细胞分化差或坏死时可见癌细胞单个散在分布 • 细胞核偏位、核染色质粗糙或核仁明显（*图 2.6.3 和 2.6.4*） • 细胞质呈泡沫状，可含有黏蛋白空泡（*图 2.6.5*） • 细胞核大小不一、核染色质深染、核膜不规则（*图 2.6.3~2.6.5*）	• 细胞排列成组织碎片及单个散在分布，背景中常有坏死（*图 2.6.6 和 2.6.7*） • 细胞核居中（*图 2.6.7 和 2.6.8*） • 细胞质致密，可形成不规则、僵硬的突起（*图 2.6.8*） • 角化型鳞癌细胞，在巴氏染色中胞质粉染 • 小的固缩核，核染色质粗糙、深染，核仁明显，核膜不规则（*图 2.6.9 和 2.6.10*）
特殊检查	通常呈 TTF-1 细胞核阳性和 napsin-A 细胞质颗粒状阳性；鳞状细胞分化标记物（p40/p63）阴性，伴有鳞状细胞成分时可阳性；间皮标记物阴性	p40/p63 阳性，TTF-1 和 napsin-A 阴性；原发性肺鳞癌 HPV 可为阴性，部分转移至肺的鳞癌可呈 HPV 阳性
分子改变	*EGFR*、*KRAS*、*BRAF*、*ALK*、*RET* 基因突变，*ROS1* 基因易位，*MET* 或 *FGFR1* 基因扩增	与鳞癌相关的驱动基因尚未得到充分证实
治疗	I/II 期肿瘤：手术切除联合或不联合放化疗；晚期肿瘤：放化疗和（或）靶向治疗 / 免疫治疗	I/II 期肿瘤：手术切除联合或不联合放化疗；晚期肿瘤：放化疗和（或）免疫治疗
临床意义	预后取决于肿瘤的分期和有无靶基因突变，以及是否适合免疫治疗	预后取决于肿瘤的分期及是否适合免疫治疗

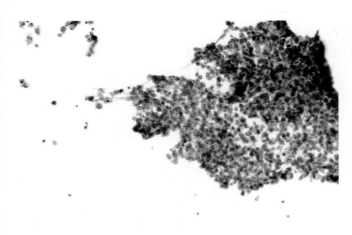

图 2.6.1　腺癌　图中癌细胞松散聚集，细胞无纤毛，核仁明显

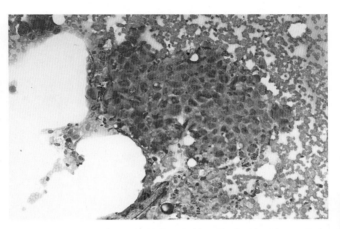

图 2.6.2　腺癌　癌细胞胞质量中等，核膜不规则，一些相邻细胞核之间的大小差异可达 4 倍以上

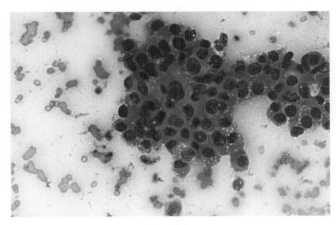

图 2.6.3　腺癌　图中癌细胞胞质丰富，并见核内包涵体，这是肺腺癌有时呈现的特征之一。癌细胞还呈现了其他恶性特征：细胞体积增大、胞核大小不一、核膜不规则

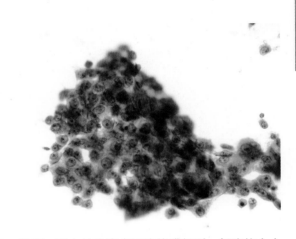

图 2.6.4　腺癌　图中虽然许多细胞核膜规则，但胞核大小不一，核仁突出，因此，强烈提示恶性病变而非反应性改变

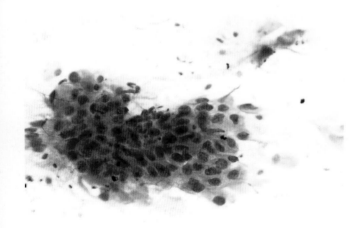

图 2.6.5　腺癌　图示细胞质粉染，提示存在黏蛋白

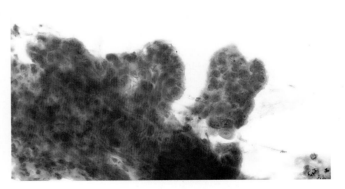

图 2.6.6　鳞状细胞癌　鳞癌细胞也可以有明显的核仁，与腺癌不同的是，鳞癌细胞胞质较致密，细胞核居中，并且可能在合胞体结构（组织碎片中央）中见到同心排列的细胞

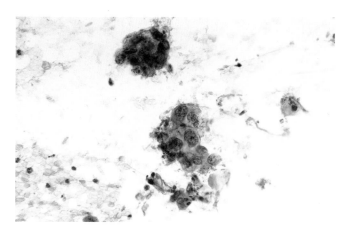

图 2.6.7　鳞状细胞癌　肿瘤细胞分化较差时，不易区别腺癌与鳞状细胞癌。图中许多细胞的胞核居中，提示可能为鳞状细胞癌

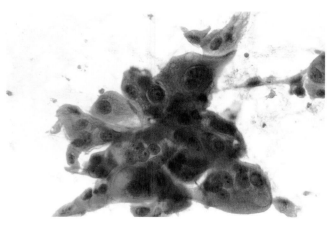

图 2.6.8　鳞状细胞癌　图中癌细胞胞质呈空泡状或泡沫样，酷似腺癌，然而胞质呈多边形、可见突起、胞核居中，因此倾向于鳞状细胞癌

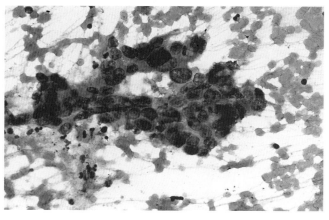

图 2.6.9　鳞状细胞癌　当肿瘤细胞分化较差时，鳞癌与腺癌可有一些共同的形态特征：细胞体积大、细胞核大小不等、核膜不规则、核质比高、核染色质粗糙

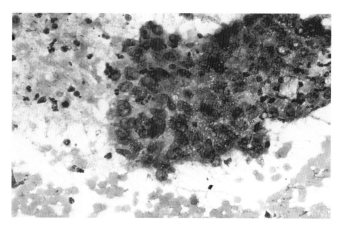

图 2.6.10　鳞状细胞癌　图中可见鳞癌细胞群，背景中可见坏死碎屑及炎症细胞（左上角）。在鳞癌样本背景中更易见到坏死

	恶性间皮瘤	鳞状细胞癌
年龄	多见于老年人	多见于老年人
部位	肺	肺
症状和体征	单侧胸痛、气短进行性加重、咳嗽、体重减轻	疲劳、体重减轻、咳嗽、呼吸困难、咯血、胸痛和（或）肺部影像学检查发现病灶
病因	石棉接触；辐射暴露	与吸烟密切相关
细胞形态	• 细胞形成三维立体组织片段和（或）单个散在分布（图 2.7.1 和 2.7.2） • 细胞体积增大（图 2.7.3） • 细胞质丰富、呈颗粒状、可见空泡，核周胞质深染、外缘胞质浅染（图 2.7.4） • 细胞间见"开窗"现象（图 2.7.4） • 可见双核（图 2.7.3 和 2.7.5） • 核膜不规则，核大小不一（图 2.7.3） • 核染色质粗糙和（或）核仁明显（图 2.7.5）	• 细胞排列成组织碎片及单个散在分布，背景中常有坏死（图 2.7.6 和 2.7.7） • 细胞核居中（图 2.7.7 和 2.7.8） • 细胞质致密，可形成不规则、僵硬的突起（图 2.7.8） • 角化型鳞癌细胞，在巴氏染色中胞质粉染 • 核大小不一、核膜不规则（图 2.7.8 和 2.7.9） • 小的固缩核，核染色质粗糙、深染，核仁明显，核膜不规则（图 2.7.10）
特殊检查	常呈 calretinin（细胞质和细胞核）阳性、WT-1 和（或）D2-40 阳性；罕见 p40/p63 阳性；TTF-1 和 napsin-A 阴性；BAP1（核）表达缺失；FISH 检测 9 号染色体上 p16 纯合子缺失	p40/p63 阳性，TTF-1 和 napsin-A 阴性。通常情况下，间皮标记物（如 calretinin、WT-1 和 D2-40）阴性
分子改变	*BAP1* 或 *NF2* 基因突变	与鳞癌相关的驱动基因尚未得到充分证实
治疗	手术、放化疗和（或）靶向治疗	Ⅰ/Ⅱ 期肿瘤：手术切除联合或不联合放化疗；晚期肿瘤：放化疗和（或）免疫治疗
临床意义	预后极差	预后取决于肿瘤的分期及是否适合免疫治疗

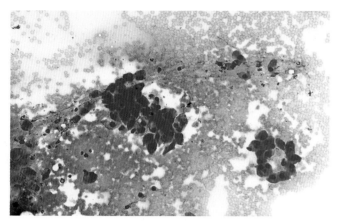

图 2.7.1　恶性间皮瘤　细胞呈组织碎片样排列和单个散在分布

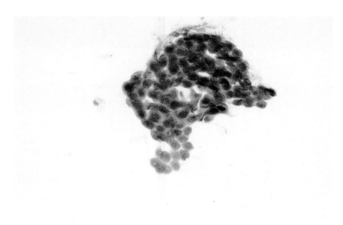

图 2.7.2　恶性间皮瘤　图中肿瘤细胞聚集成三维立体细胞群，细胞体积增大、胞质丰富

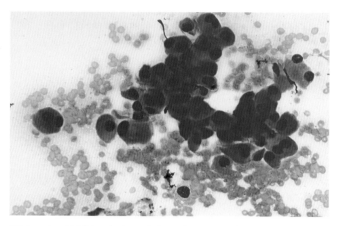

图 2.7.3　恶性间皮瘤　肿瘤细胞胞质丰富、呈颗粒状，核周胞质深染、外缘胞质浅染。恶性间皮瘤为大而粉染的肿瘤

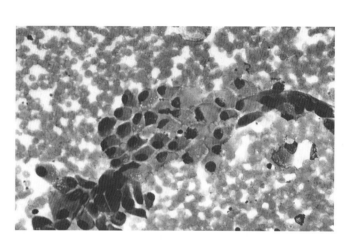

图 2.7.4　恶性间皮瘤　肿瘤细胞呈单层片状排列，细胞间见"开窗"现象。部分细胞可见胞质小空泡

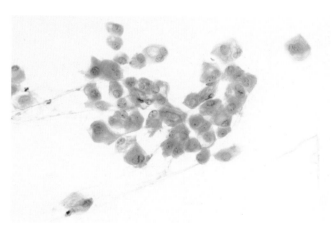

图 2.7.5　恶性间皮瘤　细胞排列松散，部分细胞可见双核，胞质丰富，许多细胞呈多边形

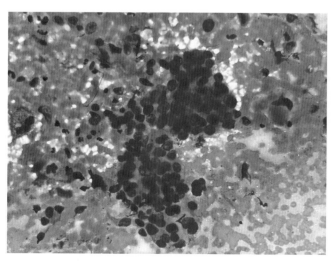

图 2.7.6　鳞状细胞癌　癌细胞排列成组织碎片及单个散在分布。背景中可见颗粒状碎屑及巨噬细胞，提示坏死

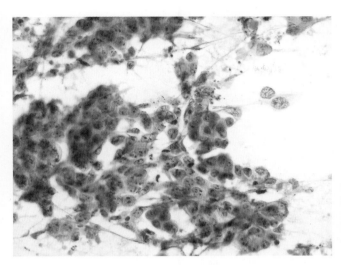

图 2.7.7 鳞状细胞癌 癌细胞聚集成合胞体样结构，胞质稀少，胞核增大，核染色质粗糙，背景中可见颗粒状碎屑，提示坏死

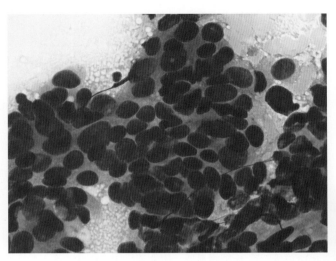

图 2.7.8 鳞状细胞癌 肿瘤细胞的核质比高，核大小差异显著

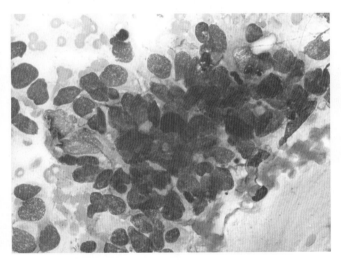

图 2.7.9 鳞状细胞癌 肿瘤分化差，可见散在分布的裸核。鉴别诊断包括腺癌、间皮瘤和其他低分化的恶性肿瘤

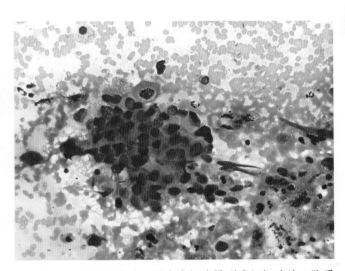

图 2.7.10 鳞状细胞癌 图中癌细胞排列成组织碎片，胞质致密、呈多边形，胞核居中、大小不一，核膜不规则

第二章 肺

	恶性间皮瘤	腺癌
年龄	多见于老年人	多见于老年人
部位	肺	肺
症状和体征	单侧胸痛、气短进行性加重、咳嗽、体重减轻	疲劳、体重减轻、咳嗽、呼吸困难、咯血、胸痛和（或）肺部影像学检查发现病灶
病因	石棉接触；辐射暴露	通常与吸烟有关；不吸烟人群中年轻人、女性和（或）亚洲人占比高
细胞形态	• 细胞形成三维立体组织片段和（或）单个散在分布（*图2.8.1和2.8.2*） • 细胞体积增大（*图2.8.2*） • 细胞质丰富、呈颗粒状、可见空泡，核周胞质深染、外缘胞质浅染（*图2.8.3*） • 细胞间见"开窗"现象（*图2.8.4*） • 可见双核（*图2.8.3*） • 核膜不规则，核大小不一（*图2.8.2和2.8.5*） • 核染色质粗糙和（或）核仁明显（*图2.8.4*）	• 细胞可形成腺样结构或三维立体细胞团（*图2.8.6*） • 肿瘤细胞分化差或坏死时可见肿瘤细胞单个散在分布 • 细胞核偏位、核染色质粗糙或核仁明显（*图2.8.7和2.8.8*） • 细胞质呈泡沫状，可含有黏蛋白空泡（*图2.8.9*） • 细胞核大小不一、核染色质深染、核膜不规则（*图2.8.10*）
特殊检查	常呈calretinin（细胞质和细胞核）阳性、WT-1和（或）D2-40阳性；TTF1和napsin-A阴性；BAP1（核）表达缺失；FISH检测9号染色体上p16纯合子缺失	通常呈TTF-1细胞核阳性和napsin-A细胞质颗粒状阳性；鳞状细胞分化标记物（p40/p63）阴性，伴有鳞状细胞成分时可阳性；间皮标记物阴性
分子改变	*BAP1*或*NF2*基因突变	*EGFR*、*KRAS*、*BRAF*、*ALK*、*RET*基因突变，*ROS1*基因易位，*MET*或*FGFR1*基因扩增
治疗	手术、放化疗和（或）靶向治疗	Ⅰ/Ⅱ期肿瘤：手术切除联合或不联合放化疗；晚期肿瘤：放化疗和（或）靶向治疗/免疫治疗
临床意义	预后极差	预后取决于肿瘤的分期和有无靶基因突变，以及是否适合免疫治疗

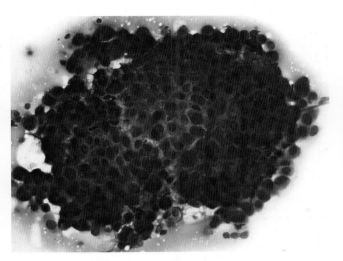

图 2.8.1　恶性间皮瘤　图中细胞排列成大的组织碎片，胞质丰富，类似于腺癌。然而细胞间见"开窗"现象，提示该病例可能为间皮瘤

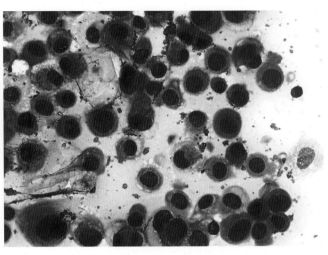

图 2.8.2　恶性间皮瘤　图中肿瘤细胞以单个散在分布为主，可见双核细胞，部分细胞可见胞质内空泡

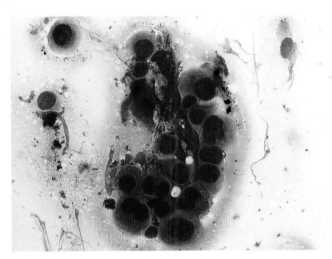

图 2.8.3　恶性间皮瘤　肿瘤细胞胞质丰富，可见双核。部分细胞核膜规则，易被误认为良性

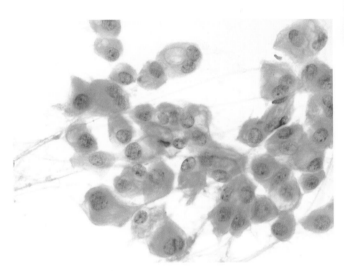

图 2.8.4　恶性间皮瘤　肿瘤细胞呈多边形、胞质丰富、核染色质粗糙、核膜不规则

第二章　肺

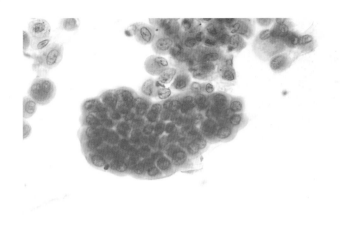

图 2.8.5　恶性间皮瘤　图中细胞排列紧密，呈有三维立体感的"桑葚样"细胞簇，在腺癌样本中也可见到类似形态。肿瘤细胞核膜不规则，核体积增大导致细胞核拥挤、重叠

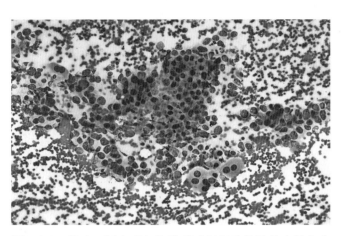

图 2.8.6　腺癌　图中癌细胞排列成组织碎片及单个散在分布。大多数细胞核膜明显不规则，部分细胞核仁明显

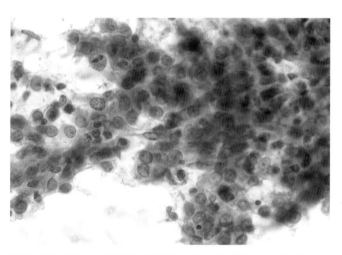

图 2.8.7　腺癌　癌细胞排列成三维立体结构，细胞核大小及形状差异显著，核染色质粗糙，部分细胞核仁明显

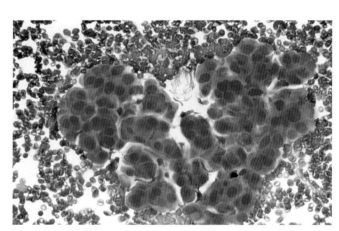

图 2.8.8　腺癌　图中癌细胞排列成乳头样结构，这一形态特点虽可与鳞状细胞癌鉴别，但却无法与间皮瘤区别。而腺癌细胞丰富的泡沫状胞质同样也可见于间皮瘤细胞

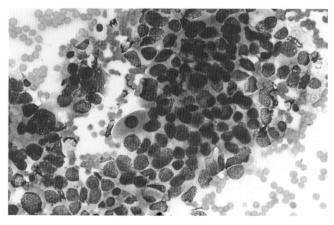

图 2.8.9　腺癌　图中部分癌细胞胞质很少，细胞核增大，核膜不规则

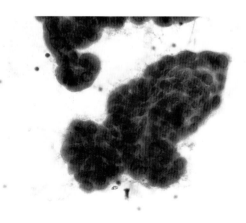

图 2.8.10　腺癌　图中癌细胞胞核深染、核膜不规则，细胞核大小差异显著，一些细胞核之间的大小差异可达 4 倍以上

	肉芽肿	肿瘤
年龄	任何年龄	多见于老年人
部位	肺	肺
症状和体征	与病因相关：气短、咳嗽、纵隔淋巴结肿大（影像学）、发热、体重减轻、疲劳、盗汗、咯血	疲劳、体重减轻、咳嗽、呼吸困难、咯血、胸痛和（或）肺部影像学检查发现病变
病因	多种病因；以继发于结节病或感染最常见	原发性肺癌（多与吸烟有关）或其他部位肿瘤发生肺转移
细胞形态	• 上皮样组织细胞和淋巴细胞混合存在，伴有或不伴有多核巨细胞（*图 2.9.1*） • 可伴有或不伴有坏死（*图 2.9.2*） • 上皮样组织细胞胞质丰富，核呈长椭圆形（胡萝卜形）或肾形（*图 2.9.3*） • 淋巴细胞常与组织细胞相伴随（*图 2.9.4 和 2.9.5*），淋巴细胞核染色质可因涂片时外力挤压或牵拉而形成"拖尾"延长的假象	• 细胞聚集成组织碎片和（或）单个散在分布（*图 2.9.6 和 2.9.7*） • 常具有肿瘤细胞的一些共有特征，如细胞质和核染色质明显有别于背景中的正常细胞（*图 2.9.8*） • 肿瘤细胞及其核的形状和大小因肿瘤类型和分化程度不同而异（*图 2.9.6~2.9.8*） • 恶性肿瘤可表现为坏死、核膜不规则、核大小不一、核质比高、核染色质粗糙或核仁明显（*图 2.9.9 和 2.9.10*）
特殊检查	诊断基于形态学；免疫组化上皮样组织细胞呈 CD68 阳性、keratin 阴性	依肿瘤类型不同而异；大多数为原发性癌或转移性癌，免疫组化 keratin 阳性
分子改变	无	依肿瘤类型不同而异
治疗	依据病因治疗	依肿瘤类型不同而异
临床意义	通常采取非手术治疗；对炎性肉芽肿的正确识别可以使患者得到及时治疗，避免不必要的手术切除或额外的组织活检	依肿瘤类型和分期不同而异，通常预后差

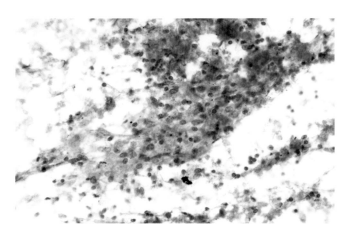

图 2.9.1　肉芽肿　图中炎性肉芽肿由上皮样组织细胞、淋巴细胞和坏死碎屑组成

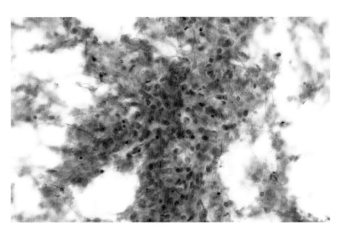

图 2.9.2　肉芽肿　肉芽肿性病变以上皮样组织细胞为特征，常伴有淋巴细胞。图中部分上皮样组织细胞的核呈长椭圆形（胡萝卜形）或长杆状，这是肉芽肿的一个特征

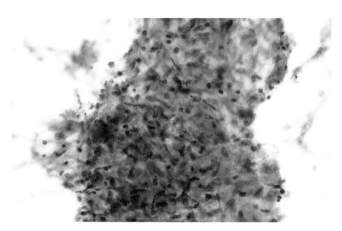

图 2.9.3　肉芽肿　图示肉芽肿中的上皮样组织细胞呈旋涡样排列，伴淋巴细胞浸润。上皮样组织细胞核呈长椭圆形

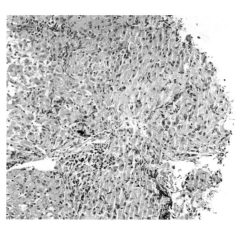

图 2.9.4　肉芽肿　细胞块切片上肉芽肿的形态更易识别，细胞稀疏区可见组织细胞胞质丰富

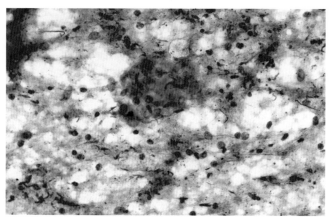

图 2.9.5　肉芽肿　图中央可见肉芽肿，伴有散在分布的淋巴细胞。一些淋巴细胞核染色质可因涂片时外力挤压或牵拉而形成"拖尾"延长的假象，这一现象常见于炎性肉芽肿

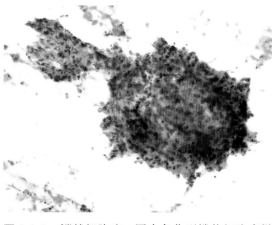

图 2.9.6　鳞状细胞癌　图中角化型鳞状细胞癌样本细胞量丰富，癌细胞聚集成组织碎片及单个散在分布

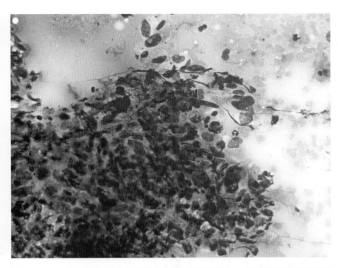

图 2.9.7　滑膜肉瘤　图示肉瘤的针吸样本，肿瘤细胞核的形状和大小虽有明显不同，但核形以梭形为主

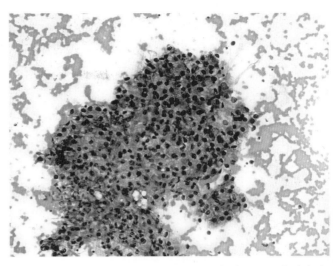

图 2.9.8　转移性肾细胞癌　癌细胞形态单一，且均有相似的空泡状胞质

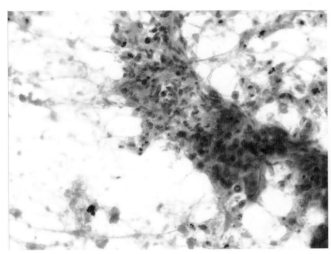

图 2.9.9　鳞状细胞癌　一些肿瘤可以诱发反应性肉芽肿。在此病例中，图右下方的鳞状细胞癌与图上方的炎性肉芽肿并存。因此，当样本中仅见到坏死性炎性肉芽肿时，应警惕是否存在恶性肿瘤细胞（有可能因取样不成功或取样不足而未能取到肿瘤成分）

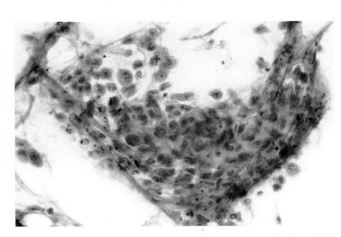

图 2.9.10　鳞状细胞癌　图中肿瘤细胞表现出许多恶性特征：核膜不规则、核染色质增粗、核仁显著及核大小不一

	非霍奇金淋巴瘤	小细胞癌
年龄	任何年龄	多见于老年人
部位	肺	肺
症状和体征	无痛性淋巴结肿大、发热、盗汗、疲劳、体重减轻	咳嗽、胸痛、气短、体重减轻、疲劳；副肿瘤综合征相关症状
病因	与自身免疫性疾病、病毒感染、辐射、化疗和免疫缺陷有关	主要与吸烟有关；氡暴露
细胞形态	• 细胞间黏附性差，排列松散（*图2.10.1和2.10.2*） • 由于淋巴瘤类型不同，所以细胞成分单一或多样 • 细胞胞质很少，在核周形成薄边（*图2.10.3*） • 背景中可见淋巴腺性小体（*图2.10.1*） • 在传统涂片中，可见因人工牵拉或挤压致核染色质呈条纹状（*图2.10.4*） • 核染色质粗糙或核仁明显（*图2.10.5*）	• 细胞量丰富，细胞以单个散在分布为主，可伴有或不伴有组织碎片（*图2.10.6*） • 背景中可见坏死和（或）细胞凋亡（*图2.10.7*） • 尽管称为"小"细胞癌，但通常肿瘤细胞比周围炎症细胞大，且细胞具有多形性（在Diff-Quik染色中更为明显）（*图2.10.8*） • 在传统涂片中，可见因人工牵拉或挤压致核染色质呈条纹状（*图2.10.8*） • 胞质稀少，胞核呈"镶嵌状"排列（*图2.10.9和2.10.10*） • 核染色质呈"椒盐样"（神经内分泌细胞的特征），在巴氏染色中尤为明显（*图2.10.10*）
特殊检查	keratin阴性，CD45阳性；大多数起源于B细胞，表达B细胞标记物（如CD20）	考虑形态学诊断；有时神经内分泌标记物（CgA，Syn，INSM1）可以表达缺失；pan-keratin呈点状阳性；90%病例TTF-1阳性（非肺起源所特有）；Ki-67指数高（通常>90%）
分子改变	多种多样，依肿瘤亚型不同而异	*TP53*或*RB*失活突变
治疗	因人而异，包括随诊观察、化疗、放疗、免疫治疗和干细胞移植	放化疗为主
临床意义	治疗方法与癌症有显著不同	预后差

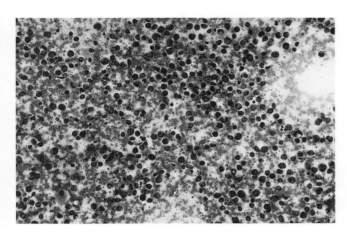

图 2.10.1　非霍奇金淋巴瘤　图中大量淋巴瘤细胞散在分布，可见淋巴腺性小体，淋巴腺性小体为淋巴细胞胞质的小碎片，常见于良性或恶性淋巴样增生病变的针吸样本背景中，在小细胞癌中并不存在

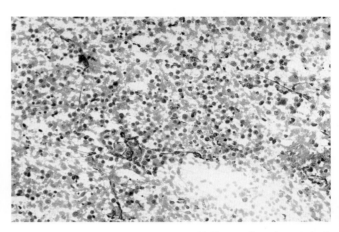

图 2.10.2　非霍奇金淋巴瘤　在低倍镜下，淋巴瘤细胞成分单一，几乎看不清胞质。部分细胞核染色质因人工制片时被牵拉而呈条纹状，该人为现象也可见于小细胞癌

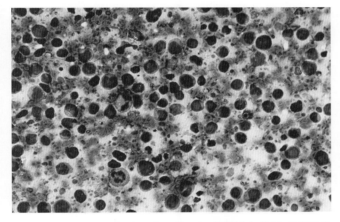

图 2.10.3　非霍奇金淋巴瘤　淋巴细胞核周尚能见到薄层蓝染的细胞质，而小细胞癌细胞则几乎见不到细胞质且呈裸核状。注意整个背景中可见到小而紫染的淋巴腺性小体

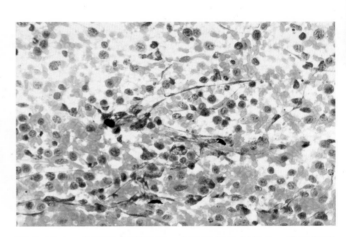

图 2.10.4　非霍奇金淋巴瘤　在巴氏染色制片上，淋巴细胞的细胞质更难于识别。淋巴细胞的核染色质可呈"椒盐样"，类似于神经内分泌肿瘤中小细胞癌的核染色质特征

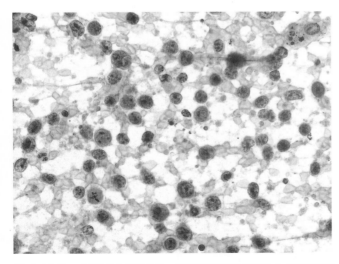

图 2.10.5　非霍奇金淋巴瘤　淋巴瘤细胞通常比小细胞癌细胞更分散、黏附性更差，而小细胞癌细胞常可聚集成小的细胞群，胞核呈"镶嵌状"排列

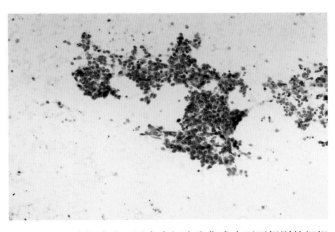

图 2.10.6　小细胞癌　图中癌细胞聚集成小而不规则的组织碎片，细胞松散聚集，部分癌细胞单个散在分布

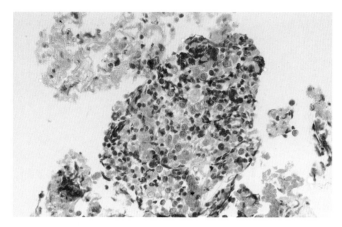

图 2.10.7　小细胞癌　细胞块切片有助于呈现小细胞癌的"地图样"坏死，即在彻底坏死细胞周围见保存完好的细胞

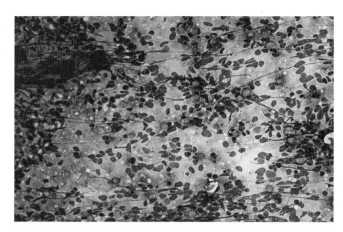

图 2.10.8　小细胞癌　细胞量丰富，可见因人工牵拉或挤压致核染色质呈条纹状

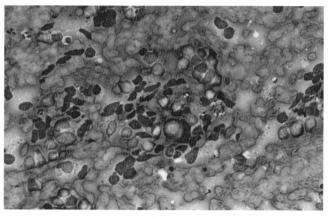

图 2.10.9　小细胞癌　图中仅个别癌细胞核周可见薄层胞质，类似于淋巴样细胞。而绝大多数癌细胞核周看不到胞质，且相邻细胞核呈"镶嵌状"排列，淋巴瘤中没有这些特征

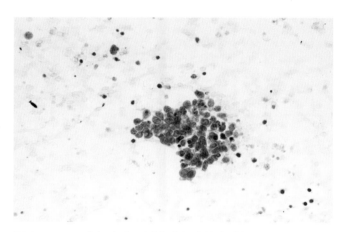

图 2.10.10　小细胞癌　图中癌细胞的胞质很少，胞核的"镶嵌状"排列导致核膜不规则

	杯状细胞增生	腺癌
年龄	任何年龄，以成人为主	多见于老年人
部位	肺	肺
症状和体征	症状与潜在病因相关	疲劳、体重减轻、咳嗽、呼吸困难、咯血、胸痛和（或）肺部影像学检查发现病灶
病因	无特异性，是机体对支气管上皮慢性损伤的保护性反应	通常与吸烟有关；不吸烟人群中年轻人、女性和（或）亚洲人占比高
细胞形态	• 由良性支气管上皮细胞和杯状细胞混合组成组织碎片，偶见杯状细胞单个散在分布（图 2.11.1） • 细胞群也可以杯状细胞为主（图 2.11.2） • 杯状细胞为柱状细胞，含有黏蛋白空泡，在组织碎片的细胞群中，镜下通常表现为"穿孔样"空洞 • 杯状细胞可伴有轻微的核膜不规则和小核仁等反应性改变（图 2.11.3 和 2.11.4） • 支气管上皮细胞也可呈反应性的非典型性改变，但纤毛的存在是确认良性病变的可靠证据（图 2.11.3 和 2.11.5）	• 细胞可形成腺样结构或三维立体细胞团（图 2.11.6 和 2.11.7） • 可以单个散在分布为主（图 2.11.8） • 细胞核偏位、核染色质粗糙或核仁明显（图 2.11.7 和 2.11.9） • 细胞质呈泡沫状，可含有黏蛋白空泡（图 2.11.9） • 细胞核大小不一、核染色质深染、核膜不规则（图 2.11.10）
特殊检查	杯状细胞呈黏蛋白卡红染色阳性	通常呈 TTF-1 细胞核阳性和 napsin-A 细胞质颗粒状阳性；鳞状细胞分化标记物（p40/p63）阴性，伴有鳞状细胞成分时可阳性；间皮标记物阴性
分子改变	无	*EGFR*、*KRAS*、*BRAF*、*ALK*、*RET* 基因突变，*ROS1* 基因易位，*MET* 或 *FGFR1* 基因扩增
治疗	病因治疗	I / II 期肿瘤：手术切除联合或不联合放化疗；晚期肿瘤：放化疗和（或）靶向治疗 / 免疫治疗
临床意义	肺脱落细胞样本的背景细胞	预后取决于肿瘤的分期和有无靶基因突变，以及是否适合免疫治疗

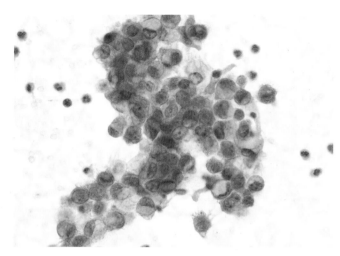

图2.11.1　杯状细胞增生　图中杯状细胞和支气管上皮细胞松散聚集成组织碎片，大部分细胞呈圆形，杯状细胞含有透明的黏液空泡，支气管上皮细胞可见粉染的纤毛

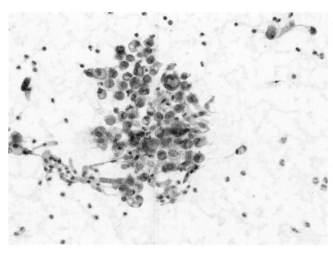

图2.11.2　杯状细胞增生　图为散在分布的良性杯状细胞与支气管上皮细胞混合聚集。杯状细胞胞质内见黏液空泡，酷似黏液腺癌

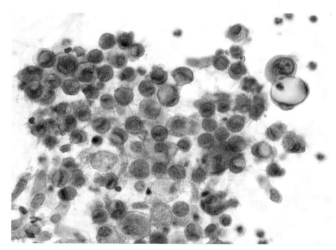

图2.11.3　杯状细胞增生　图为良性杯状细胞和支气管上皮细胞的混合细胞群。部分支气管上皮细胞呈柱状，易于辨认；而部分呈圆形的支气管上皮细胞则易被误认为非典型上皮细胞

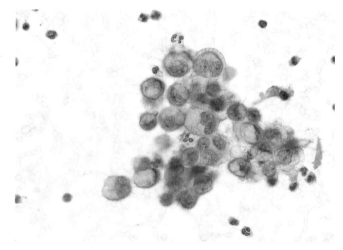

图2.11.4　杯状细胞增生　图中杯状细胞和支气管上皮细胞呈圆形。支气管上皮细胞可见双核，几乎不见纤毛，易被漏诊

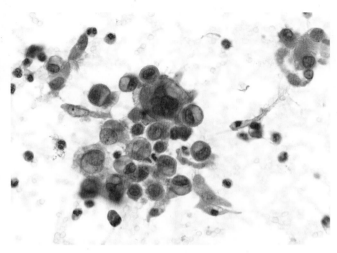

图 2.11.5　杯状细胞增生　支气管上皮细胞可伴有反应性的非典型性改变，如图中的多核纤毛支气管上皮细胞。而良性支气管上皮细胞的存在可确定这些含有黏蛋白的细胞为良性杯状细胞

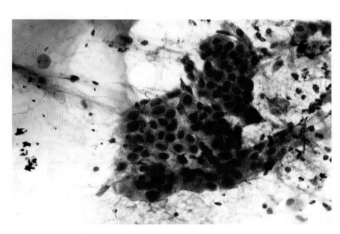

图 2.11.6　腺癌　图中癌细胞核深染、大小不一，核膜明显不规则

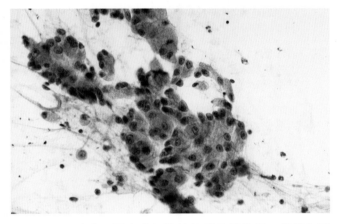

图 2.11.7　腺癌　图中癌细胞的核质比虽较低，但核仁明显，核膜不规则

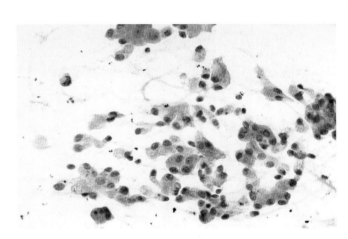

图 2.11.8　腺癌　与杯状细胞不同的是，这些癌细胞虽呈柱状，但细胞质呈泡沫状而非大的黏液空泡

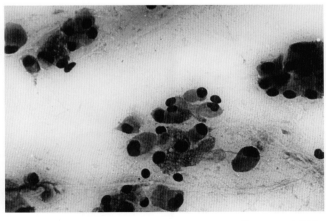

图 2.11.9　腺癌　图中癌细胞核大小差异显著，而反应性杯状细胞的胞核无明显差异

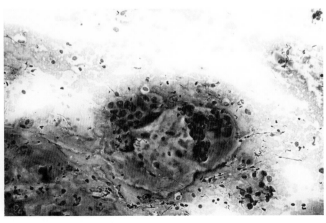

图 2.11.10　腺癌　图示细胞团中细胞核排列紊乱，核增大、呈多形性、大小不一

第二章　肺

	肺泡上皮细胞增生	腺癌
年龄	多见于老年人	多见于老年人
部位	肺	肺
症状和体征	各种潜在病因导致的急性肺损伤，如气短和发绀	疲劳、体重减轻、咳嗽、呼吸困难、咯血、胸痛和（或）肺部影像学检查发现病灶
病因	急性肺损伤（继发于败血症、胰腺炎、肺炎、误吸等）时Ⅱ型肺泡细胞增生	通常与吸烟有关；不吸烟人群中年轻人、女性和（或）亚洲人占比高
细胞形态	• 细胞单个散在分布或聚集成群（*图 2.12.1 和 2.12.2*） • 核质比增加 • 核膜略不规则（*图 2.12.3*） • 核仁清晰或突出（*图 2.12.4 和 2.12.5*）	• 细胞可形成腺样结构或三维立体细胞团（*图 2.12.6 和 2.12.7*） • 肿瘤细胞分化差或坏死时可见肿瘤细胞单个散在分布 • 常有胞核偏位、核染色质粗糙和（或）核仁明显（*图 2.12.8*） • 细胞质呈泡沫状，可含有黏蛋白空泡（*图 2.12.9*） • 细胞核大小不一、核染色质深染、核膜不规则（*图 2.12.10*）
特殊检查	通常不适用于脱落细胞样本；TTF-1 和 cytokeratin 阳性	通常呈 TTF-1 细胞核阳性和 napsin-A 细胞质颗粒状阳性；鳞状细胞分化标记物（p40/p63）阴性，伴有鳞状细胞成分时可阳性；间皮标记物阴性
分子改变	无	*EGFR、KRAS、BRAF、ALK、RET* 基因突变，*ROS1* 基因易位，*MET* 或 *FGFR1* 基因扩增
治疗	病因治疗	Ⅰ/Ⅱ期肿瘤：手术切除联合或不联合放化疗；晚期肿瘤：放化疗和（或）靶向治疗/免疫治疗
临床意义	肺泡细胞增生是机体的一种反应性改变，不要误认为是肿瘤	预后取决于肿瘤的分期和有无靶基因突变，以及是否适合免疫治疗

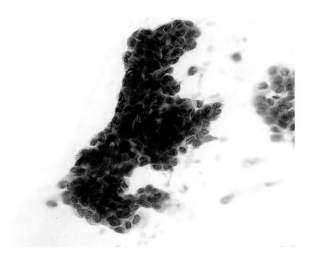

图 2.12.1　肺泡上皮细胞增生　肺泡细胞聚集成不规则的细胞片段，细胞核主要呈卵圆形，核膜略不规则，核染色质温和

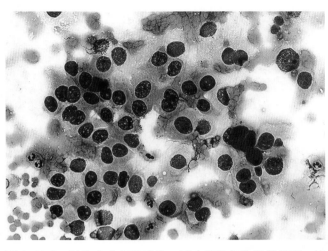

图 2.12.2　肺泡上皮细胞增生　图中肺泡细胞松散排列，核大小略有差异，核膜略不规则

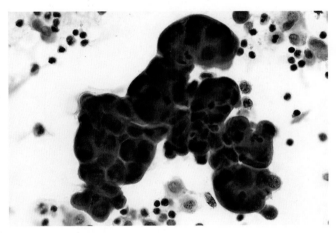

图 2.12.3　肺泡上皮细胞增生　反应性增生的肺泡细胞聚集成小分枝状细胞群，核质比增加，需与腺癌鉴别

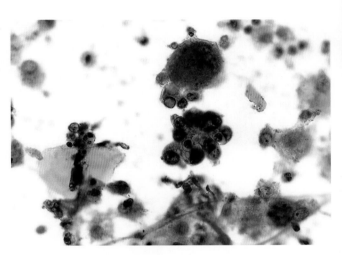

图 2.12.4　肺泡上皮细胞增生　图示小簇肺泡细胞，核质比增加，核仁虽小，但清晰可见

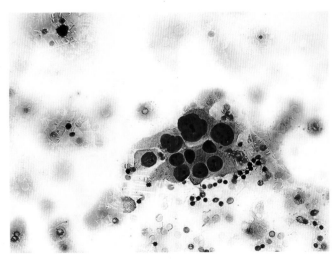

图 2.12.5　肺泡上皮细胞增生　图中肺泡细胞呈立方形，核轮廓不规则，核仁明显

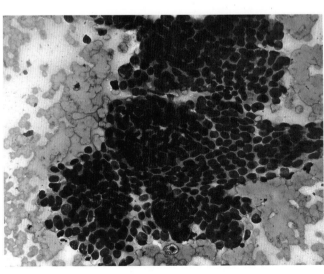

图 2.12.6　腺癌　癌细胞杂乱排列、聚集成细胞团，核大小不一，核膜不规则，核质比高

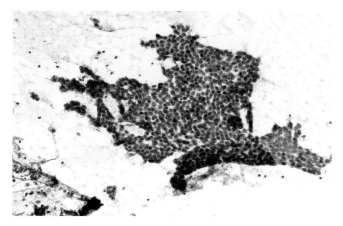

图 2.12.7　腺癌　图中细胞虽然成分单一，但多数细胞的核质比高、核仁明显，因此倾向于肿瘤性病变

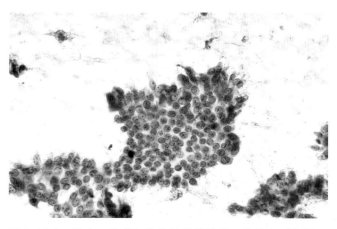

图 2.12.8　腺癌　腺癌细胞常见胞核偏位、核染色质粗糙、核仁明显

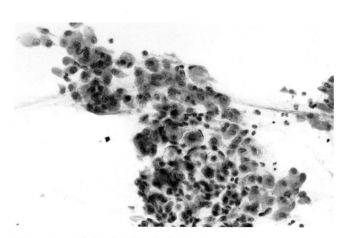

图 2.12.9　腺癌　图示部分腺癌细胞含有黏蛋白空泡，黏蛋白空泡在巴氏染色中可呈粉红色

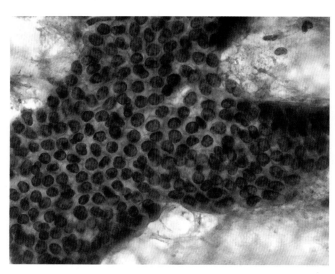

图 2.12.10　腺癌　图中癌细胞核膜明显不规则，核大小差异显著

	肺炎后改变	腺癌
年龄	任何年龄	多见于老年人
部位	肺	肺
症状和体征	咳嗽、发热、寒战、气短、疲劳、胸痛、咳痰	疲劳、体重减轻、咳嗽、呼吸困难、咯血、胸痛和（或）肺部影像学检查发现病灶
病因	肺炎	通常与吸烟有关；不吸烟人群中年轻人、女性和（或）亚洲人占比高
细胞形态	• 反应性肺泡细胞、支气管上皮细胞、巨噬细胞与炎症细胞混合存在（*图 2.13.1*） • 反应性支气管上皮细胞聚集成小的细胞群或单个分布，细胞核质比增高、核仁明显、纤毛可见或不可见（*图 2.13.2 和 2.13.3*） • 增生的肺泡细胞聚集成群或单个分布，细胞呈多边形、核仁明显、核膜不规则（*图 2.13.4 和 2.13.5*）	• 细胞可形成腺样结构或三维立体细胞团（*图 2.13.6*） • 肿瘤细胞分化差或坏死时可见肿瘤细胞单个散在分布（*图 2.13.7*） • 存在坏死时，可伴有急性炎症细胞（*图 2.13.8*） • 细胞核偏位、核染色质粗糙和（或）核仁明显（*图 2.13.9*） • 细胞质呈泡沫状，可含有黏蛋白空泡（*图 2.13.9*） • 细胞核大小不一、核染色质深染、核膜不规则（*图 2.13.10*）
特殊检查	通常不适用于脱落细胞样本；肺泡细胞 TTF-1 和 cytokeratin 阳性；巨噬细胞呈 CD68 阳性；吞噬含铁血黄素的巨噬细胞呈铁特殊染色阳性	通常呈 TTF-1 细胞核阳性和 napsin-A 细胞质颗粒状阳性；鳞状细胞分化标记物（p40/p63）阴性，伴有鳞状细胞成分时可阳性；间皮标记物阴性
分子改变	无	*EGFR*、*KRAS*、*BRAF*、*ALK*、*RET* 基因突变，*ROS1* 基因易位，*MET* 或 *FGFR1* 基因扩增
治疗	针对肺炎病因治疗	I / II 期肿瘤：手术切除联合或不联合放化疗；晚期肿瘤：放化疗和（或）靶向治疗 / 免疫治疗
临床意义	避免将反应性改变诊断为肿瘤	预后取决于肿瘤的分期和有无靶基因突变，以及是否适合免疫治疗

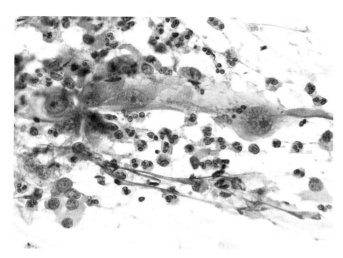

图 2.13.1　肺炎后改变　图中可见体积增大、核仁明显的反应性肺泡细胞，以及体积相对较小的支气管纤毛上皮细胞和炎症细胞

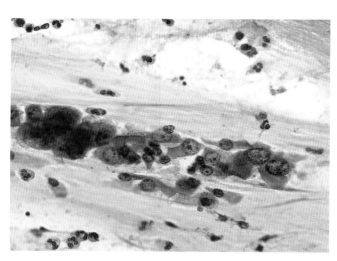

图 2.13.2　肺炎后改变　图示支气管上皮细胞，其中一些细胞可见纤毛，虽然胞核大小不一、核仁明显，但核仍为圆形，且核膜规则

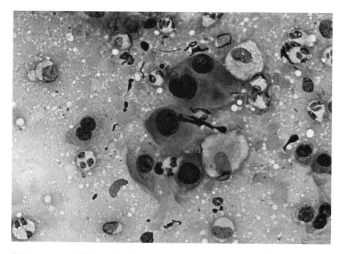

图 2.13.3　肺炎后改变　图示高倍镜下反应性支气管上皮细胞。虽然细胞核增大、核仁明显、少数细胞可见双核，但核膜规则；而纤毛虽不是显而易见，但仍可在部分细胞上找到

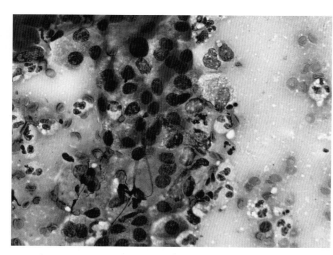

图 2.13.4　肺炎后改变　图示增生的肺泡细胞，细胞呈多边形、核仁明显、核膜略不规则，缺乏纤毛

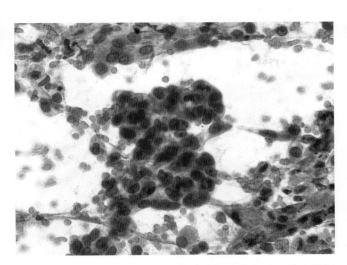

图 2.13.5　肺炎后改变　增生的肺泡细胞聚集成三维立体细胞群及散在分布，核膜轻度不规则、核仁明显

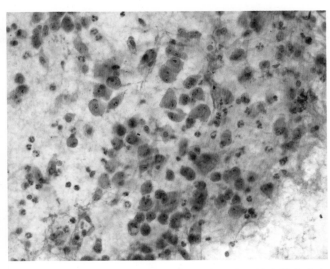

图 2.13.6　腺癌　图示腺癌伴坏死，癌细胞以单个散在分布为主，背景中见坏死，癌细胞核大小不一、核膜不规则、核仁明显

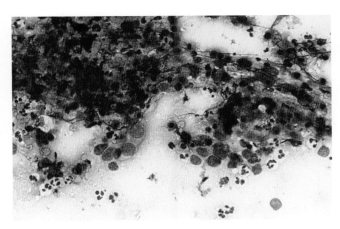

图 2.13.7　腺癌　腺癌伴坏死时常伴有炎症反应，核质比高、核膜明显不规则

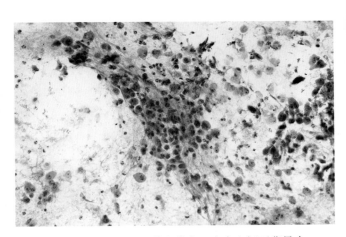

图 2.13.8　腺癌　癌细胞散在分布于炎症和坏死背景中

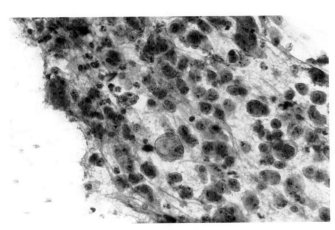

图 2.13.9　腺癌　图中癌细胞核膜明显不规则、核染色质粗糙、细胞核大小不一，可见多核癌细胞，个别癌细胞胞质丰富，可见胞质内的黏蛋白空泡

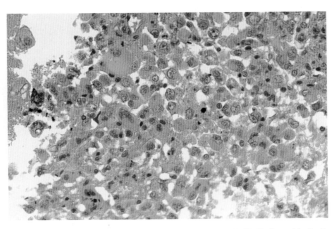

图 2.13.10　腺癌　在细胞块切片中，细胞核偏位、核大小不一、核膜明显不规则

第二章　肺

	鳞状化生	鳞状细胞癌
年龄	任何年龄，多见于成人	多见于老年人
部位	肺	肺
症状和体征	依病因不同而异	疲劳、体重减轻、咳嗽、呼吸困难、咯血、胸痛和（或）肺部影像学检查发现病灶
病因	支气管上皮反复损伤（常由吸烟引起），假复层纤毛上皮被复层鳞状上皮取代	通常与吸烟有关
细胞形态	<ul><li>细胞单个分布或聚集成组织碎片，细胞间有缝隙，细胞呈"铺砖状"排列 *（图 2.14.1 和 2.14.2）*</li><li>细胞质致密，可伴有角化 *（图 2.14.3）*</li><li>化生细胞可与良性支气管纤毛上皮细胞混合存在 *（图 2.14.4）*</li><li>细胞核染色质温和、可见核仁 *（图 2.14.2）*</li><li>核膜规则 *（图 2.14.1 和 2.14.5）*</li></ul>	<ul><li>细胞排列成组织碎片及单个散在分布，背景中常有坏死 *（图 2.14.6 和 2.14.7）*</li><li>细胞核居中 *（图 2.14.7）*</li><li>细胞质致密，可形成不规则、僵硬的突起 *（图 2.14.8）*</li><li>角化型鳞癌细胞，在巴氏染色中胞质粉染 *（图 2.14.8）*</li><li>核大小不一、核膜不规则 *（图 2.14.9）*</li><li>小的固缩核，核染色质粗糙、深染，核仁明显，核膜不规则 *（图 2.14.10）*</li></ul>
特殊检查	鳞状细胞分化标记物（p40、p63）阳性，TTF-1 和 napsin-A 阴性	p40/p63 阳性，TTF-1 和 napsin-A 阴性；原发性肺鳞癌 HPV 可为阴性，部分转移至肺的鳞癌可呈 HPV 阳性
分子改变	无	与鳞癌相关的驱动基因尚未得到充分证实
治疗	无	I/II 期肿瘤：手术切除联合或不联合放化疗；晚期肿瘤：放化疗和（或）免疫治疗
临床意义	避免将良性化生误诊为肿瘤	预后取决于肿瘤的分期及是否适合免疫治疗

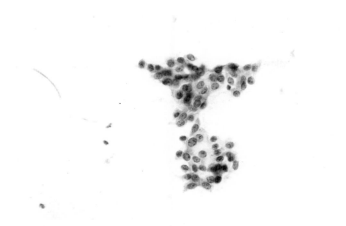

图 2.14.1 鳞状化生 化生性鳞状上皮细胞聚集成小的细胞群，核膜规则、核染色质温和

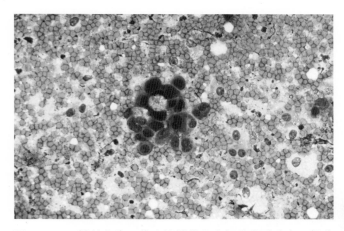

图 2.14.2 鳞状化生 化生性鳞状上皮细胞胞质致密，部分细胞间有缝隙，形成"铺砖状"排列

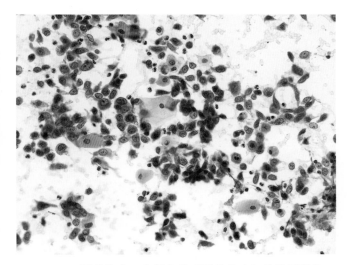

图 2.14.3 鳞状化生 少数角化型鳞状化生细胞胞质粉染，与大量非角化型鳞状化生细胞混合存在

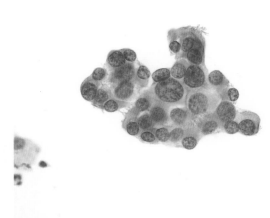

图 2.14.4 鳞状化生 图中同一组织碎片中见化生细胞（缺乏纤毛）与良性支气管纤毛上皮细胞，这有助于辨别出样本中的鳞状化生为良性病变

第二章 肺

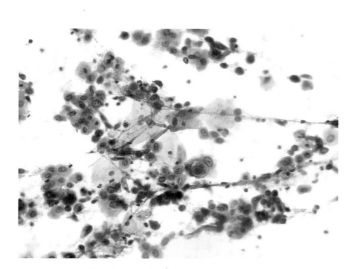

图 2.14.5　鳞状化生　图示化生性鳞状上皮细胞，胞质致密、胞核居中、核膜规则、核仁小。图片中央可见良性角化

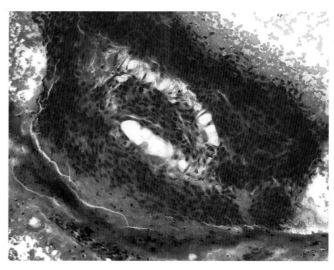

图 2.14.6　鳞状细胞癌　图中癌细胞聚集成群，胞核增大、拥挤、重叠

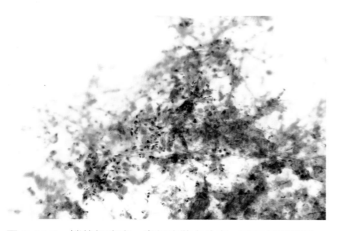

图 2.14.7　鳞状细胞癌　癌细胞散在分布，可见坏死背景，图片中央见角化碎片伴"鬼影"核

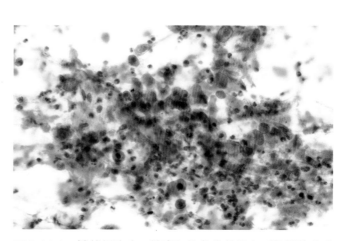

图 2.14.8　鳞状细胞癌　鳞癌细胞角化并具有不规则的胞质突起

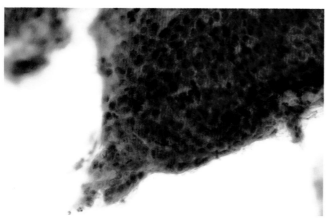

图 2.14.9　鳞状细胞癌　癌细胞核质比高、核大小不一、核膜不规则、核仁增大

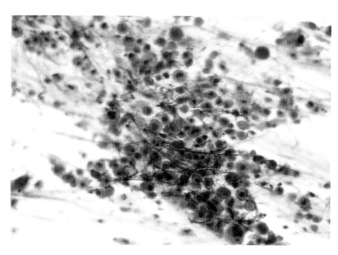

图 2.14.10　鳞状细胞癌　图中可见大量恶性细胞，细胞核固缩呈煤黑色，核膜明显不规则

	肺泡蛋白沉积症	卡氏肺孢子菌感染
年龄	任何年龄，平均年龄为 39 岁	任何年龄
部位	肺	肺
症状和体征	气短、发热、咳嗽、体重减轻	非典型间质性肺炎，发热、咳嗽、喘息、疲劳、胸痛
病因	自身免疫性疾病，粒细胞 - 巨噬细胞集落刺激因子（GM-CSF）的自身抗体影响着肺泡巨噬细胞的发育和功能；继发于恶性肿瘤、感染或环境中的有害物质暴露	机会性真菌感染，见于免疫抑制患者或艾滋病患者
细胞形态	• 背景中见散在的颗粒状碎片和非细胞性晶体 *（图 2.15.1~2.15.3）* • 背景中见含有色素颗粒的巨噬细胞 *（图 2.15.1~2.15.3）* • 巨噬细胞内和背景中可见呈 PAS 染色阳性的物质 *（图 2.15.4 和 2.15.5）*	• 散在的具有黏附性的颗粒状碎片 *（图 2.15.6~2.15.8）* • 颗粒状碎片中含有镜下不显像的肺孢子菌 *（图 2.15.9 和 2.15.10）*
特殊检查	无定形物质呈 PAS 和淀粉酶消化后 PAS（D-PAS）特殊染色阳性；银染阴性	菌体呈特殊染色银染（如 GMS）阳性、PAS 染色阴性
分子改变	大多数病例无分子改变	不适用
治疗	全肺灌洗	戊烷脒；治疗导致免疫抑制的潜在病因
临床意义	患者病情可得到缓解或痊愈，症状也可复发。应消除潜在致病因素（如恶性肿瘤）	如不治疗，可致死

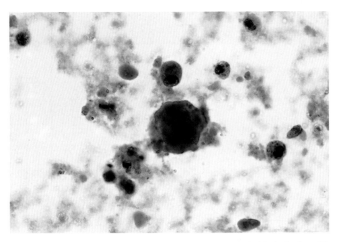

图 2.15.1　肺泡蛋白沉积症　肺泡蛋白沉积症样本中常见散在的颗粒状碎片、晶体和含色素颗粒的巨噬细胞

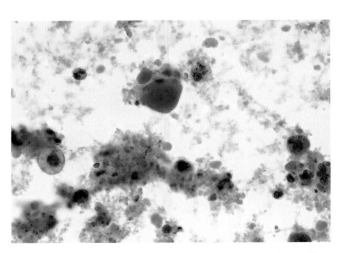

图 2.15.2　肺泡蛋白沉积症　图中可见颗粒状碎片、晶体和含色素颗粒的巨噬细胞

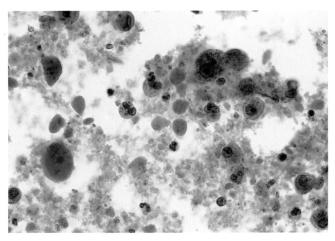

图 2.15.3　肺泡蛋白沉积症　图中可见巨噬细胞含有大量的色素颗粒

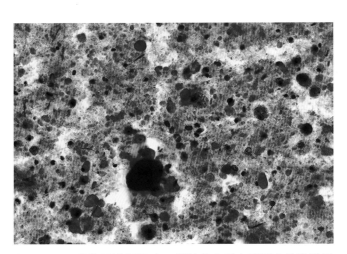

图 2.15.4　肺泡蛋白沉积症　颗粒状和无定形蛋白性物质呈 PAS 和 D-PAS 特殊染色阳性

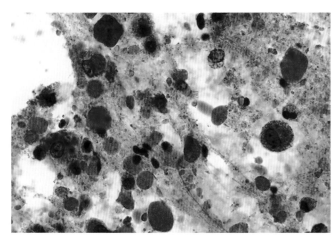

图 2.15.5　肺泡蛋白沉积症　PAS 特殊染色显示颗粒状碎片、巨噬细胞和无定形物质

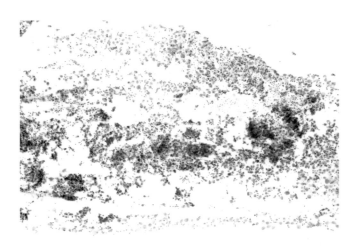

图 2.15.6　卡氏肺孢子菌感染　图中可见红染的颗粒状碎片聚集成团块（肺泡管型），其内含有菌体；背景中见肺泡巨噬细胞和炎症细胞

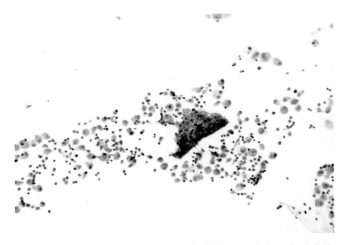

图 2.15.7　卡氏肺孢子菌感染　高倍镜下，肺孢子菌形成块状碎片，呈泡沫样外观。在常规细胞学制片中，这些菌体不着色，而在碎片内呈空泡状

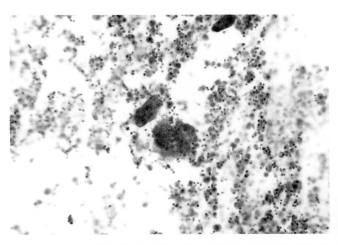

图 2.15.8　卡氏肺孢子菌感染　散在的肺孢子菌团块形成肺泡管型

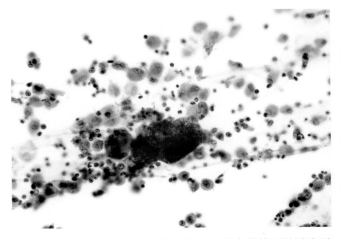

图 2.15.9　卡氏肺孢子菌感染　图中显示高倍镜下的肺孢子菌生物体，菌体银染阳性，这种细胞形态学表现是肺孢子菌病的特征性改变

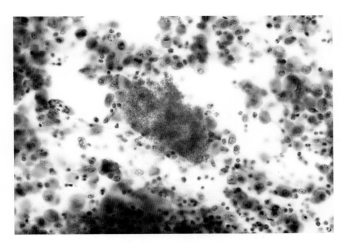

图 2.15.10　卡氏肺孢子菌感染　在常规制片中，需要在高倍镜下识别孢子菌体不显像的形态特征

第三章

泌尿道

	退变性非典型细胞	退变的高级别尿路上皮癌（HGUC）
年龄	任何年龄	通常为老年人（＞50岁）
部位	泌尿道	泌尿道
症状和体征	患者常因血尿或尿路上皮癌病史检查尿液	无症状或血尿
病因	样本采集之前，脱落的良性尿路上皮细胞已经在人体内发生退变	与吸烟密切相关；工业化学品的暴露
细胞形态	• 尿路上皮细胞主要呈散在分布（*图3.1.1*） • 退变的尿路上皮细胞可见空泡状或颗粒状胞质（*图3.1.1和3.1.2*） • 退变的尿路上皮细胞核小、核固缩、核质比低（*图3.1.3*） • 细胞核深染、核膜不规则；与退变的高级别尿路上皮癌细胞的固缩核相比，胞核通常较小、染色质较淡（*图3.1.4和3.1.5*） • 有时细胞核与细胞质间界面模糊不清 • Melamed-Wolinska 小体是一种小圆形结晶，可见于退变的尿路上皮细胞胞质中，也可见于退变的高级别尿路上皮癌细胞（*图3.1.3*）	• 主要为单个散在细胞，也可形成小细胞团（*图3.1.6*） • 细胞增大、核深染、核膜不规则（*图3.1.7*） • 由于退变细胞的核缩小及胞质退变，所以核质比可不高（*图3.1.7*） • 染色质粗糙，偶尔可见明显的核仁（*图3.1.8*） • 部分细胞核呈墨黑色，无法评估染色质形态（*图3.1.7和3.1.9*）
特殊检查	用 FISH 排除高级别尿路上皮癌	用 FISH 检测异常染色体；其他不基于玻片样本的辅助方法
分子改变	不适用	非整倍体；常见 TERT 启动子突变；TP53 突变
治疗	不适用	取决于肿瘤类型和病变程度（均由活检确诊）；经尿道切除术、膀胱内卡介苗灌注治疗、膀胱内化疗、膀胱切除术和（或）放化疗
临床意义	不适用	取决于病变程度和（或）膀胱内治疗的反应

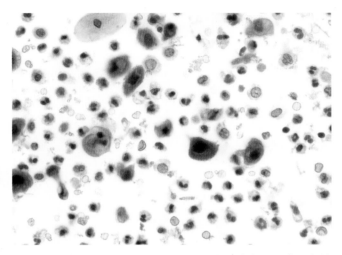

图 3.1.1　退变性非典型细胞　图示炎症细胞中见少许退变的良性尿路上皮细胞。退变细胞胞质丰富，呈空泡状或颗粒状；核中度深染、核膜不规则、核质比低

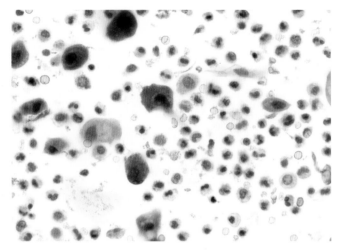

图 3.1.2　退变性非典型细胞　图示退变的良性尿路上皮细胞。尽管核形不规则，但核大小相对一致；胞质退变，呈空泡状

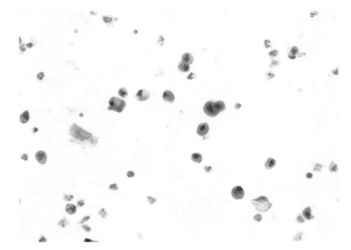

图 3.1.3　退变性非典型细胞　图示大量散在分布的小而退变的良性尿路上皮细胞。细胞核小、核膜不规则，与背景中的炎症细胞相比，核染色较深。少量细胞内含有嗜碱性或红染的圆形小体，称为 Melamed-Wolinska 小体

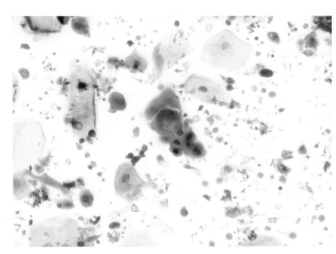

图 3.1.4　退变性非典型细胞　图示一小团退变的良性尿路上皮细胞，细胞内均可见小而深染的细胞核，核膜不规则。细胞核无明显增大，这种细胞核深染的程度仍可诊断为良性细胞

第三章　泌尿道

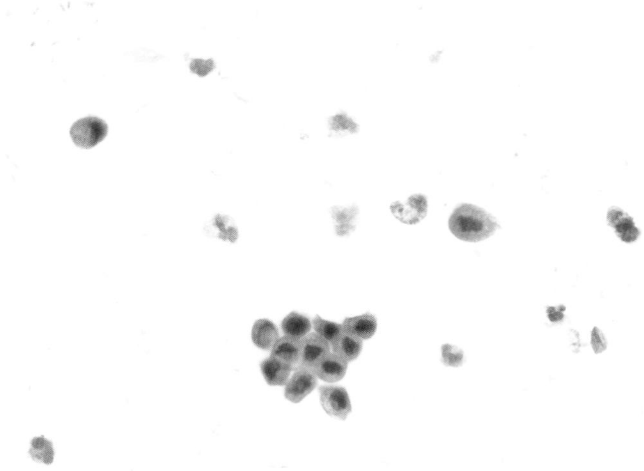

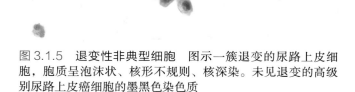

图 3.1.5 退变性非典型细胞 图示一簇退变的尿路上皮细胞，胞质呈泡沫状、核形不规则、核深染。未见退变的高级别尿路上皮癌细胞的墨黑色染色质

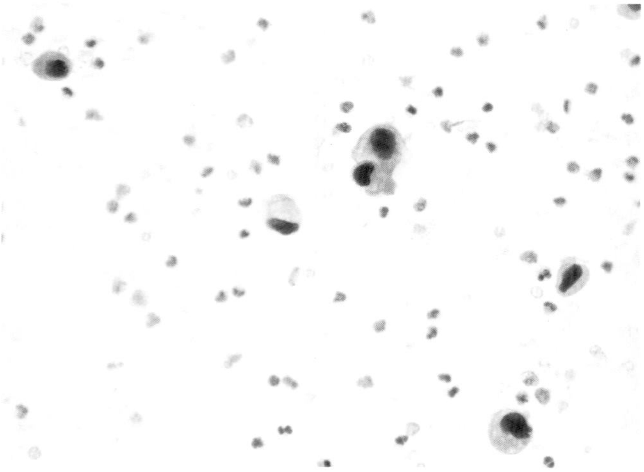

图 3.1.6 退变的高级别尿路上皮癌（HGUC） 图示 HGUC 细胞，细胞核非常大、核深染、核膜高度不规则。由于细胞质退变，导致核质比低

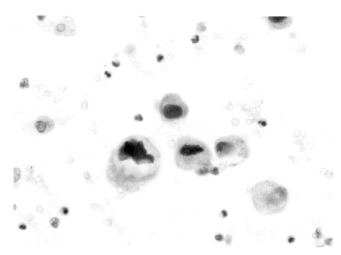
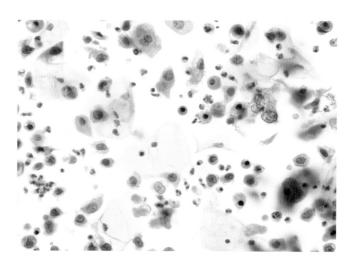

图 3.1.7 退变的高级别尿路上皮癌（HGUC） HGUC 细胞体积增大，胞质退变、呈空泡状。细胞核大而深染，表明 DNA 含量异常。细胞核大小至少是周围红细胞体积的 10 倍

图 3.1.8 退变的高级别尿路上皮癌（HGUC） 图示大量退变的细胞，部分为良性、部分为恶性。图右上方的 3 个细胞聚集在一起，细胞核增大、染色质粗糙，但胞质退变。图中其他细胞的核质比虽不高，但仍可怀疑为 HGUC 细胞，例如右上角的细胞包裹了另一个细胞

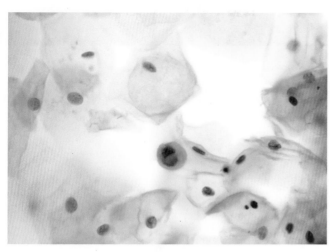

图 3.1.9　退变的高级别尿路上皮癌（HGUC）　图示单个退变细胞，核固缩、核染色质深染、核形不规则，形如 2 个细胞核。见此形态应警惕 HGUC，若其他视野中见到相似的细胞形态，则更支持 HGUC 的诊断

	肾小管上皮细胞	高级别尿路上皮癌（HGUC）
年龄	任何年龄	通常为老年人（＞50岁）
部位	泌尿道	泌尿道
症状和体征	无症状；可继发于肾结石和其他导致血尿的疾病	无症状或血尿
病因	样本采集之前，脱落的良性肾小管上皮细胞已经在人体内发生退变	与吸烟密切相关；工业化学品的暴露
细胞形态	• 3~15个小细胞形成松散的细胞簇，细胞簇边缘呈钉突状（*图 3.2.1*） • 细胞核呈圆形、核膜光滑（*图 3.2.2*） • 核质比低（*图 3.2.3*） • 细胞核较背景中其他细胞核深染，但并非"墨黑样"（*图 3.2.4*） • 高倍镜下细胞轻微大小不等；低倍镜下细胞大小均匀一致，较尿路上皮细胞小（*图 3.2.5*）	• 主要为单个散在细胞，也可形成小细胞团（*图 3.2.6*） • 细胞增大、核深染、染色质粗糙、核膜不规则（*图 3.2.7*） • 细胞数量远多于良性肾小管上皮细胞（*图 3.2.6 和 3.2.7*） • 保存良好的高级别尿路上皮癌细胞核质比高（*图 3.2.8*）
特殊检查	用 FISH 排除高级别尿路上皮癌	用 FISH 检测异常染色体；其他不基于玻片样本的辅助方法
分子改变	不适用	非整倍体；常见 TERT 启动子突变；TP53 突变
治疗	不适用	取决于肿瘤类型和病变程度（均由活检确诊）；经尿道切除术、膀胱内卡介苗灌注治疗、膀胱内化疗、膀胱切除术和（或）放化疗
临床意义	不适用	取决于病变程度和（或）膀胱内治疗的反应

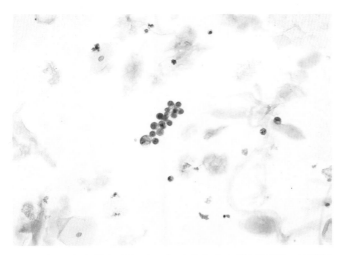

图 3.2.1　肾小管上皮细胞　细胞体积小、核呈圆形、核膜规则、核质比高。偶见胞质内空泡

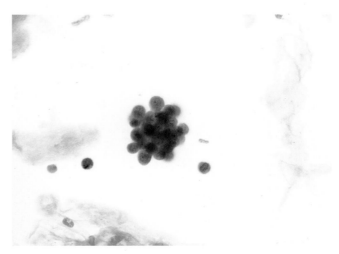

图 3.2.2　肾小管上皮细胞　很少见肾小管上皮细胞单个散在分布，常形成少于 20 个细胞的细胞簇。细胞簇边缘呈钉突状，形态类似于子宫内膜细胞，后者也可见于尿液样本中

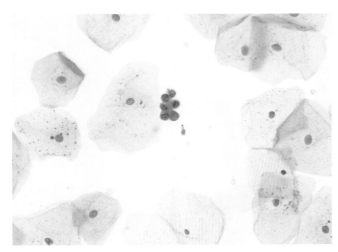

图 3.2.3　肾小管上皮细胞　低倍镜下细胞显得小而均匀，但在高倍镜下细胞核和细胞大小可见某种程度的变异

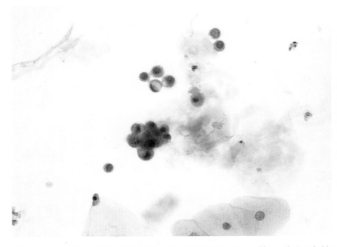

图 3.2.4　肾小管上皮细胞　散在分布的肾小管上皮细胞核稍深染，胞质呈空泡状和（或）颗粒状，核呈圆形且规则，核质比高

第三章　泌尿道

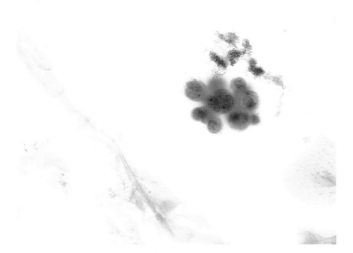

图 3.2.5　肾小管上皮细胞　有时，肾小管上皮细胞的大小可类似尿路上皮细胞，肾小管上皮细胞的形态特征使其很容易被怀疑为 HGUC。鉴别方法包括：一是在低倍镜下，肾小管上皮细胞形成典型的小簇状；二是肾小管上皮细胞的数量很少。若不能确定肾小管上皮细胞的性质，则需要足够数量的异型细胞来诊断恶性或可疑恶性

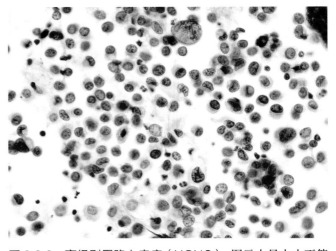

图 3.2.6　高级别尿路上皮癌（HGUC）　图示大量大小不等的 HGUC 细胞。大部分细胞核质比高、染色质粗糙、核膜不规则，后两个特征在肾小管上皮细胞中不常见。图中大部分细胞单个散在分布，部分细胞较大

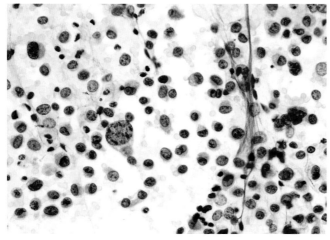

图 3.2.7　高级别尿路上皮癌（HGUC）　图示大量 HGUC 细胞，细胞核质比高、染色质粗糙、核深染。虽然许多 HGUC 细胞核膜规则，但可发现其余细胞的核形不规则或有核切迹

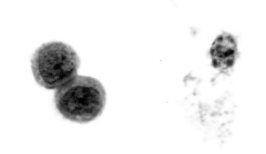

图 3.2.8　高级别尿路上皮癌（HGUC）　图示 2 个相邻排列的 HGUC 细胞，核质比高、核膜不规则、染色质粗糙。背景中虽缺乏完整的良性细胞作参照，但细胞明显大于肾小管上皮细胞

	伞细胞	退变的高级别尿路上皮癌（HGUC）
年龄	任何年龄	通常为老年人（ > 50 岁）
部位	泌尿道	泌尿道
症状和体征	无症状	无症状或血尿
病因	样本采集之前，衬覆于泌尿道内的良性伞细胞已经在人体内发生退变	与吸烟密切相关；工业化学品的暴露
细胞形态	• 细胞单个散在分布，细胞大小类似或大于尿路上皮细胞 *（图 3.3.1）* • 细胞质丰富、呈颗粒状和（或）空泡状，退变细胞胞质减少可导致核质比升高 *（图 3.3.2）* • 通常为单核或双核，多核细胞的核形态一致 *（图 3.3.3 和 3.3.4）* • 核呈圆形、核膜规则、核染色质边聚，可见单个核仁 *（图 3.3.5）*	• 主要为单个散在细胞，也可形成小细胞团 *（图 3.3.6）* • 细胞增大、核深染、核膜不规则 *（图 3.3.6 和 3.3.7）* • 由于退变细胞的核缩小及胞质退变，所以核质比可不升高 *（图 3.3.6~3.3.8）* • 染色质粗糙，偶尔可见明显的核仁 • 部分细胞核呈墨黑色，无法评估染色质形态 *（图 3.3.9）*
特殊检查	用 FISH 排除高级别尿路上皮癌	用 FISH 检测异常染色体；其他不基于玻片样本的辅助方法
分子改变	不适用	非整倍体；常见 TERT 启动子突变；TP53 突变
治疗	不适用	取决于肿瘤类型和病变程度（均由活检确诊）；经尿道切除术、膀胱内卡介苗灌注治疗、膀胱内化疗、膀胱切除术和（或）放化疗
临床意义	不适用	取决于病变程度和（或）膀胱内治疗的反应

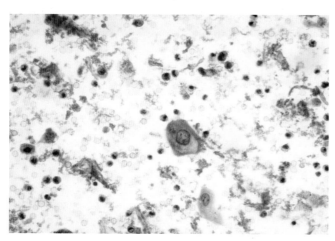

图 3.3.1　伞细胞　图中央所示的伞细胞远大于周围的炎症细胞。细胞核居中，胞质丰富且呈颗粒状，染色质边聚

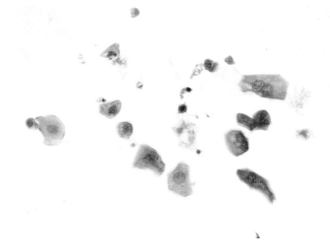

图 3.3.2　伞细胞　图示伞细胞大小不等，但胞核大小一致，胞质呈颗粒状，细胞间的核质比具有显著差异

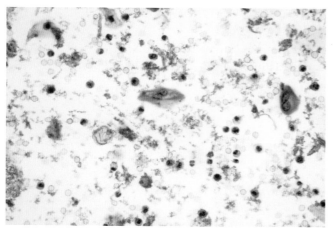

图 3.3.3　伞细胞　图示血性和炎症背景中可见 2 个双核伞细胞，胞质丰富且呈颗粒状，核周胞质浅染

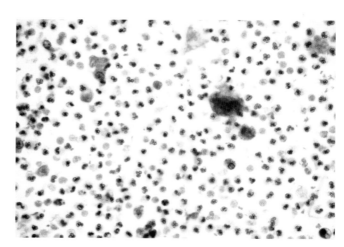

图 3.3.4　伞细胞　图示急性炎症背景中见一体积大并含 3 个核的伞细胞，胞质退变而不完整，3 个核呈圆形、大小一致、核仁明显

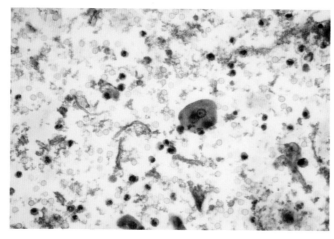

图 3.3.5　伞细胞　图示血性背景中可见 1 个双核伞细胞。2 个核形态一致、均有单个核仁，核染色质边聚

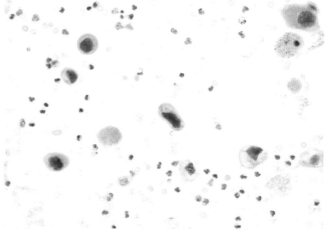

图 3.3.6　退变的高级别尿路上皮癌（HGUC）　图示退变的 HGUC 细胞，核固缩导致核质比低。核深染、核膜显著不规则。总之，癌细胞和其细胞核均明显大于背景中的炎症细胞

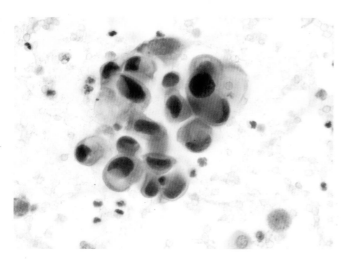

图 3.3.7 退变的高级别尿路上皮癌（HGUC） 尽管细胞核质比不高，但细胞体积和细胞核明显增大，部分细胞核呈墨黑色

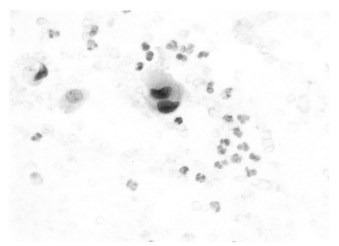

图 3.3.8 退变的高级别尿路上皮癌（HGUC） 图示 2 个退变的 HGUC 细胞，其中一个细胞吞噬了另一个细胞。细胞核染色极深、核膜显著不规则

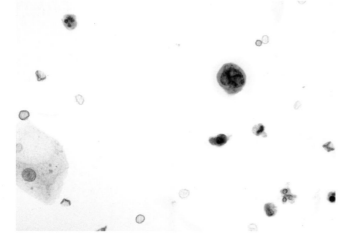

图 3.3.9 退变的高级别尿路上皮癌（HGUC） 图示单个退变的 HGUC 细胞，染色质深染，核较周围的红细胞大 10 倍以上，核膜显著不规则、核质比高

第三章 泌尿道

	低级别尿路上皮癌	良性尿路上皮组织碎片
年龄	任何年龄	任何年龄；多见于成人
部位	泌尿道	泌尿道
症状和体征	无症状	无症状或血尿
病因	与吸烟有关	多数情况病因不明；尿路结石是最常见的病因
细胞形态	• 细胞量丰富，见大量形态单一的尿路上皮细胞，细胞单个散在分布和（或）排列成组织碎片（*图 3.4.1 和 3.4.2*） • 主要见于膀胱冲洗 / 灌注样本 • 组织碎片中可含纤维血管轴心，纤维血管轴心周围被覆尿路上皮细胞（*图 3.4.2 和 3.4.3*） • 尿路上皮细胞核偏位，体积约为红细胞的 1.5 倍，核呈圆形至卵圆形（*图 3.4.1 和 3.4.4*） • 核膜规则（*图 3.4.1*） • 染色质温和，伴有小染色中心（*图 3.4.1*） • 细胞质呈椭圆形、梭形或圆柱状，也可呈锥形（*图 3.4.1 和 3.4.4*）	• 小至中等大小的尿路上皮细胞团（*图 3.4.5*） • 胞质沿细胞团边缘分布，形成胞质环（*图 3.4.6 和 3.4.7*） • 尿路上皮细胞呈圆形，在细胞团边缘形成靴钉样外观（*图 3.4.6 和 3.4.7*） • 核呈圆形、核膜规则（*图 3.4.6 和 3.4.7*） • 核质比通常低于 0.5（*图 3.4.5~3.4.8*） • 组织碎片中无纤维血管轴心（*图 3.4.5~3.4.8*） • 部分细胞团中可见伞细胞
特殊检查	用 FISH 检测异常染色体；其他不基于玻片样本的辅助方法	用 FISH 排除尿路上皮癌
分子改变	非整倍体；常见 TERT 启动子突变；FGFR 突变	不适用
治疗	经典的经尿道切除术和（或）电灼疗法	不适用
临床意义	预后很好，但患者的复发风险很高	不适用

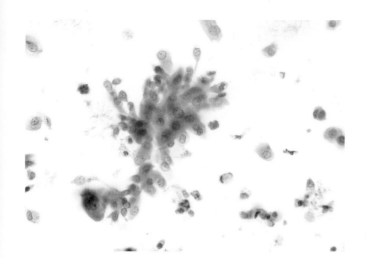

图 3.4.1 低级别尿路上皮癌 图示细胞团未见纤维血管轴心，细胞形态单一、均匀一致，染色质温和，胞质呈锥形

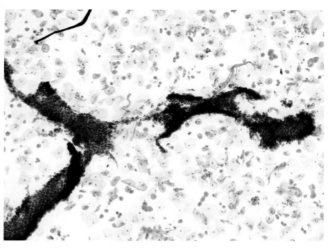

图 3.4.2 低级别尿路上皮癌 图示大片组织碎片含有真性纤维血管轴心，提示乳头状尿路上皮癌。应在高倍镜下进行仔细观察，以排除任何高级别病变。本例中，细胞形态一致、核较小、核膜规则，背景中无 HGUC 细胞

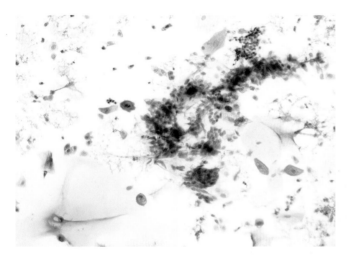

图 3.4.3 低级别尿路上皮癌 图示含有纤维血管轴心的真性乳头状细胞团，其中尿路上皮细胞形态一致，分布疏松，核呈卵圆形、核膜规则及核大小轻微不等

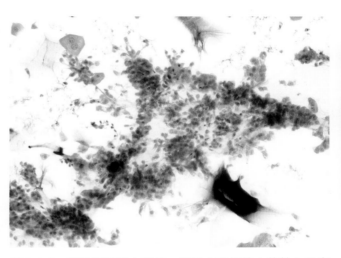

图 3.4.4 低级别尿路上皮癌 图示含有纤维血管轴心的真性乳头状细胞团，其被覆形态温和、单一的尿路上皮细胞。细胞核小、核质比低于 0.5。未见 HGUC 细胞的形态特征（核深染、核质比高、核膜不规则和染色质粗糙）

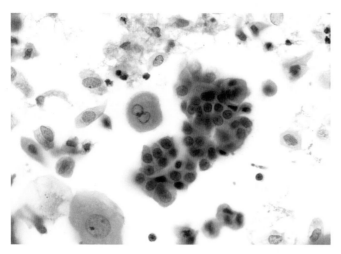

图3.4.5　良性尿路上皮组织碎片　图示良性尿路上皮组织碎片。胞核呈圆形、形态一致，核膜规则，细胞团中无纤维血管轴心，细胞无锥形细胞质

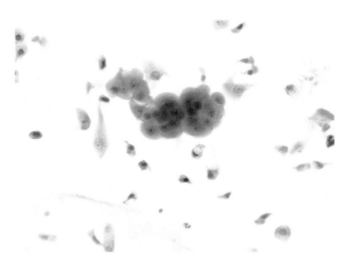

图3.4.6　良性尿路上皮组织碎片　图示细胞团中细胞核居中，胞质沿细胞团边缘分布，呈靴钉状。这种形态称为胞质环，通常与良性尿路上皮有关，而与低级别尿路上皮癌无关

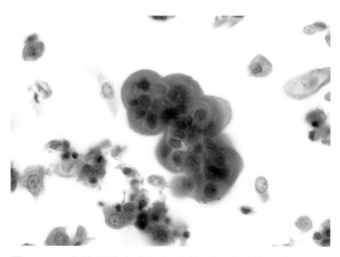

图3.4.7　良性尿路上皮组织碎片　图示团状尿路上皮细胞，可见胞质环，胞核位于组织碎片中央

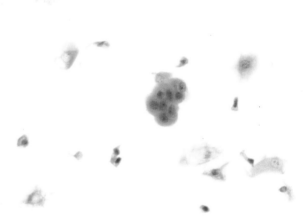

图3.4.8　良性尿路上皮组织碎片　图示小簇良性尿路上皮细胞，可见胞质环，细胞团内无纤维血管轴心，细胞无锥形胞质

	高级别尿路上皮癌（HGUC）	低级别尿路上皮癌
年龄	通常为老年人（> 50 岁）	任何年龄
部位	泌尿道	泌尿道
症状和体征	无症状或血尿	无症状
病因	与吸烟密切相关；工业化学品的暴露	与吸烟有关
细胞形态	• 主要见单个细胞，也可形成小细胞团（*图 3.5.1*） • 细胞增大、核深染、染色质粗糙、核膜不规则（*图 3.5.2 和 3.5.3*） • 保存良好的高级别尿路上皮癌细胞核质比高（*图 3.5.4*）	• 细胞量丰富，见大量形态单一的尿路上皮细胞，细胞单个散在分布和（或）排列成组织碎片（*图 3.5.5*） • 主要见于膀胱冲洗 / 灌注样本 • 组织碎片中可见纤维血管轴心，纤维血管轴心周围被覆尿路上皮细胞（*图 3.5.6*） • 尿路上皮细胞核偏位，核呈圆形至卵圆形，体积约为红细胞的 1.5 倍（*图 3.5.7*） • 核膜规则（*图 3.5.8*） • 染色质淡染，伴有小染色中心（*图 3.5.6*） • 细胞质呈椭圆形、梭形或圆柱状，也可呈锥形（*图 3.5.6 和 3.5.7*）
特殊检查	用 FISH 检测异常染色体；其他不基于玻片样本的辅助方法	用 FISH 检测异常染色体；其他不基于玻片样本的辅助方法
分子改变	非整倍体；常见 TERT 启动子突变；TP53 突变	非整倍体；常见 TERT 启动子突变；FGFR 突变
治疗	取决于肿瘤类型和病变程度（均由活检确诊）；经尿道切除术、膀胱内卡介苗灌注治疗、膀胱内化疗、膀胱切除术和（或）放化疗	经典的经尿道切除术和（或）电灼疗法
临床意义	取决于病变程度和（或）膀胱内治疗的反应	预后很好，但患者的复发风险很高

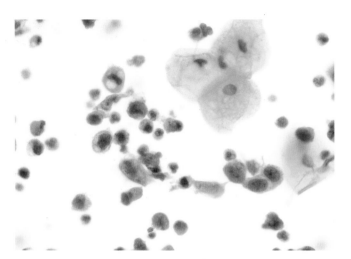

图 3.5.1 高级别尿路上皮癌（HGUC） 图示少量不同保存状态的 HGUC 细胞。保存良好的细胞核质比高，而其余细胞轻微退变，胞质呈空泡状，细胞核小、深染，核膜不规则

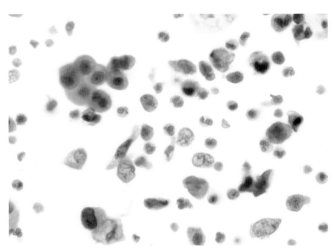

图 3.5.2 高级别尿路上皮癌（HGUC） 典型的高级别尿路上皮癌细胞通常黏附性差。图示少数细胞核质比高、核膜不规则；大多数细胞核染色质呈斑块状，其余细胞核相对淡染

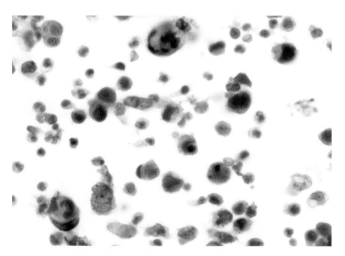

图 3.5.3 高级别尿路上皮癌（HGUC） 图示 2 个大的癌细胞吞噬了其他恶性细胞，形成"细胞内细胞"形态

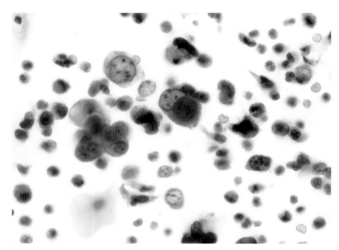

图 3.5.4 高级别尿路上皮癌（HGUC） 图示核膜高度不规则

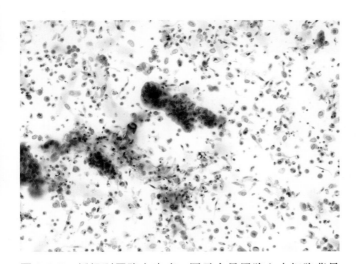

图 3.5.5 低级别尿路上皮癌 图示大量尿路上皮细胞背景中可见小片状低级别尿路上皮癌细胞。单个散在分布的细胞质呈细长形

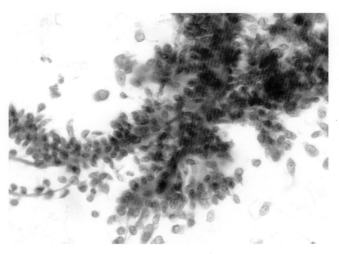

图 3.5.6 低级别尿路上皮癌 图示纤维血管轴心周围被覆大量形态单一的尿路上皮细胞，提示低级别尿路上皮癌。细胞核均匀一致、呈卵圆形，核膜规则，可见小核仁

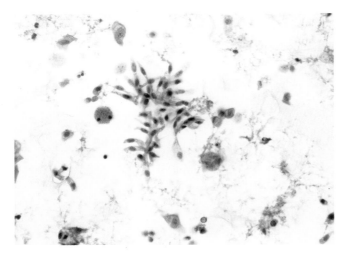

图 3.5.7 低级别尿路上皮癌 图示小片疏松聚集的梭形细胞。部分细胞散在分布，细胞呈柱状。核呈卵圆形、大小相似，符合低级别尿路上皮癌

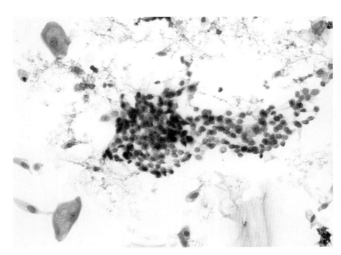

图 3.5.8 低级别尿路上皮癌 图示形态单一的尿路上皮细胞群，无纤维血管轴心。细胞大小相似、核呈卵圆形、核膜规则、染色质淡染

第三章 泌尿道

	前列腺腺癌	高级别尿路上皮癌（HGUC）
年龄	老年男性；多见于非洲裔美国人	通常为老年人（＞50岁）
部位	泌尿道	泌尿道
症状和体征	PSA升高；直肠指检发现肿块；部分患者以转移性病变为首发症状	无症状或血尿
病因	环境因素尚在研究中，通常与家族史有关，部分遗传病例中有BRCA1/BRCA2突变或Lynch综合征	与吸烟密切相关；工业化学品的暴露
细胞形态	• 组织碎片和（或）单个细胞 *（图3.6.1）* • 具有不明显腺泡结构的组织碎片 • 细胞增大，胞质丰富、呈泡沫状 *（图3.6.2）* • 细胞核呈圆形、偏位，核膜规则 *（图3.6.3）* • 核仁突出 *（图3.6.4）*	• 主要为单个散在细胞，也可形成小团细胞 *（图3.6.5和3.6.6）* • 细胞增大、核深染、染色质粗糙、核膜不规则 *（图3.6.6）* • 由于退变细胞的核缩小及胞质退变，所以核质比可不升高 *（图3.6.7）* • 染色质粗糙，偶尔可见明显的核仁 *（图3.6.8）*
特殊检查	免疫组化：肿瘤细胞前列腺标记物（如NKX3.1）阳性；尿路上皮标记物（如GATA-3）阴性	免疫组化：GATA-3阳性，NKX3.1阴性
分子改变	分子改变数量多：端粒缩短、TMPRSS2-ERG重排、GSTP1启动子过甲基化、NKX3.1及PTEN缺失、AR突变和（或）扩增。目前正在研究哪些改变最能预测侵袭性疾病	非整倍体；常见TERT启动子突变；TP53突变
治疗	监测低级别病变；其他病变：前列腺根治术、近距离放射治疗、激素治疗和（或）化疗	取决于肿瘤类型和病变程度（均由活检确诊）；经尿道切除术、膀胱内卡介苗灌注治疗、膀胱内化疗、膀胱切除术和（或）放化疗
临床意义	当尿液出现癌细胞时说明肿瘤已是晚期，预后较差	取决于病变程度和（或）膀胱内治疗的反应

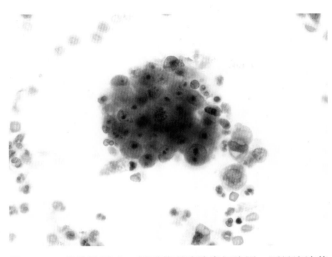

图 3.6.1 前列腺腺癌 图示前列腺腺癌细胞团，可见泡沫状胞质和大核仁。细胞团中央可见 1 个核分裂象。核仁明显，诊断上更支持前列腺腺癌而非 HGUC

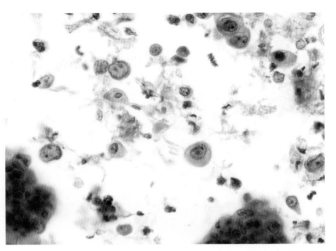

图 3.6.2 前列腺腺癌 图中央示单个前列腺腺癌细胞，胞质丰富，可见明显的大核仁。背景中的其他少量恶性细胞核质比高、核膜不规则、无明显核仁，可误诊为高级别尿路上皮癌

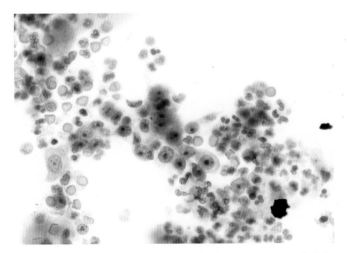

图 3.6.3 前列腺腺癌 图示少量前列腺腺癌细胞松散聚集排列，核仁明显、胞质呈泡沫状

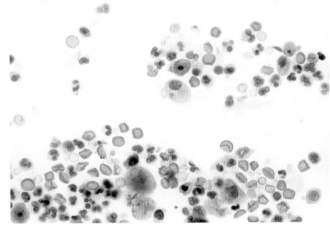

图 3.6.4 前列腺腺癌 图示少量散在分布的前列腺腺癌细胞，核仁明显、胞质稀少。癌细胞较红细胞稍大

第三章 泌尿道

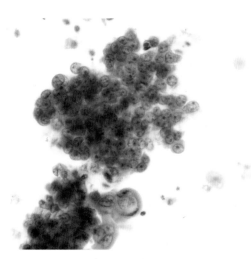

图 3.6.5　高级别尿路上皮癌（HGUC）　图示细胞团，细胞核质比高、胞核明显大小不等。许多细胞核仁明显，该特征需与前列腺腺癌鉴别

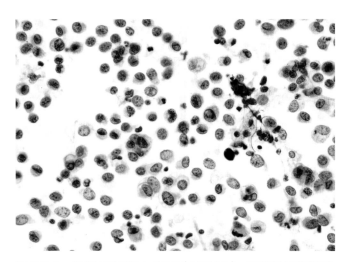

图 3.6.6　高级别尿路上皮癌（HGUC）　HGUC 细胞通常失黏附，单个散在分布。细胞核质比高、核大小不等、核成角、染色质粗糙

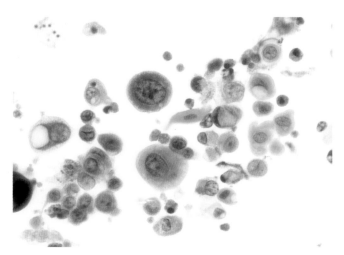

图 3.6.7　高级别尿路上皮癌（HGUC）　部分癌细胞核质比高，而其他细胞胞质较丰富、核质比低

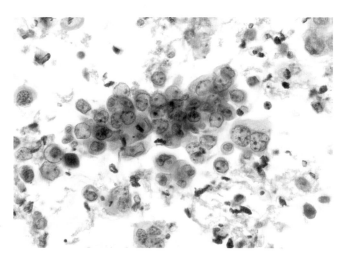

图 3.6.8　高级别尿路上皮癌（HGUC）　图示松散聚集的 HGUC 细胞，染色质聚集，非聚集区染色质淡染，该特征也可见于部分上尿道癌。图中细胞核质比升高、核膜不规则

	鳞状细胞癌	退变的高级别尿路上皮癌（HGUC）
年龄	通常为老年人	通常为老年人（ > 50 岁）
部位	泌尿道	泌尿道
症状和体征	血尿；排尿困难；如果原发部位为泌尿道外，可伴有原发部位的症状	无症状或血尿
病因	对于原发单纯性鳞状细胞癌，在流行地区常与埃及血吸虫感染相关，在北美地区常与尿路解剖异常和（或）慢性膀胱炎伴鳞状化生、吸烟、膀胱结石、长期留置导尿管或环磷酰胺治疗相关。伴有鳞状分化的HGUC 与 HGUC 病史和（或）吸烟史有关。可能来自肛门和宫颈鳞状细胞癌的转移 / 浸润	与吸烟密切相关；工业化学品的暴露
细胞形态	<ul><li>主要见单个散在细胞，也可形成小的组织碎片（图 3.7.1）</li><li>背景中可见坏死（通常液基细胞学制片中坏死物减少）</li><li>胞质致密（图 3.7.2）</li><li>不规则的胞质突起（图 3.7.1 和 3.7.3）</li><li>核小而固缩，导致核质比低（图 3.7.1 和 3.7.2）</li><li>墨黑色核、核膜不规则（图 3.7.2 和 3.7.3）</li><li>"鬼影样"核，细胞核着色不良或无核（图 3.7.1 和 3.7.3）</li><li>巴氏染色呈现嗜酸性的角化型胞质，可与高级别尿路上皮癌鉴别（图 3.7.1、3.7.3 和 3.7.4）</li></ul>	<ul><li>主要为单个散在细胞，也可形成小细胞团（图 3.7.5）</li><li>细胞增大、核深染、染色质粗糙、核膜不规则（图 3.7.6）</li><li>由于退变细胞的核缩小及胞质退变，所以核质比可不高（图 3.7.7）</li><li>染色质粗糙，偶尔可见明显的核仁（图 3.7.8）</li><li>部分细胞核呈墨黑核，无法评估染色质形态（图 3.7.7）</li></ul>
特殊检查	鳞状细胞标记物（p40、p63）阳性，但不能证明尿道原发，也不能区分单纯性鳞状细胞癌与伴有鳞状分化的高级别尿路上皮癌。大多数原发于子宫颈的鳞状细胞癌中 HPV 检测阳性	免疫组化：鳞状上皮标记阴性（鳞状分化区域除外）
分子改变	研究中	非整倍体；常见 TERT 启动子突变；TP53 突变
治疗	取决于原发性癌或转移性癌 / 浸润性癌的部位。原发性膀胱鳞状细胞癌需要行根治性膀胱切除术	取决于肿瘤类型和病变程度（均由活检确诊）；经尿道切除术、膀胱内卡介苗灌注治疗、膀胱内化疗、膀胱切除术和（或）放化疗
临床意义	继发性转移癌 / 浸润性癌预后较差。原发性膀胱鳞状细胞癌的预后取决于分期，治疗后 5 年的生存率 <50%	取决于病变程度和（或）膀胱内治疗的反应

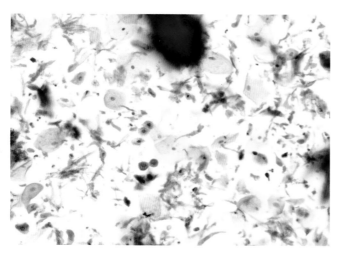

图 3.7.1　鳞状细胞癌　角化型鳞状细胞癌中可见散在分布的多形性癌细胞，如部分粉红色胞质的非典型细胞、部分核增大的上皮样细胞，但许多细胞胞质不规则、核质比低

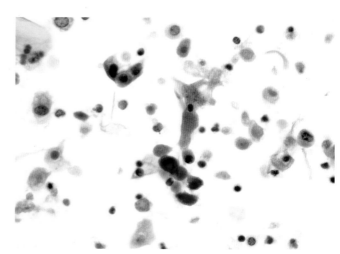

图 3.7.2　鳞状细胞癌　部分细胞质呈橙红色，其他胞质呈嗜青色；部分细胞核呈墨黑色，而其余细胞几乎未见到核（"鬼影样"核）

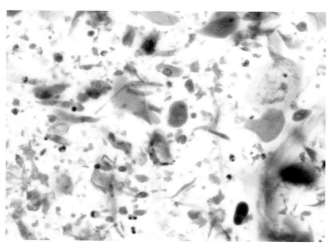

图 3.7.3　鳞状细胞癌　图示细胞量丰富，因许多细胞核着色不良而未能呈现明显的恶性特征。然而，图中大量细胞胞质不规则和拉长的特征强烈提示非典型鳞状细胞

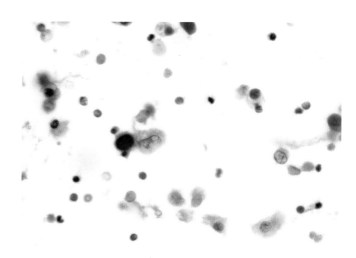

图 3.7.4　鳞状细胞癌　图示单个角化的鳞状细胞癌细胞，染色质深染、核质比高。背景中其他几个细胞的胞核增大、核膜不规则、染色质粗糙，可能为典型的 HGUC 细胞

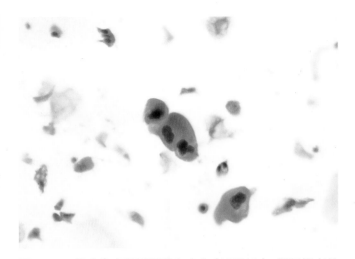

图 3.7.5　退变的高级别尿路上皮癌（HGUC）　图示退变的 HGUC 细胞，细胞核增大、深染、核膜不规则，但核质比低在诊断中具有欺骗性

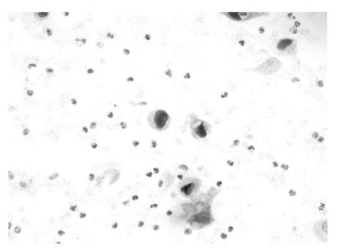

图 3.7.6　退变的高级别尿路上皮癌（HGUC）　图示几个退变的 HGUC 细胞，与背景中炎症细胞相比，其胞核增大数倍，尽管核质比低，但足以诊断为 HGUC

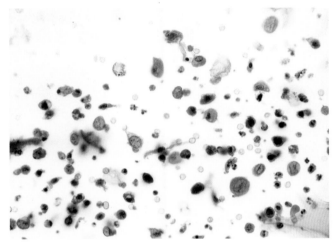

图 3.7.7　退变的高级别尿路上皮癌（HGUC）　图示大量退变的 HGUC 细胞，细胞形态各异。部分细胞核质比极高、染色质粗糙，而其余细胞核较小、深染、呈模糊不清的墨黑色

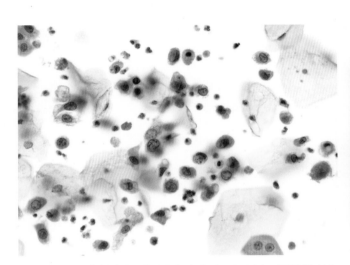

图 3.7.8　退变的高级别尿路上皮癌（HGUC）　图示保存良好的 HGUC 细胞，核质比高、核膜轻度不规则。其余部分细胞核质比低、形态温和，部分细胞核较小、深染。非典型细胞的数量增多强烈提示肿瘤性病变

第三章　泌尿道

	小细胞癌	炎症
年龄	老年人	任何年龄
部位	泌尿道	泌尿道
症状和体征	血尿；排尿困难	血尿；排尿困难
病因	最常见于前列腺累及泌尿道，或混合性高级别尿路上皮癌 - 小细胞癌；原发于膀胱的小细胞癌罕见	非特异性的；通常与泌尿道感染有关
细胞形态	• 通常细胞量丰富，低倍镜下散在分布的肿瘤细胞可被误认为炎症细胞（*图 3.8.1*） • 单个散在的细胞，伴有或不伴有组织碎片 / 松散的细胞簇（*图 3.8.2*） • 形态单一的小细胞，核质比高，通常细胞质稀少或缺失（*图 3.8.3*） • "胡椒盐样"染色质（*图 3.8.2 和 3.8.4*） • 背景中见散在分布的"蓝斑"，代表细胞坏死（*图 3.8.1*） • 组织碎片中可见"地图样"坏死（*图 3.8.1 和 3.8.4*） • 液基细胞学制片中坏死碎片稀少或缺失	• 混合性炎症细胞散在分布（*图 3.8.5*） • 泌尿道样本通常以中性粒细胞为主，可通过分叶核来识别（*图 3.8.6*） • 背景中的"蓝斑"代表退变的中性粒细胞（*图 3.8.6 和 3.8.7*） • 淋巴细胞少见，其单核特征更容易被误诊为小细胞癌 • 淋巴细胞核成角、染色质粗糙、细胞质边缘较薄 • 经卡介苗治疗后，可见上皮样组织细胞、肉芽肿、坏死碎片和多核巨细胞（*图 3.8.8*）
特殊检查	通常为形态学诊断。神经内分泌标记物（INSM1、嗜铬粒蛋白、突触素）可阳性；如果原发于前列腺，NKX3.1 可阳性（敏感性不高）	通常为形态学诊断。免疫组化检测显示炎症细胞神经内分泌标记为阴性
分子改变	研究中	不适用
治疗	取决于原发部位和是否伴有混合性成分；通常包括放射治疗	不适用
临床意义	预后差	不适用

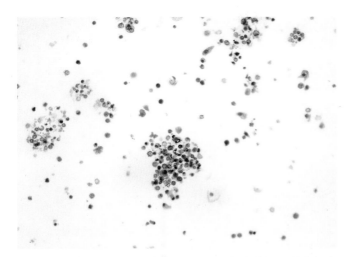

图 3.8.1 小细胞癌 细胞簇中部分细胞保存完好，其余细胞表现为坏死及变性的"蓝斑"

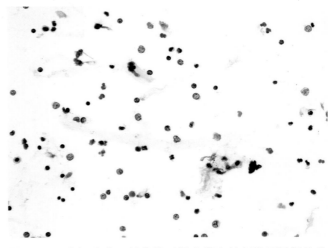

图 3.8.2 小细胞癌 低倍镜下单个散在的细胞可被误认为炎症细胞（如单核细胞、淋巴细胞）。由于在泌尿道样本中很少见到淋巴细胞，因此，当出现这种形态时，需要在高倍镜下仔细观察

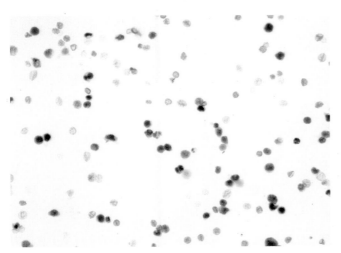

图 3.8.3 小细胞癌 图示细胞稍大于小淋巴细胞，胞质稀少或缺失

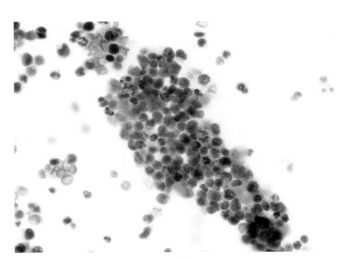

图 3.8.4 小细胞癌 小细胞癌细胞团中可见"地图样"坏死，保存完好的细胞与坏死细胞交替排列，呈"蓝斑"状，染色质通常呈粉尘状和（或）"胡椒盐样"

第三章 泌尿道

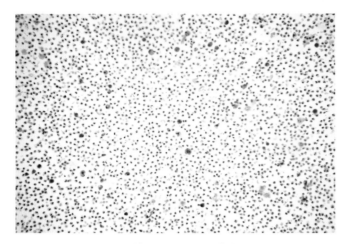

图 3.8.5　炎症　大量散在的小细胞通常表明出现明显的急性炎症，但是必须在高倍镜下仔细观察以排除罕见的小细胞癌

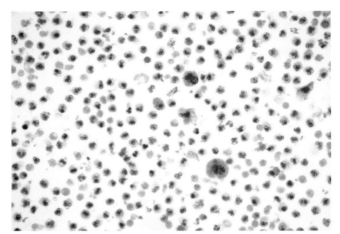

图 3.8.6　炎症　当出现大量的急性炎症细胞时，通常在背景中可见退变的急性炎症细胞形成的"蓝斑"。而在小细胞癌中所见的"蓝斑"则是坏死的肿瘤细胞

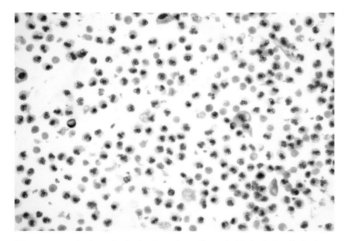

图 3.8.7　炎症　在炎症过程中，常以急性炎症细胞为主。一般不容易与小细胞癌混淆。淋巴细胞常与其他炎症细胞混合存在，泌尿道样本中罕见淋巴细胞增多

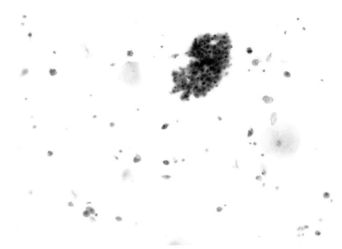

图 3.8.8　炎症　近期灌注卡介苗治疗的患者可见上皮样肉芽肿。在这类患者中，也可见淋巴细胞、多核巨细胞和坏死

	结石所致非典型细胞	退变的高级别尿路上皮癌（HGUC）
年龄	一般为成人	通常为老年人（＞50岁）
部位	泌尿道	泌尿道
症状和体征	血尿；严重的腰痛	无症状或血尿
病因	泌尿道被覆的良性尿路上皮细胞因结石损伤而脱落，样本采集之前已经在人体内发生退变	与吸烟密切相关；工业化学品的暴露
细胞形态	• 小至中等大小的尿路上皮细胞团（*图 3.9.1*） • 常规脱落尿液样本中尿路上皮细胞组织碎片增多（*图 3.9.2*） • 核质比≤0.5（*图 3.9.1~3.9.4*） • 核深染、核膜轻至中度不规则（*图 3.9.3 和 3.9.4*） • 偶见小核仁（*图 3.9.1 和 3.9.2*） • 可见血性背景和（或）结晶体（*图 3.9.1、3.9.2 和 3.9.4*）	• 主要为单个散在的细胞，也可形成小细胞团（*图 3.9.5*） • 细胞增大、核深染、核膜不规则（*图 3.9.6*） • 由于退变细胞的核缩小及胞质退变，所以核质比可不升高（*图 3.9.6*） • 染色质粗糙，偶尔可见明显的核仁（*图 3.9.7 和 3.9.8*） • 部分细胞核呈墨黑色，无法评估染色质形态
特殊检查	FISH 可以排除高级别尿路上皮癌	用 FISH 检测异常染色体；其他不基于玻片样本的辅助方法
分子改变	不适用	非整倍体；常见 TERT 启动子突变；TP53 突变
治疗	不适用	取决于肿瘤类型和病变程度（均由活检确诊）；经尿道切除术、膀胱内卡介苗灌注治疗、膀胱内化疗、膀胱切除术和（或）放化疗
临床意义	不适用	取决于病变程度和（或）膀胱内治疗的反应

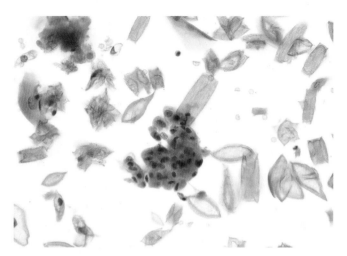

图 3.9.1 结石所致非典型细胞 大结晶体和红细胞背景中见中等大小的尿路上皮细胞组织碎片。无尿路上皮癌病史的患者出现结晶体提示尿路结石可能导致血尿。细胞团中细胞核增大、轻度深染，核膜不规则，偶见小核仁，核质比低于 0.5

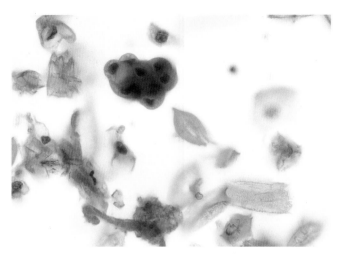

图 3.9.2 结石所致非典型细胞 图示小团尿路上皮细胞，细胞核深染、核膜不规则。胞质丰富、呈泡沫状，核质比低。背景中可见结晶体

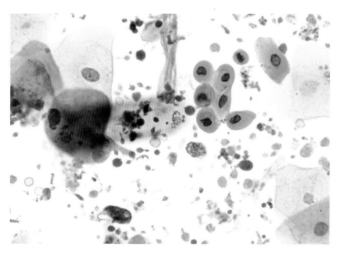

图 3.9.3 结石所致非典型细胞 图示少量尿路上皮细胞伴鳞状化生外观，核深染、成角，但核质比低

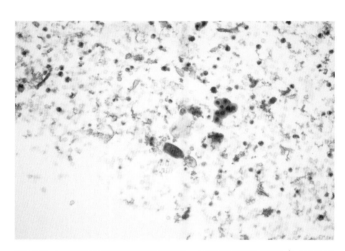

图 3.9.4 结石所致非典型细胞 红细胞和退变的血性背景中见小团尿路上皮细胞，尽管细胞核深染、成角，但细胞核相对较小、核质比低

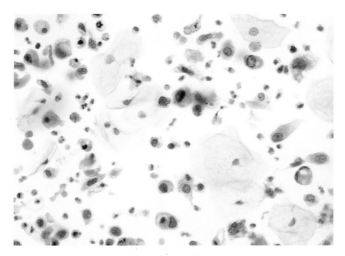

图 3.9.5 退变的高级别尿路上皮癌（HGUC） 大量退变的 HGUC 细胞具有欺骗性的温和外观，但是细胞核膜显著不规则，部分细胞的核质比高。图片底部中央可见"细胞内细胞"现象，应怀疑 HGUC

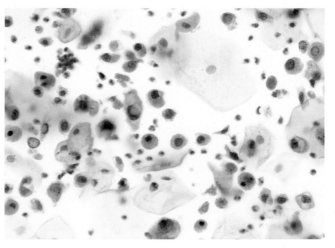

图 3.9.6 退变的高级别尿路上皮癌（HGUC） 图示退变的 HGUC 细胞明显大小不等、核大小不一及核质比差异明显。部分细胞核质比低，同周围的中性粒细胞相比，细胞核显著深染及增大

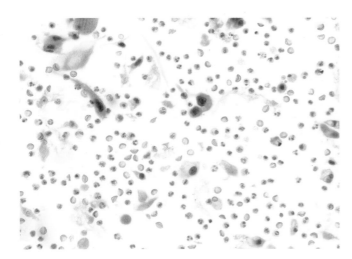

图 3.9.7 退变的高级别尿路上皮癌（HGUC） 图示 2 个退变的 HGUC 细胞松散相连，另一个 HGUC 细胞拉长，细胞核增大、深染，核膜不规则。同结石所致非典型细胞相比，HGUC 细胞核明显深染及增大

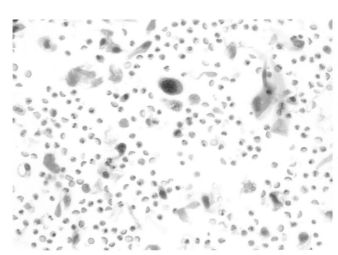

图 3.9.8 退变的高级别尿路上皮癌（HGUC） 图中央可见 1 个较大的 HGUC 细胞，染色质粗糙、核膜不规则，尽管核质比低于 0.7，但这个大而深染的胞核中所含的染色质数量可提示 HGUC

第三章 泌尿道

	多瘤病毒（BK）	高级别尿路上皮癌（HGUC）
年龄	任何年龄；可导致艾滋病患者肾功能衰竭、间质性肾炎、出血性膀胱炎	通常为老年人（＞50岁）
部位	泌尿道	泌尿道
症状和体征	无症状或伴有免疫抑制	无症状或血尿
病因	重新激活存在于肾小管细胞和尿路上皮细胞中潜伏感染的多瘤病毒（BK）；更常见于免疫抑制患者	与吸烟密切相关；工业化学品的暴露
细胞形态	• 单个细胞，不形成细胞团 *（图 3.10.1）* • 样本中细胞量稀少，但免疫抑制患者的样本中细胞量可增多 *（图 3.10.2）* • 细胞核质比高，细胞质稀少、退变或缺失 *（图 3.10.1 和 3.10.2）* • 细胞核呈圆形、核膜光滑 *（图 3.10.1 和 3.10.2）* • 染色质沿核膜边聚 *（图 3.10.3）* • 细胞核呈"毛玻璃样"或"蜘蛛网状" *（图 3.10.4）*	• 主要为单个散在细胞，也可形成小细胞团 *（图 3.10.5）* • 细胞增大、核深染、核膜不规则 *（图 3.10.6）* • 由于退变细胞的核缩小及胞质退变，所以核质比可不升高 *（图 3.10.6）* • 染色质粗糙，偶尔可见明显的核仁 *（图 3.10.7）*
特殊检查	用 FISH 排除高级别尿路上皮癌；尿液样本病毒载量的定量检测	用 FISH 检测异常染色体；其他不基于玻片样本的辅助方法
分子改变	不适用	非整倍体；常见 TERT 启动子突变；TP53 突变
治疗	不适用	取决于肿瘤类型和病变程度（均由活检确诊）；经尿道切除术、膀胱内卡介苗灌注治疗、膀胱内化疗、膀胱切除术和（或）放化疗
临床意义	不适用	取决于病变程度和（或）膀胱内治疗的反应

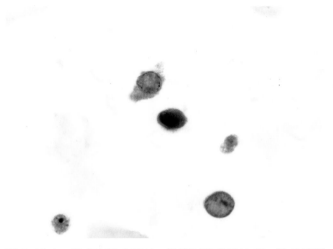

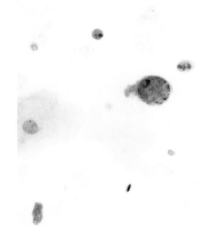

图 3.10.1　**多瘤病毒（BK）** 尽管细胞核质比高、染色质深染，但染色质的"磨砂玻璃状"外观及染色质沿核膜边聚则强烈提示多瘤病毒感染

图 3.10.2　**多瘤病毒（BK）** 图示细胞核非常圆、核膜规则，HGUC 细胞核几乎无此形态特征

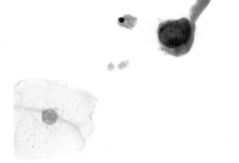

图 3.10.3　**多瘤病毒（BK）** 图中由多瘤病毒引起的细胞形态改变酷似 HGUC，如图中央的细胞核膜不规则、染色质呈块状。染色质沿核膜边聚和"磨砂玻璃状"外观有助于鉴别

图 3.10.4　**多瘤病毒（BK）** 图示由多瘤病毒引起的细胞形态改变，染色质均匀。尽管核膜不规则，但未见 HGUC 中的粗糙或块状染色质

第三章　泌尿道

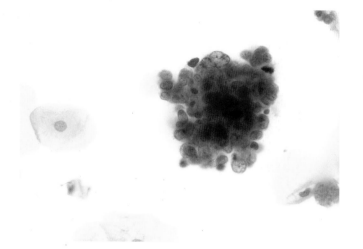

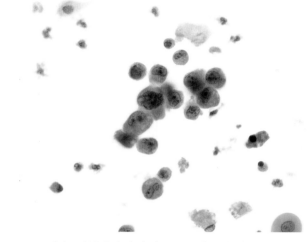

图 3.10.5　高级别尿路上皮癌（HGUC）图示一团 HGUC 细胞，核质比高、染色质粗糙、核膜不规则。当发生 BK 感染所致的改变时，细胞通常单个散在分布，并不形成细胞团

图 3.10.6　高级别尿路上皮癌（HGUC）图示少量 HGUC 细胞，核膜显著不规则、染色质粗糙，细胞间核的形状和大小差异很大

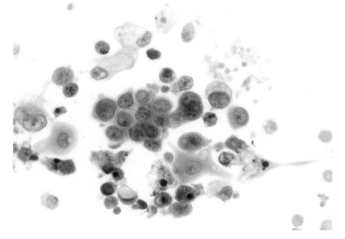

图 3.10.7　高级别尿路上皮癌（HGUC）图中部分细胞核呈卵圆形、核膜规则，而其余细胞的核膜显著不规则

第四章
甲状腺

	甲状腺髓样癌	Hurthle 细胞肿瘤
年龄	中年人；有家族史的年轻人	腺瘤发生于中青年人，女性多见。癌症更常见于老年男性
部位	甲状腺	甲状腺
症状和体征	无痛性甲状腺肿块或颈部淋巴结病；转移性疾病可出现面部潮红和腹泻	通常为孤立性甲状腺结节；Hurthle 细胞癌可出现淋巴结病
病因	源自分泌降钙素的 C 细胞。与家族性综合征（MEN-2A，MEN2B）、家族性甲状腺髓样癌综合征、von-Hippel-Lindau 病和神经纤维瘤病有关	甲状腺滤泡细胞良性或恶性肿瘤表现为弥漫性 Hurthle 细胞变
细胞形态	• 成分单一的细胞疏松聚集和散在分布（*图 4.1.1*） • 背景中含有无定形淀粉样物，无胶质成分（*图 4.1.2*） • 肿瘤细胞呈上皮样或梭形，核偏位，胞质丰富（*图 4.1.3 和 4.1.4*） • 核膜规则、核可大小不等（*图 4.1.5*） • 染色质呈斑点状（神经内分泌细胞的特征）（*图 4.1.2*）	• 成分单一的细胞疏松聚集和散在分布（*图 4.1.6 和 4.1.7*） • 可见穿行的毛细血管结构 • 背景中可见少量胶质，无淀粉样物质 • 肿瘤细胞核偏位，胞质丰富、呈颗粒状（*图 4.1.8 和 4.1.9*） • 核呈圆形、核膜规则，有时出现明显的核大小不等，常见双核（*图 4.1.8 和 4.1.9*） • 染色质呈颗粒状，核仁明显（*图 4.1.10*）
特殊检查	免疫组化：降钙素、TTF-1、PAX-8 及神经内分泌标记阳性，甲状腺球蛋白阴性。特殊染色：刚果红染色可识别淀粉样物	免疫组化：TTF-1、PAX-8 和甲状腺球蛋白阳性，降钙素和神经内分泌标记阴性
分子改变	大部分家族性病例及 50% 的散发病例中出现 *RET* 基因突变，其他突变基因有 *HRAS* 或 *KRAS*	通常为非整倍体；Hurthle 细胞癌的突变途径不同于传统的滤泡癌，常有 *PTEN* 和（或）*TP53* 突变
治疗	手术切除	对于癌症，手术切除包括颈部淋巴结清扫
临床意义	10 年生存率为 75%~85%，有远处转移者预后不良	Hurthle 细胞癌比普通型滤泡癌更具有侵袭性

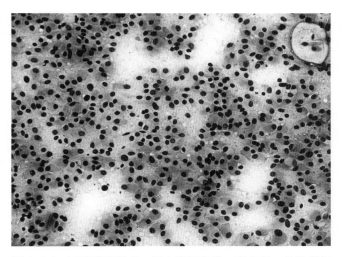

图 4.1.1　甲状腺髓样癌　图中浆细胞样、形态单一的肿瘤细胞散在分布，细胞核呈圆形、胞质丰富

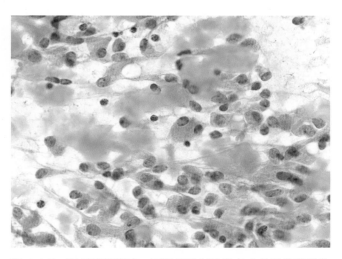

图 4.1.2　甲状腺髓样癌　图示巴氏制片染色中的无定形青色淀粉样物。肿瘤细胞染色质呈"胡椒盐样"，符合神经内分泌分化的特征

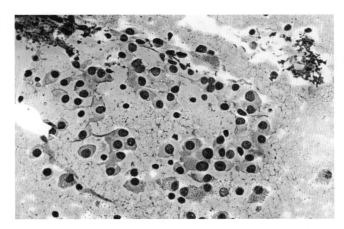

图 4.1.3　甲状腺髓样癌　细胞核偏位、圆形、轻度大小不等，核膜规则

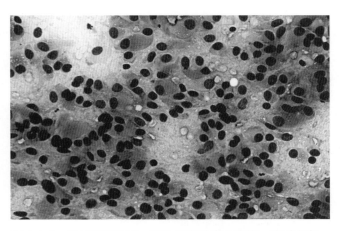

图 4.1.4　甲状腺髓样癌　图示梭形肿瘤细胞核，胞质丰富，细胞为浆细胞样外观

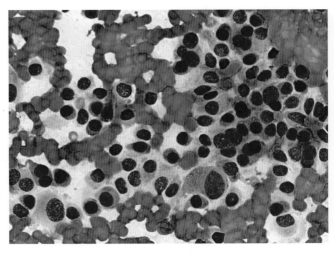

图 4.1.5　甲状腺髓样癌　可见双核细胞，尽管核膜相对规则，但核明显增大的细胞也并非罕见

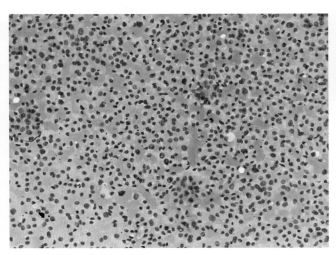

图 4.1.6　Hurthle 细胞肿瘤　图示丰富而形态单一的滤泡上皮细胞散在分布，伴有明显的 Hurthle 细胞变

第四章　甲状腺

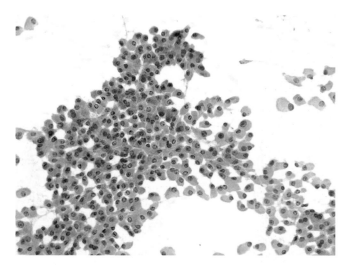

图 4.1.7　Hurthle 细胞肿瘤　Hurthle 细胞胞质丰富、核偏位。图示核仁突出，有助于排除甲状腺髓样癌

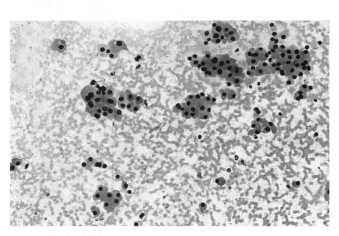

图 4.1.8　Hurthle 细胞肿瘤　尽管 Hurthle 细胞核大小轻度不等，但 Hurthle 细胞具有典型的圆形核，且核膜规则

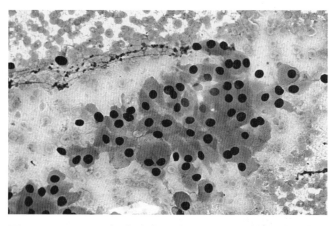

图 4.1.9　Hurthle 细胞肿瘤　图示 Hurthle 细胞胞质丰富、核呈圆形、核膜规则

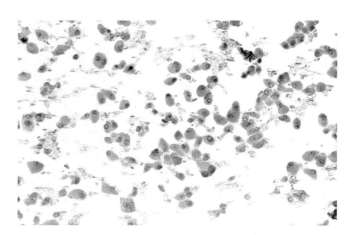

图 4.1.10　Hurthle 细胞肿瘤　图示巴氏制片染色中 Hurthle 细胞染色质：核仁明显，却不具有甲状腺髓样癌的神经内分泌染色质特征

	Hurthle 细胞肿瘤	嗜酸性细胞甲状腺乳头状癌
年龄	腺瘤发生于中青年人，女性多见。癌症更常见于老年男性	成人，大多为女性
部位	甲状腺	甲状腺
症状和体征	通常为孤立性甲状腺结节；Hurthle 细胞癌可出现淋巴结病	通常为孤立性甲状腺结节；可出现淋巴结病
病因	甲状腺滤泡细胞良性或恶性肿瘤表现为弥漫性 Hurthle 细胞变	可能与淋巴细胞性甲状腺炎有关
细胞形态	• 成分单一的细胞疏松聚集和散在分布（*图 4.2.1~4.2.3*） • 可见分枝状毛细血管 • 背景中罕见胶质，无淀粉样物质 • 肿瘤细胞核偏位，胞质丰富、呈颗粒状（*图 4.2.4 和 4.2.5*） • 核呈圆形、核膜规则，有时出现明显的核大小不等，常见双核（*图 4.2.4 和 4.2.5*） • 染色质呈颗粒状，核仁明显（*图 4.2.4 和 4.2.5*）	• 黏附性组织碎片主要呈乳头状和（或）单层片状（*图 4.2.6 和 4.2.7*） • 胶质可能很少或不存在 • 细胞质增多，核质比低（*图 4.2.8*） • 核增大、呈卵圆形，染色质呈粉尘状（*图 4.2.8~4.2.10*） • 核膜不规则（*图 4.2.8~4.2.10*） • 可见核沟（*图 4.2.10*） • 可见核内假包涵体（*图 4.2.10*）
特殊检查	免疫组化：TTF-1、PAX-8 和甲状腺球蛋白阳性	免疫组化：TTF-1、PAX-8 和甲状腺球蛋白阳性
分子改变	通常为非整倍体；Hurthle 细胞癌的突变途径不同于传统的滤泡癌，常有 *PTEN* 和（或）*TP53* 突变	*BRAF* 基因突变
治疗	对于癌症，手术切除包括颈部淋巴结清扫	手术切除，包括颈部淋巴结清扫；选择性放射性碘治疗
临床意义	Hurthle 细胞癌比普通型滤泡癌更具有侵袭性	一般预后良好，但远处转移性疾病可持续存在

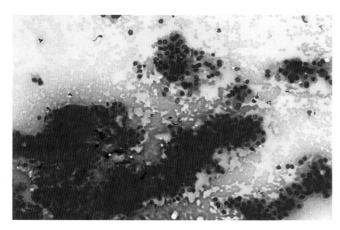

图 4.2.1　Hurthle 细胞肿瘤　松散的 Hurthle 细胞聚集成乳头状细胞团，细胞核呈圆形、胞质丰富；背景中偶见裸核

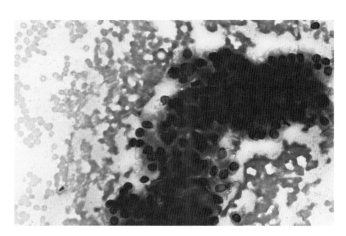

图 4.2.2　Hurthle 细胞肿瘤　Hurthle 细胞肿瘤常见核大小不等，但核膜规则

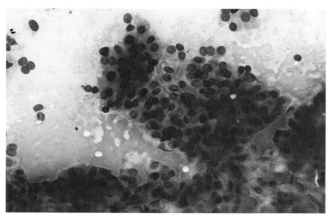

图 4.2.3　Hurthle 细胞肿瘤　部分肿瘤细胞核呈卵圆形，但缺乏甲状腺乳头状癌的以下特征：可见核沟、核膜不规则和核内假包涵体

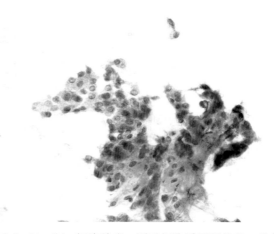

图 4.2.4　Hurthle 细胞肿瘤　图示细胞质呈颗粒状，核仁小且明显

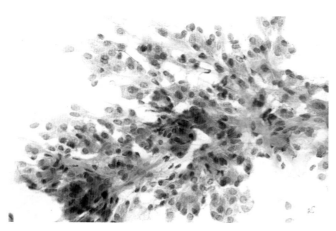

图 4.2.5　Hurthle 细胞肿瘤　图示肿瘤细胞具有颗粒状细胞质，该特征在甲状腺乳头状癌中不典型

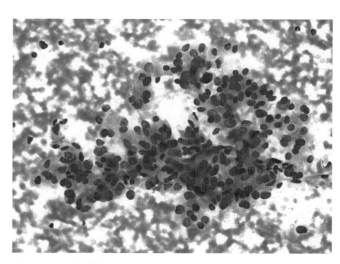

图 4.2.6　嗜酸性细胞甲状腺乳头状癌（PTC）　PTC 常表现出细胞结构异常，如图所示的乳头状生长方式

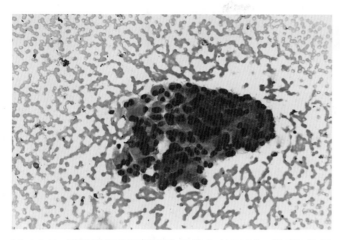

图 4.2.7　嗜酸性细胞甲状腺乳头状癌（PTC）　图示细胞团中的嗜酸细胞，背景中无散在分布的细胞。与大多数 Hurthle 细胞肿瘤不同，后者常见单个散在分布的细胞

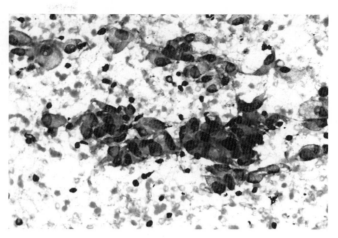

图 4.2.8　嗜酸性细胞甲状腺乳头状癌（PTC）　细胞核形状及核膜均不规则，细胞质呈空泡状，而非 Hurthle 细胞肿瘤的颗粒状胞质

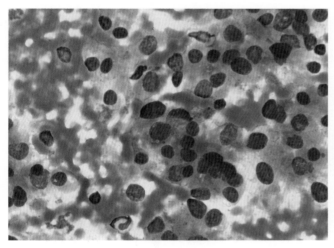

图 4.2.9　嗜酸性细胞甲状腺乳头状癌（PTC）　图示少量细胞核明显增大，多数核膜显著不规则

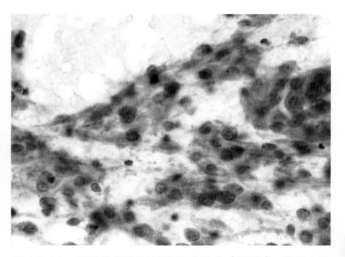

图 4.2.10　嗜酸性细胞甲状腺乳头状癌（PTC）　图示少量细胞核内假包涵体，此为甲状腺乳头状癌的特征之一；同时也可见核沟

第四章　甲状腺

	桥本甲状腺炎	甲状腺乳头状癌
年龄	中年女性	大多为中青年女性
部位	甲状腺	甲状腺
症状和体征	渐进性甲状腺功能减退；可形成多结节性甲状腺肿	通常为孤立性甲状腺结节；可出现淋巴结病
病因	甲状腺自身免疫性疾病；与阻断 TSH 受体的抗 TSH 抗体相关	放射线的暴露；桥本甲状腺炎；家族性腺瘤性息肉病
细胞形态	• 黏附性组织碎片主要呈三维立体结构，无乳头状结构（*图 4.3.1*） • 胶质可能很少或不存在 • 组织碎片及背景中可见淋巴细胞（*图 4.3.1 和 4.3.2*） • 细胞核增大、细胞质增多（*图 4.3.3 和 4.3.4*） • 核呈圆形至卵圆形，核膜规则（*图 4.3.5*） • 可见核仁或核仁突出 • 核沟罕见，核内假包涵体极罕见	• 黏附性组织碎片主要呈乳头状和（或）单层片状（*图 4.3.6 和 4.3.7*） • 胶质可能很少或不存在 • 核质比升高（*图 4.3.8*） • 核增大、卵圆形，染色质呈粉尘状（*图 4.3.9*） • 核膜不规则（*图 4.3.8 和 4.3.9*） • 可见核沟（*图 4.3.10*） • 可见核内假包涵体（*图 4.3.10*）
特殊检查	免疫组化：非典型滤泡细胞 TTF-1、PAX-8 和甲状腺球蛋白阳性。流式细胞检测显示多克隆淋巴细胞	免疫组化：癌细胞常为 TTF-1、PAX-8 和甲状腺球蛋白阳性，但在间变性区域可缺失表达
分子改变	无	*BRAF* 或 *RAS* 突变；*RET-PTC* 重排
治疗	激素替代疗法	手术切除，包括颈部淋巴结清扫；选择性放射性碘治疗
临床意义	一般预后良好	通常预后良好，但远处转移性疾病可持续存在

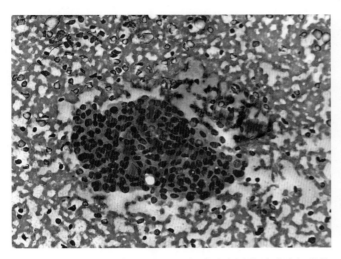

图 4.3.1 桥本甲状腺炎 图示组织碎片由甲状腺滤泡细胞构成，细胞核增大。背景中见丰富的淋巴细胞，诊断甲状腺乳头状癌时需要提高评判标准

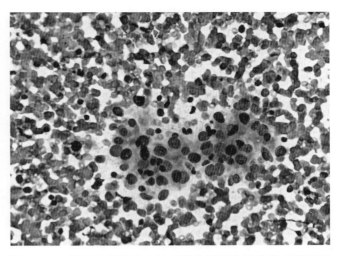

图 4.3.2 桥本甲状腺炎 图示甲状腺滤泡细胞是由淋巴细胞性甲状腺炎引起 Hurthle 细胞化生所致；背景中可见与甲状腺滤泡细胞相关的淋巴细胞

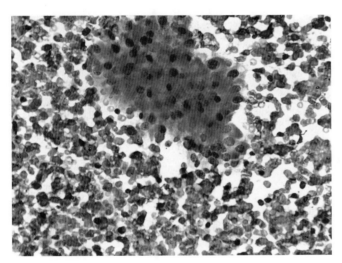

图 4.3.3 桥本甲状腺炎 图示滤泡细胞伴 Hurthle 细胞变，核增大、圆形，核膜规则

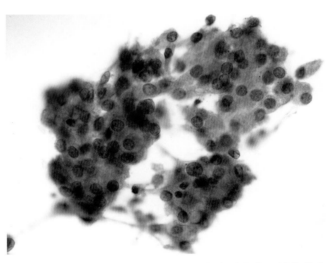

图 4.3.4 桥本甲状腺炎 Hurthle 细胞胞质丰富，尽管核大小不等，但核仍为圆形、核膜非常规则

第四章 甲状腺

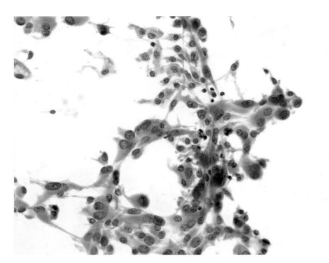

图 4.3.5　桥本甲状腺炎　Hurthle 细胞虽无甲状腺乳头状癌的苍白染色质，但可见小核仁或核仁突出

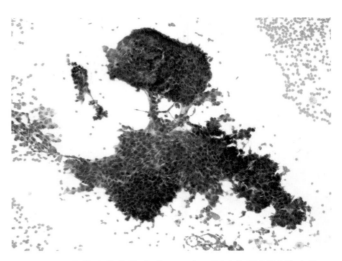

图 4.3.6　甲状腺乳头状癌（PTC）　图中细胞团呈乳头状，桥本甲状腺炎无此特征

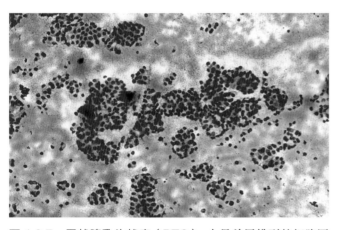

图 4.3.7　甲状腺乳头状癌（PTC）　大量单层排列的细胞团伴有乳头状突起。样本中见丰富的肿瘤性滤泡细胞，而桥本甲状腺炎样本中则无肿瘤性滤泡细胞成分

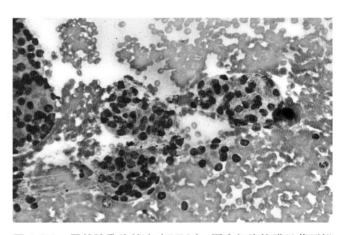

图 4.3.8　甲状腺乳头状癌（PTC）　图中细胞核膜显著不规则，核增大、重叠。胶质稀少，形成致密小球，但胶质小球不应该作为确诊的依据

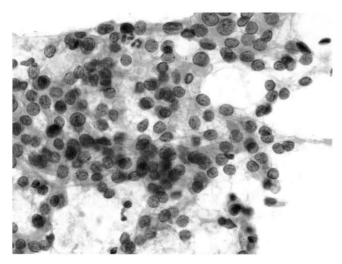

图 4.3.9　甲状腺乳头状癌（PTC）　核染色质呈粉尘状，染色中心较小，核仁不明显

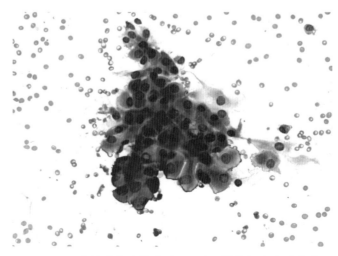

图 4.3.10　甲状腺乳头状癌（PTC）　尽管细胞胞质丰富，但可见核沟和核内假包涵体；可诊断为甲状腺乳头状癌

	甲状旁腺组织	腺瘤样结节
年龄	中年人，女性更常见	大多为中青年女性
部位	颈部的任何部位，包括甲状腺内	甲状腺
症状和体征	颈部或甲状腺内有无痛性结节；甲状旁腺功能亢进的症状	通常为多结节性甲状腺内的显性结节
病因	甲状旁腺腺瘤或甲状旁腺增生；罕见甲状旁腺癌	碘缺乏引起的甲状腺肿大；桥本甲状腺炎；其他因素
细胞形态	• 组织碎片呈"包裹样"或小梁状结构（图 4.4.1 和 4.4.2） • 背景中常见单个散在分布的细胞和裸核细胞（图 4.4.1 和 4.4.2） • 小而成分单一的细胞，核质比低、胞质呈颗粒状、核偏位（图 4.4.3~4.4.5） • 细胞核小、呈圆形，核膜规则，染色质温和（图 4.4.3~4.4.5） • 无胶质	• 组织碎片常呈三维立体片状，滤泡细胞成分单一，可见胶质（图 4.4.6~4.4.8） • 背景中可见胶质 • 背景中出现或不出现少量单个散在细胞和裸核细胞（图 4.4.9 和 4.4.10） • 核呈圆形、核膜规则（图 4.4.10）
特殊检查	免疫组化：PTH 和 GATA-3 阳性；TTF-1、PAX-8 和甲状腺球蛋白阴性。细针穿刺冲洗液检测出甲状旁腺激素水平升高	免疫组化：TTF-1、PAX-8 和甲状腺球蛋白阳性；PTH 阴性
分子改变	染色体 1p 杂合性缺失（甲状旁腺腺瘤）	无
治疗	合成激素替代疗法	观察；外科美容手术或减压手术
临床意义	一般预后良好	预后极好

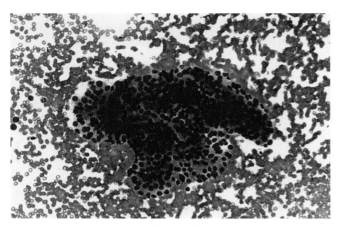

图 4.4.1　甲状旁腺组织　甲状旁腺细胞构成"包裹样"组织碎片，细胞核小而圆。图左侧可见少量裸核细胞

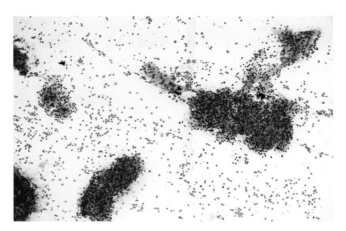

图 4.4.2　甲状旁腺组织　甲状旁腺细胞形成细胞团及散在分布于背景中。尽管腺瘤样结节可包含散在分布的甲状腺滤泡细胞，但通常细胞量不是很丰富

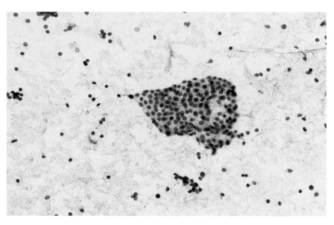

图 4.4.3　甲状旁腺组织　图示小片"包裹样"甲状旁腺细胞，背景中可见较多裸核细胞。这种细胞团易被误认为良性甲状腺滤泡细胞，有时需要借助辅助检查来证实甲状旁腺的分化

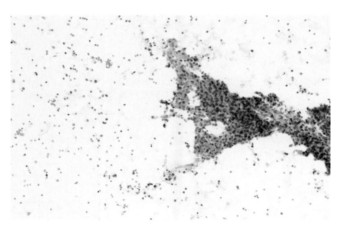

图 4.4.4　甲状旁腺组织　图示甲状旁腺细胞构成的小梁状细胞团，背景中见大量裸核细胞

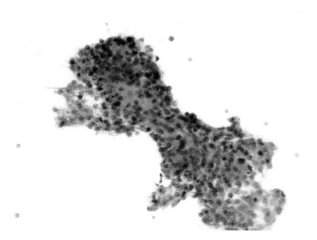

图 4.4.5　甲状旁腺组织　甲状旁腺细胞核常为圆形、核膜规则，细胞群中细胞成分单一

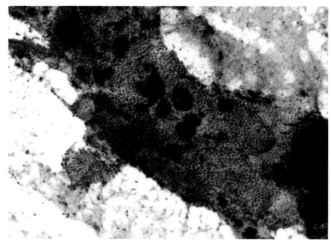

图 4.4.6　腺瘤样结节　细胞团中可见少量含有红染胶质的滤泡结构

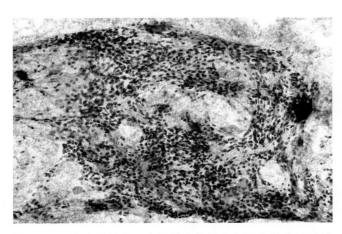

图 4.4.7　腺瘤样结节　大量甲状腺滤泡细胞和粉染胶质形成旋涡状结构

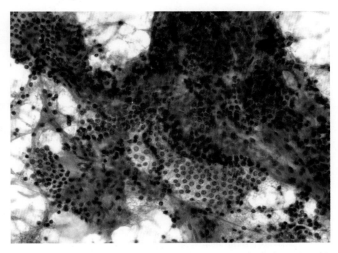

图 4.4.8　腺瘤样结节　图示甲状腺滤泡细胞形态温和，核呈圆形，核膜规则，无胶质。虽然细胞形态与甲状旁腺细胞形态相似，但甲状腺结节细针穿刺过程中取到甲状旁腺组织的可能性较小

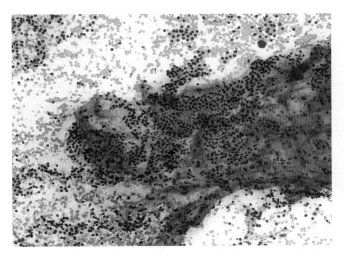

图 4.4.9　腺瘤样结节　甲状腺滤泡细胞呈 Hurthle 细胞变，细胞质增多，核大小轻度不等。背景中的 Hurthle 细胞散在分布时，可酷似甲状旁腺细胞

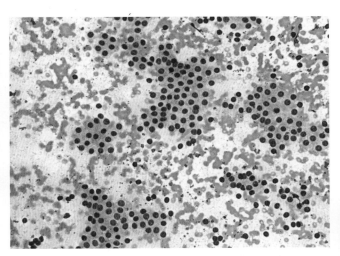

图 4.4.10　腺瘤样结节　图示成分单一的甲状腺滤泡细胞，核呈圆形，核膜规则，胞质丰富提示 Hurthle 细胞化生，背景中见裸核细胞

	甲状腺髓样癌	甲状旁腺组织
年龄	中年人；有家族史的年轻人	中年人，女性更常见
部位	甲状腺	颈部的任何部位，包括甲状腺内
症状和体征	无痛性甲状腺肿块或颈部淋巴结病；转移性疾病可出现面部潮红和腹泻	颈部或甲状腺内有无痛性结节；甲状旁腺功能亢进的症状
病因	源自分泌降钙素的 C 细胞。与家族性综合征（MEN-2A，MEN2B）、家族性甲状腺髓样癌综合征、von-Hippel-Lindau 病和神经纤维瘤病有关	甲状旁腺腺瘤或甲状旁腺增生；罕见甲状旁腺癌
细胞形态	• 成分单一的细胞疏松聚集和散在分布（*图 4.5.1*） • 背景中含有无定形淀粉样物，无胶质 • 肿瘤细胞呈上皮样或梭形，核偏位，胞质丰富（*图 4.5.2 和 4.5.3*） • 核膜规则、核可大小不等（*图 4.5.4 和 4.5.5*） • 染色质呈斑点状（神经内分泌细胞的特征）（*图 4.5.5*）	• 组织碎片呈"包裹样"或小梁状结构（*图 4.5.6 和 4.5.7*） • 背景中常见单个散在分布的细胞和裸核细胞（*图 4.5.8 和 4.5.9*） • 小而成分单一的细胞，核质比低、胞质呈颗粒状、核偏位（*图 4.5.10*） • 细胞核小、呈圆形，核膜规则，染色质温和（*图 4.5.10*） • 无胶质
特殊检查	免疫组化：降钙素、TTF-1、PAX-8 及神经内分泌标记阳性；甲状腺球蛋白阴性。特殊染色：刚果红染色可识别淀粉样物。细针穿刺冲洗液检测出降钙素水平升高	免疫组化：PTH 和 GATA-3 阳性；TTF-1、PAX-8 和甲状腺球蛋白阴性。细针穿刺冲洗液检测出甲状旁腺激素水平升高
分子改变	大部分家族性病例及 50% 的散发病例中出现 *RET* 基因突变，其他突变基因有 *HRAS* 或 *KRAS*	染色体 1p 杂合性缺失（甲状旁腺腺瘤）
治疗	手术切除	合成激素替代疗法
临床意义	10 年生存率为 75%~85%，有远处转移者预后不良	一般预后良好

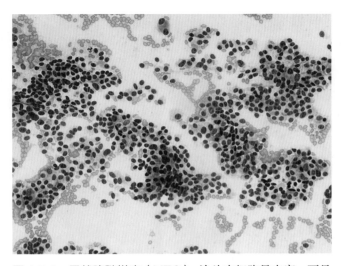

图 4.5.1　甲状腺髓样癌（MTC）　涂片中细胞量丰富，可见松散的上皮样细胞群，胞质淡染，核呈卵圆形

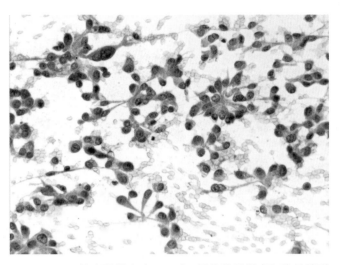

图 4.5.2　甲状腺髓样癌（MTC）　甲状腺髓样癌细胞呈梭形或上皮样。图中主要为梭形细胞

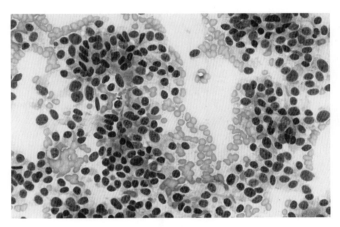

图 4.5.3　甲状腺髓样癌（MTC）　图示上皮样和梭形甲状腺髓样癌细胞混合存在

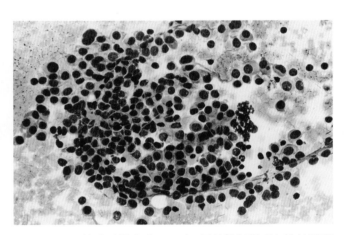

图 4.5.4　甲状腺髓样癌（MTC）　甲状腺髓样癌细胞核膜规则，但核大小明显不等

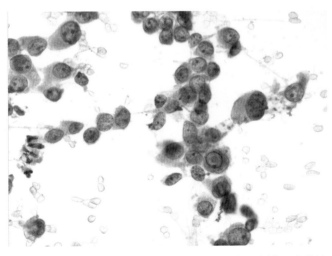

图 4.5.5　甲状腺髓样癌（MTC）　图中细胞具有神经内分泌染色质：染色质粗糙、呈斑点状。可见核内假包涵体，这种情况常见于甲状腺乳头状癌，也偶见于甲状腺髓样癌

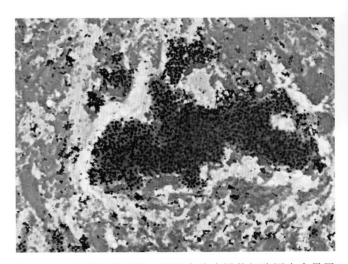

图 4.5.6　甲状旁腺组织　图示大片小梁状细胞团由大量甲状旁腺细胞构成

第四章　甲状腺

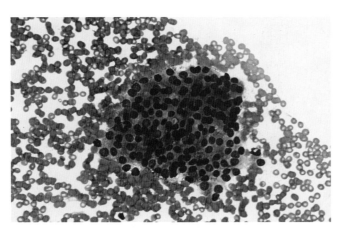

图 4.5.7　甲状旁腺组织　图示成分单一的甲状旁腺细胞聚集成"包裹样"细胞团，细胞核呈圆形，核膜规则

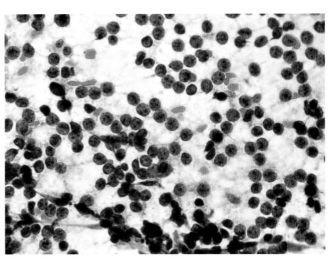

图 4.5.8　甲状旁腺组织　图示散在分布的甲状旁腺细胞，其中大部分为裸核细胞

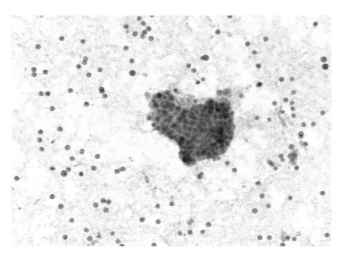

图 4.5.9　甲状旁腺组织　图示甲状旁腺细胞聚集成"包裹样"细胞团，背景中可见裸核细胞散在分布

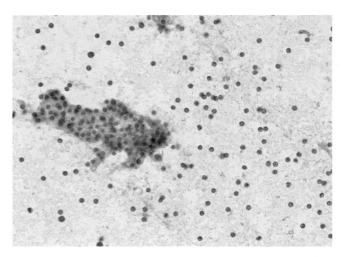

图 4.5.10　甲状旁腺组织　图示细胞核呈圆形，核膜规则，核大小轻微不等，染色质温和

	富于细胞的腺瘤样结节	可疑滤泡性肿瘤
年龄	大多为中青年女性	中年人，女性多见
部位	甲状腺	甲状腺
症状和体征	通常为多结节性甲状腺内的显性结节	通常为孤立性甲状腺结节
病因	碘缺乏引起的甲状腺肿大；桥本甲状腺炎；其他原因	滤泡性腺瘤；滤泡亚型甲状腺乳头状癌；具有乳头状核特征的非浸润性甲状腺滤泡性肿瘤（NIFTP）；滤泡癌
细胞形态	• 常见三维立体组织碎片，滤泡细胞成分单一，可见胶质（*图 4.6.1 和 4.6.2*） • 背景中无胶质或有少量胶质 • 背景中出现或不出现少量单个散在分布的细胞和裸核细胞 • Hurthle 细胞化生可导致裸核细胞或单个散在分布的细胞数量增多（*图 4.6.3*） • 无或仅有局灶性微滤泡结构（*图 4.6.3~4.6.4*） • 核呈圆形、核膜规则（*图 4.6.4*）	• 细胞量丰富；可见滤泡细胞形成组织碎片、微滤泡及单个散在分布于背景中（*图 4.6.5 和 4.6.6*） • 无或罕见胶质，在微滤泡中可形成致密胶质小球（*图 4.6.7 和 4.6.8*） • 细胞团主要由少于 12 个细胞的微滤泡构成（*图 4.6.9*） • 可见局灶性乳头状癌的轻微核改变
特殊检查	免疫组化：TTF-1、PAX-8 和甲状腺球蛋白阳性	免疫组化：TTF-1、PAX-8 和甲状腺球蛋白阳性
分子改变	无	*RAS* 突变（滤泡腺瘤、NIFTP 和滤泡癌）；*NRAS*、*HRAS*、*PI3CA*、*PTEN* 突变或 *PAX8-PPAR* γ 重排（滤泡癌）
治疗	观察；外科美容手术或减压手术	先行甲状腺腺叶切除术或全甲状腺切除术（辅助检查为阳性），后续治疗取决于具体诊断
临床意义	预后极好	预后非常好；对于癌，一般预后良好，即使甲状腺乳头状癌远处转移性疾病持续存在；滤泡性癌有远处转移者预后不良

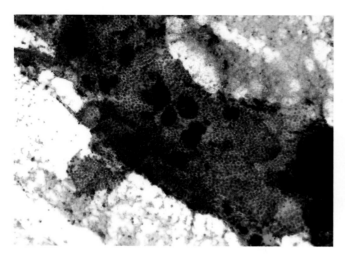

图 4.6.1　富于细胞的腺瘤样结节　图示甲状腺滤泡细胞排列成大片状三维立体细胞团。低倍镜下，细胞核无明显重叠。可见大小不等的滤泡和红染的胶质

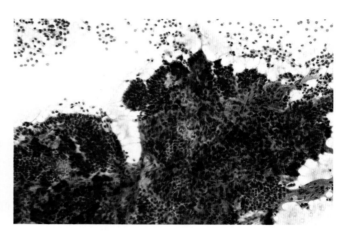

图 4.6.2　富于细胞的腺瘤样结节　甲状腺滤泡细胞排列成三维立体细胞团，背景中可见单个散在分布的细胞。虽然乳头状结构可能与甲状腺乳头状癌有关，但却缺乏甲状腺乳头状癌的典型细胞核形态特征。在本例中并未发现与滤泡性肿瘤相关的微滤泡结构

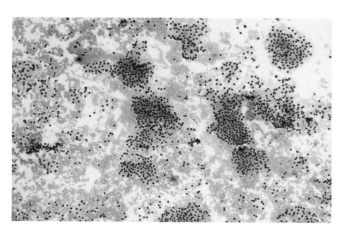

图 4.6.3　富于细胞的腺瘤样结节　大量滤泡细胞排列成单层片状及单个散在分布。细胞呈 Hurthle 细胞变，细胞核增大、胞质增多，无核异型性及微滤泡结构。若无胶质和淋巴细胞，并且样本中仅含 Hurthle 细胞，则最好诊断为 Hurthle 细胞肿瘤，而不是良性腺瘤样结节

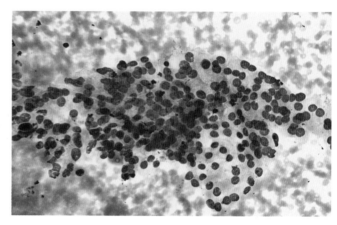

图 4.6.4　富于细胞的腺瘤样结节　甲状腺滤泡细胞形成三维立体细胞团。部分细胞核拉长，但核膜规则，且无甲状腺乳头状癌的细胞核形态特征。尽管局部可见微滤泡结构，但并不是主要特征

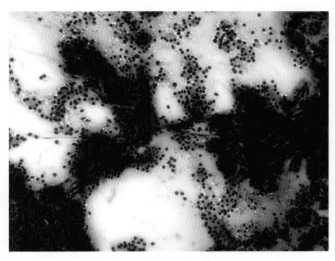

图 4.6.5 可疑滤泡性肿瘤 图示大量甲状腺滤泡细胞形成微滤泡、大细胞团及单个散在分布。未见甲状腺乳头状癌的胞核特征及胶质成分

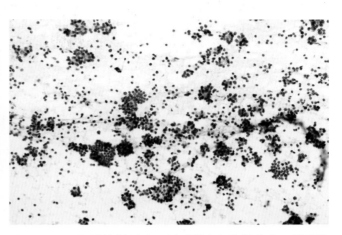

图 4.6.6 可疑滤泡性肿瘤 图示样本细胞量丰富，甲状腺滤泡细胞可形成微滤泡及单个散在分布于背景中。未见甲状腺乳头状癌的胞核特征及胶质成分

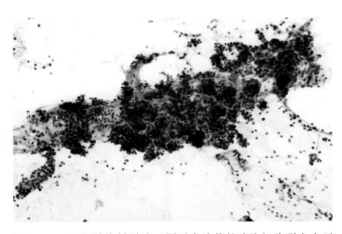

图 4.6.7 可疑滤泡性肿瘤 图示大片状的滤泡细胞群由小环状滤泡细胞（微滤泡）构成，部分微滤泡含有粉染的致密胶质小球

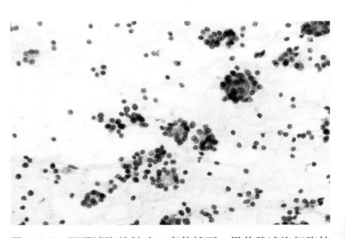

图 4.6.8 可疑滤泡性肿瘤 高倍镜下，甲状腺滤泡细胞较小而均匀，呈圆形，主要形成微滤泡结构。当样本中出现大量滤泡细胞而仅见少量胶质时，则需要提高警惕

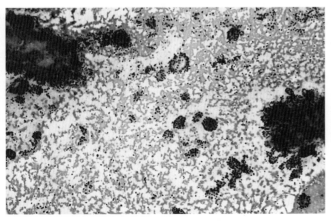

图 4.6.9 可疑滤泡性肿瘤 图示滤泡细胞形成大小不等的细胞团，细胞团中主要为微滤泡结构。样本中细胞量十分丰富，且缺乏胶质

第四章 甲状腺

	囊性甲状腺乳头状癌	良性囊性变
年龄	大多为中青年女性	大多为中青年女性
部位	甲状腺	甲状腺
症状和体征	通常为孤立性甲状腺结节；可出现淋巴结病	通常为多结节性甲状腺内的显性结节
病因	放射线的暴露；桥本甲状腺炎；家族性腺瘤性息肉病	碘缺乏引起的甲状腺肿大；桥本甲状腺炎；其他因素
细胞形态	• 样本由单个恶性细胞、恶性组织碎片和囊内巨噬细胞混合组成（*图 4.7.1 和 4.7.2*） • 癌细胞可少量存在或完全缺失（*图 4.7.1*） • 囊内巨噬细胞胞质内含有色素（*图 4.7.1 和 4.7.2*） • 癌细胞通常具有空泡状组织细胞样胞质，核质比低（*图 4.7.3~4.7.5*） • 癌细胞具有甲状腺乳头状癌的非典型胞核特征：核增大、拉长，核膜不规则，有核沟和核内假包涵体（*图 4.7.2~4.7.5*） • 罕见无空泡状胞质的癌细胞（*图 4.7.1*）	• 样本由甲状腺滤泡细胞及背景中色素性囊内巨噬细胞组成（*图 4.7.6~4.7.9*） • 样本中滤泡细胞可见梭形细胞，核拉长、增大和核膜轻度不规则（囊肿壁细胞），罕见核沟和核内假包涵体（*图 4.7.10*）
特殊检查	免疫组化：癌细胞常为 TTF-1、PAX-8 和甲状腺球蛋白阳性，但在间变性区域可缺失表达	免疫组化：TTF-1、PAX-8 和甲状腺球蛋白阳性；甲状旁腺素阴性
分子改变	*BRAF* 或 *RAS* 突变；*RET-PTC* 重排	无
治疗	手术切除，包括颈部淋巴结清扫；选择性放射性碘治疗	观察；外科美容手术或减压手术
临床意义	一般预后良好，但远处转移性疾病可持续存在	预后极好

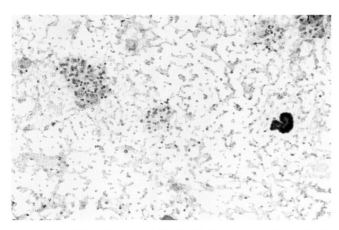

图 4.7.1　**囊性甲状腺乳头状癌**　样本中主要为囊液，见大量吞噬色素的巨噬细胞。图右侧示少许簇状甲状腺乳头状癌细胞

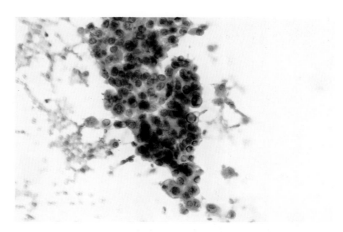

图 4.7.2　**囊性甲状腺乳头状癌**　图示甲状腺乳头状癌细胞团，其中部分癌细胞的泡沫状胞质增多，核质比低，细胞核增大，染色质呈粉末状，其中一个细胞具有大的核内假包涵体

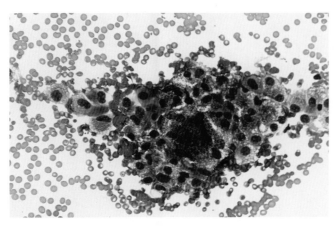

图 4.7.3　**囊性甲状腺乳头状癌**　图中甲状腺乳头状癌细胞具有空泡状胞质，胞质呈组织细胞样外观。细胞核增大、核膜不规则，可能是囊性甲状腺乳头状癌

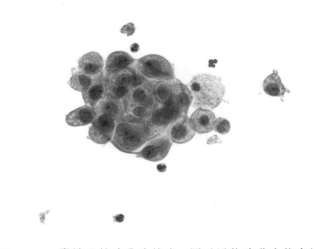

图 4.7.4　**囊性甲状腺乳头状癌**　图示甲状腺乳头状癌细胞，胞质丰富呈泡沫状，细胞核增大且明显大小不等

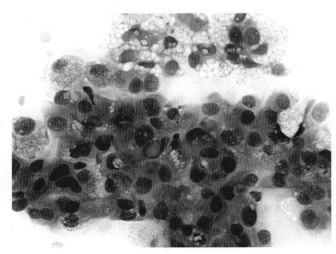

图 4.7.5　**囊性甲状腺乳头状癌**　细胞团中癌细胞具有高度不规则的胞核特征，胞质丰富（细胞摄入周围的囊液所致），核质比低

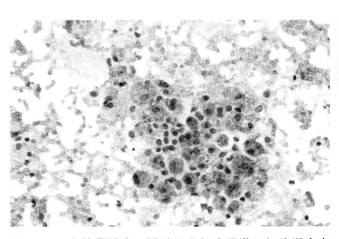

图 4.7.6　**良性囊性变**　图示巨噬细胞及淋巴细胞混合存在。可通过胞质内色素和（或）肾形核来识别巨噬细胞。巨噬细胞的存在证明样本取自囊液，并且制片合格

第四章　甲状腺

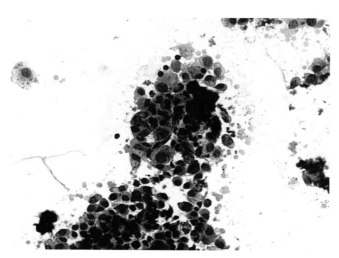

图 4.7.7 良性囊性变 图示大量巨噬细胞呈簇状聚集，貌似组织碎片。大部分细胞质内含色素，有助于巨噬细胞的确认

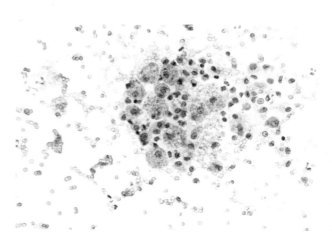

图 4.7.8 良性囊性变 图示色素沉积的囊内巨噬细胞与淋巴细胞混合存在

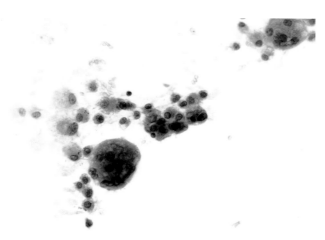

图 4.7.9 良性囊性变 囊液内有时可见多核巨细胞，但无特殊意义

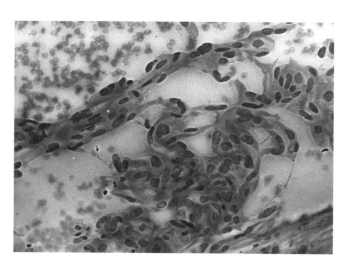

图 4.7.10 良性囊性变 囊液样本中的滤泡细胞可出现非典型性，这可能是因囊液长时间推压所致。囊肿壁细胞表现为核拉长及胞质延伸，但细胞核仅有轻度异型

	胶质结节	囊肿液
年龄	多为中青年女性	多为中青年女性
部位	甲状腺	甲状腺
症状和体征	通常为多结节性甲状腺内的显性结节	多结节性甲状腺内的显性结节；囊性甲状腺乳头状癌的孤立性结节；囊性甲状腺乳头状癌的淋巴病
病因	碘缺乏引起的甲状腺肿大；桥本甲状腺炎；其他因素	碘缺乏引起的甲状腺肿大；桥本甲状腺炎；囊性甲状腺乳头状癌；放射线的暴露；家族性腺瘤性息肉病；其他因素
细胞形态	• 胶质丰富，Diff-Quik 染色制片呈紫色，而巴氏制片染色呈粉红色 – 青色 *（图 4.8.1 和 4.8.2）* • 可见稠厚及稀薄的胶质区共存 *（图 4.8.3）* • 胶质可形成气泡或呈干裂状，有助于鉴别胶质与浓稠血液 *（图 4.8.4 和 4.8.5）* • 胶质内含晶体、巨噬细胞及极少量的良性滤泡细胞群 *（图 4.8.1 和 4.8.2）*	• 背景中可见颗粒状碎片和（或）纤维素，无胶质 *（图 4.8.6 和 4.8.7）* • 囊肿液含有囊内巨噬细胞，由此可确认囊肿液已被转移至玻片上 *（图 4.8.8 和 4.8.9）* • 可能存在晶体 *（图 4.8.10）* • 通常缺失囊肿壁细胞
特殊检查	免疫组化：TTF-1、PAX-8 和甲状腺球蛋白阳性；甲状旁腺素阴性	免疫组化：上皮细胞常为 TTF-1、PAX-8 和甲状腺球蛋白阳性；囊内巨噬细胞 CD68 阳性
分子改变	无	良性囊液无分子改变；对于囊性甲状腺乳头状癌，*BRAF* 或 *RAS* 基因突变，或 *RET-PTC* 重排
治疗	观察；外科美容手术或减压手术	细针穿刺不能确诊，需要行组织活检，后续处理取决于组织活检的结果
临床意义	预后非常好	预后非常好；囊性甲状腺乳头状癌患者预后良好，但远处转移性疾病可持续存在

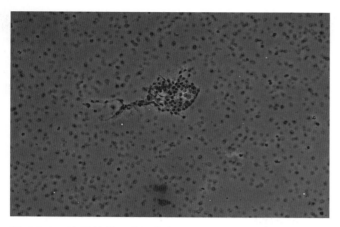

图 4.8.1　胶质结节　浓稠紫染的胶质覆盖了整个视野，红细胞模糊不清。图中央可见一团良性甲状腺滤泡细胞，胞质拉长

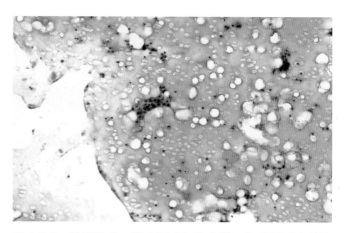

图 4.8.2　胶质结节　囊内巨噬细胞和淋巴细胞漂浮在粉染的囊液中。浓稠胶质中可见气泡形成，而在浓稠血清样本中却见不到类似现象

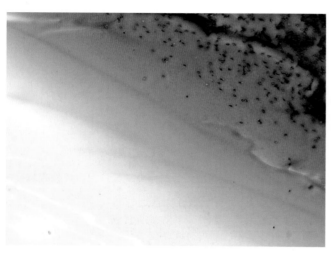

图 4.8.3　胶质结节　图中胶质有厚层（右上）和薄层（左下）。稠厚的胶质内含有大量的红细胞

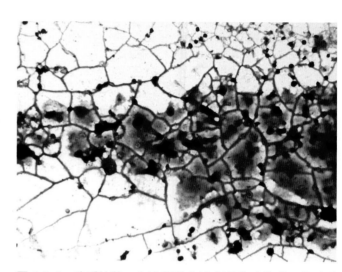

图 4.8.4　胶质结节　在浓稠的血清中通常无此明显的干裂现象，因而可确认背景中是胶质

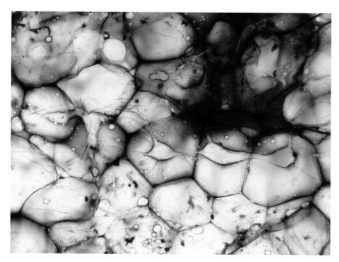

图 4.8.5　胶质结节　明显的气泡是胶质的另一特征，有助于胶质的鉴别，在浓稠的血清中则无此特征

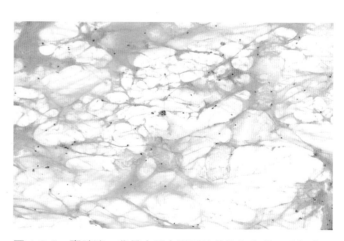

图 4.8.6　囊肿液　背景中无定形颗粒状物包裹着巨噬细胞和炎症细胞，该无定形颗粒状物为纤维素和（或）囊内容物，而非胶质

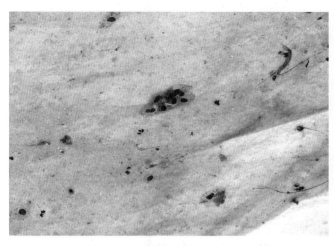

图 4.8.7 囊肿液 图示颗粒状碎片中央见一小簇巨噬细胞。无囊肿壁细胞，因此囊肿性质不明

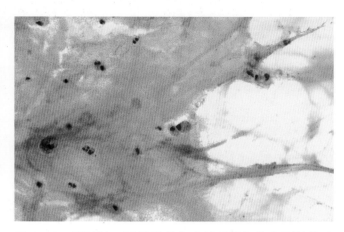

图 4.8.8 囊肿液 图示吞噬色素的巨噬细胞和颗粒状碎片，无胶质

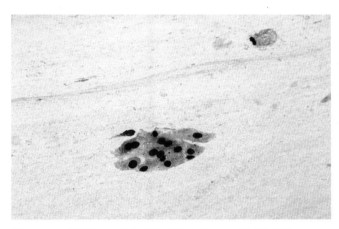

图 4.8.9 囊肿液 囊内容物背景中见一小簇巨噬细胞

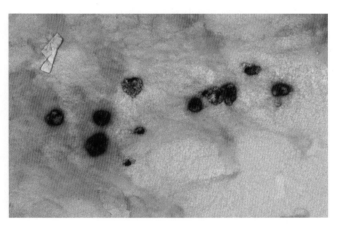

图 4.8.10 囊肿液 图片左上角见囊肿内形成的结晶，图片中还有少量巨噬细胞。背景呈颗粒状，不具备胶质的形态特征

第四章 甲状腺

	甲状腺乳头状癌	甲状腺髓样癌
年龄	大多为中青年女性	中年人；有家族史的年轻人
部位	甲状腺	甲状腺
症状和体征	通常为孤立性甲状腺结节；可出现淋巴结病	无痛性甲状腺肿块或颈部淋巴结病；转移性疾病可出现面部潮红和腹泻
病因	放射线的暴露；桥本甲状腺炎；家族性腺瘤性息肉病	源自分泌降钙素的 C 细胞。与家族性综合征（MEN-2A，MEN2B）、家族性甲状腺髓样癌综合征、von-Hippel-Lindau 病及神经纤维瘤病有关
细胞形态	• 黏附性组织碎片主要呈乳头状和（或）单层片状 *（图 4.9.1 和 4.9.2）* • 胶质可能很少或不存在 *（图 4.9.1）* • 核质比升高 *（图 4.9.3）* • 核增大、呈卵圆形，染色质呈粉尘状 *（图 4.9.4）* • 核膜不规则 *（图 4.9.3）* • 可见核沟 *（图 4.9.4）* • 可见核内假包涵体 *（图 4.9.1、4.9.4 和 4.9.5）*	• 成分单一的细胞疏松聚集和散在分布 *（图 4.9.6 和 4.9.7）* • 背景中含有无定形淀粉样物，无胶质成分 *（图 4.9.8）* • 肿瘤细胞呈上皮样或梭形，核偏位，胞质丰富 *（图 4.9.9 和 4.9.10）* • 核膜规则，核大小不等 *（图 4.9.9）* • 染色质呈斑点状（神经内分泌细胞的特征）*（图 4.9.10）*
特殊检查	免疫组化：癌细胞常为 TTF-1、PAX-8 和甲状腺球蛋白阳性，但在间变性区域可缺失表达；降钙素阴性	免疫组化：降钙素、TTF-1、PAX-8 及神经内分泌标记阳性；甲状腺球蛋白阴性。特殊染色：刚果红染色可识别淀粉样物。细针穿刺冲洗液检测出降钙素水平升高
分子改变	*BRAF* 或 *RAS* 突变；*RET-PTC* 重排	大部分家族性病例及 50% 的散发病例中出现 *RET* 基因突变，其他突变基因有 *HRAS* 或 *KRAS*
治疗	手术切除，包括颈部淋巴结清扫；选择性放射性碘治疗	手术切除
临床意义	一般预后良好，但远处转移性疾病可持续存在	10 年生存率为 75%~85%，有远处转移者预后不良

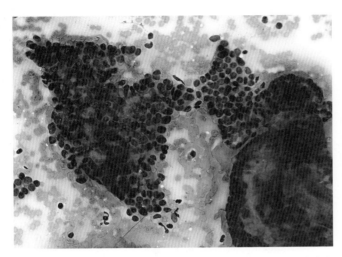

图 4.9.1　甲状腺乳头状癌　细胞核增大、呈卵圆形。可见少量核内假包涵体（图中左上角）及致密胶质（图中右侧）

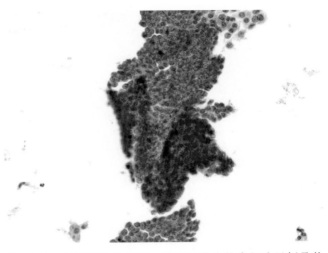

图 4.9.2　甲状腺乳头状癌　甲状腺乳头状癌细胞呈折叠状单层排列，细胞核拥挤、重叠、增大，染色质呈粉尘状

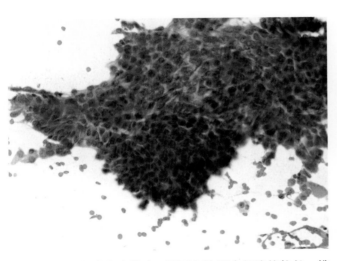

图 4.9.3　甲状腺乳头状癌　图示细胞团中细胞核拉长、排列拥挤，其中几个细胞具有核沟

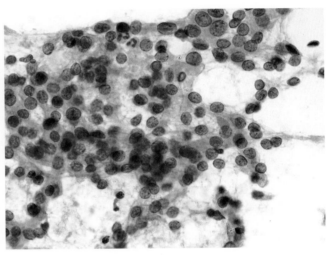

图 4.9.4　甲状腺乳头状癌　甲状腺乳头状癌细胞团中细胞质丰富、细胞核增大、染色质呈粉尘状。图上方中央细胞见明显的核内假包涵体

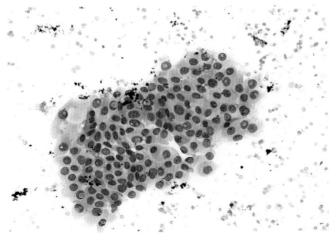

图 4.9.5　甲状腺乳头状癌　甲状腺乳头状癌细胞团中见较多核内假包涵体，其染色与胞质相同

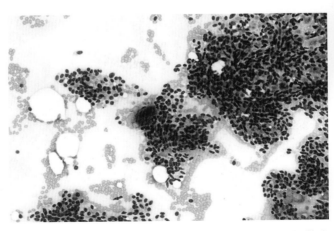

图 4.9.6　甲状腺髓样癌　样本中细胞量丰富，细胞松散聚集成团，胞核主要呈梭形

第四章　甲状腺

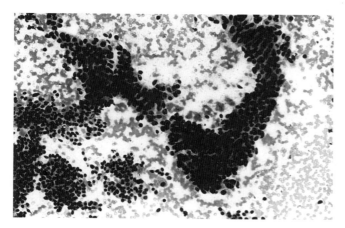

图 4.9.7 甲状腺髓样癌 图中甲状腺髓样癌的细胞排列酷似甲状腺乳头状癌。细胞呈乳头状排列，核呈卵圆形、排列拥挤。背景中见少量散在分布的细胞，应考虑甲状腺髓样癌的可能；然而，甲状腺乳头状癌也可见散在分布的细胞

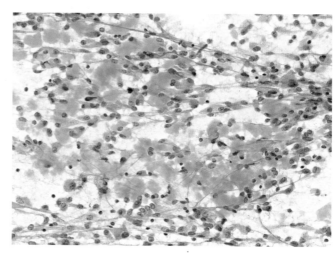

图 4.9.8 甲状腺髓样癌 图示大量梭形细胞核及蓝染的无定形淀粉样物

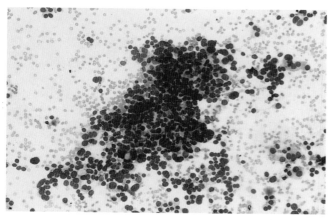

图 4.9.9 甲状腺髓样癌 图示大量单个散在分布的细胞和裸核，细胞核大小不等，类似滤泡上皮细胞的 Hurthle 细胞化生。也可见肿瘤细胞散在分布，胞质清晰，核偏位，提示甲状腺髓样癌

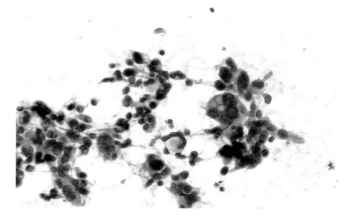

图 4.9.10 甲状腺髓样癌 甲状腺髓样癌细胞呈多形性，图中可见少量多核细胞及 1 个突出的核内包涵体。染色质呈斑点状而非粉尘状，因而更倾向于甲状腺髓样癌而非甲状腺乳头状癌

	甲状腺乳头状癌	可疑滤泡性肿瘤
年龄	大多为中青年女性	中年人，女性多见
部位	甲状腺	甲状腺
症状和体征	通常为孤立性甲状腺结节；可出现淋巴结病	孤立性甲状腺结节
病因	放射线的暴露；桥本甲状腺炎；家族性腺瘤性息肉病	滤泡性腺瘤；滤泡亚型甲状腺乳头状癌；具有乳头状核特征的非浸润性甲状腺滤泡性肿瘤（NIFTP）；滤泡癌
细胞形态	• 黏附性组织碎片主要呈乳头状和（或）单层片状（图 4.10.1 和 4.10.2） • 胶质可能很少或不存在（图 4.10.1 和 4.10.2） • 核质比升高（图 4.10.3 和 4.10.4） • 核增大、呈卵圆形，染色质呈粉尘状（图 4.10.3） • 核膜不规则（图 4.10.3 和 4.10.5） • 可见核沟（图 4.10.4 和 4.10.5） • 可见核内假包涵体	• 细胞量十分丰富；可见滤泡细胞形成组织碎片、微滤泡及单个散在分布于背景中（图 4.10.6 和 4.10.7） • 无或罕见胶质，在微滤泡中可形成致密胶质小球（图 4.10.8） • 细胞团主要由少于 12 个细胞的微滤泡构成（图 4.10.6~4.10.9）
特殊检查	免疫组化：癌细胞常为 TTF-1、PAX-8 和甲状腺球蛋白阳性，但在间变性区域可缺失表达；降钙素阴性	免疫组化：TTF-1、PAX-8 和甲状腺球蛋白阳性
分子改变	*BRAF* 或 *RAS* 突变；*RET-PTC* 重排	*RAS* 突变（滤泡腺瘤、NIFTP 和滤泡癌）；*NRAS*、*HRAS*、*PI3CA*、*PTEN* 突变或 *PAX8-PPAR* γ 重排（滤泡癌）
治疗	手术切除，包括颈部淋巴结清扫；选择性放射性碘治疗	先行甲状腺腺叶切除术或全甲状腺切除术（辅助检查为阳性），后续治疗取决于具体诊断
临床意义	一般预后良好，但远处转移性疾病可持续存在	预后极好；对于癌，一般预后良好，即使甲状腺乳头状癌远处转移性疾病持续存在；滤泡性癌有远处转移者预后不良

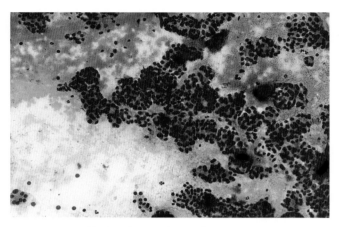

图 4.10.1　甲状腺乳头状癌（PTC）　图中细胞核增大、排列重叠；胶质仅以致密小球的形式存在（"泡泡糖样"胶质）

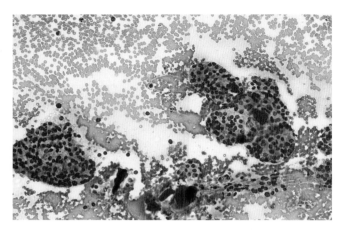

图 4.10.2　甲状腺乳头状癌（PTC）　为图 4.10.1 同一病例的另一视野

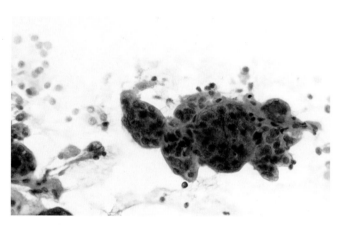

图 4.10.3　甲状腺乳头状癌（PTC）　图示甲状腺乳头状癌细胞的部分异型性特征，包括：核增大、核膜不规则、核呈卵圆形和染色质呈粉尘状

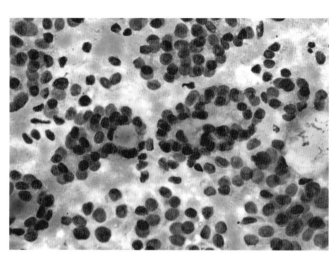

图 4.10.4　甲状腺乳头状癌（PTC）　图示甲状腺乳头状癌细胞呈微滤泡状排列，部分细胞环绕蓝染的致密胶质。细胞核增大、排列重叠，少许细胞可见明显核沟

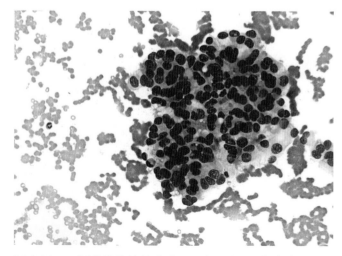

图 4.10.5　甲状腺乳头状癌（PTC）　图示甲状腺乳头状癌细胞团由微滤泡构成，核呈卵圆形、核沟明显

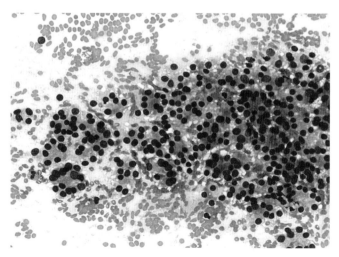

图 4.10.6　可疑滤泡性肿瘤　甲状腺滤泡细胞主要呈微滤泡状排列。Hurthle 细胞变导致胞核增大、大小不等，但胞核呈圆形、无核沟，且核膜不规则

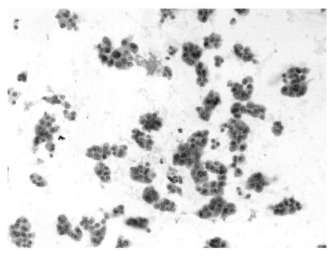

图 4.10.7 可疑滤泡性肿瘤 微滤泡散在分布，每个微滤泡结构由不足 10 个滤泡细胞组成，胞核呈圆形、核膜规则，无甲状腺乳头状癌的粉尘状染色质

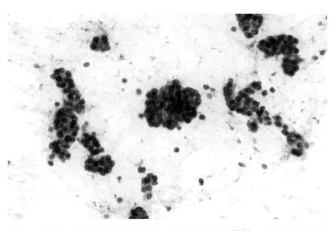

图 4.10.8 可疑滤泡性肿瘤 图示微滤泡结构，这些微滤泡既可相互连接，又可单独存在。一些微滤泡含有致密的粉染胶质。鉴别诊断包括滤泡性腺瘤、滤泡癌、NIFTP 和滤泡亚型甲状腺乳头状癌；由于缺乏非典型核特征，后两种的可能性不大

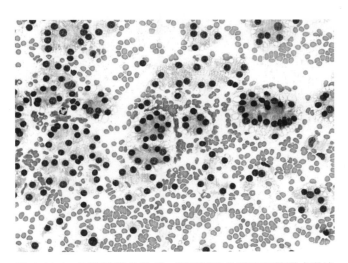

图 4.10.9 可疑滤泡性肿瘤 图示温和的滤泡细胞形成微滤泡结构及散在分布于背景中。核呈圆形，核膜规则

第四章 甲状腺

	甲状腺乳头状癌	富于细胞的腺瘤样结节
年龄	大多为中青年女性	大多为中青年女性
部位	甲状腺	甲状腺
症状和体征	通常为孤立性甲状腺结节；可出现淋巴结病	通常为多结节性甲状腺内的显性结节
病因	放射线的暴露；桥本甲状腺炎；家族性腺瘤性息肉病	碘缺乏引起的甲状腺肿大；桥本甲状腺炎；其他原因
细胞形态	• 黏附性组织碎片主要呈乳头状和（或）单层片状（图 4.11.1 和 4.11.2） • 胶质可能很少或不存在（图 4.11.3 和 4.11.4） • 核质比升高（图 4.11.5） • 核增大、呈卵圆形，染色质呈粉尘状（图 4.11.5） • 核膜不规则（图 4.11.3 和 4.11.5） • 可见核沟（图 4.11.3） • 可见核内假包涵体（图 4.11.5）	• 由成分单一的滤泡细胞排列为三维立体的组织碎片，可见胶质（图 4.11.6 和 4.11.7） • 背景中可见胶质（图 4.11.8） • 背景中无或有少量单个散在分布的细胞和裸核细胞（图 4.11.9） • 核呈圆形、核膜规则（图 4.11.10）
特殊检查	免疫组化：癌细胞常为 TTF-1、PAX-8 和甲状腺球蛋白阳性，但在间变性区域可缺失表达；降钙素阴性	免疫组化：TTF-1、PAX-8 和甲状腺球蛋白阳性
分子改变	*BRAF* 或 *RAS* 突变；*RET-PTC* 重排	无
治疗	手术切除，包括颈部淋巴结清扫；选择性放射性碘治疗	观察；外科美容手术或减压手术
临床意义	一般预后良好，但远处转移性疾病可持续存在	预后极好

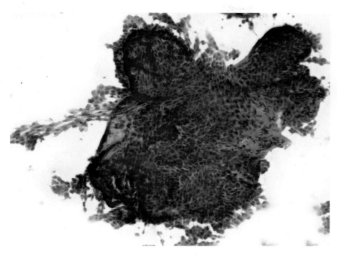

图 4.11.1　甲状腺乳头状癌（PTC）　甲状腺乳头状癌细胞团伴纤维血管轴心。核质比高，核拉长、排列重叠

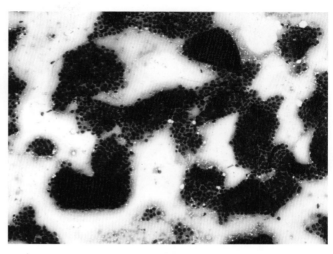

图 4.11.2　甲状腺乳头状癌（PTC）　乳头状细胞团见成分单一的甲状腺癌细胞，胞核呈圆形至卵圆形、形状不规则，核质比升高，背景中无胶质

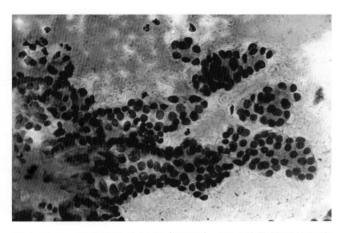

图 4.11.3　甲状腺乳头状癌（PTC）　图示片状排列的细胞群见致密胶质小球，胞核增大、形状不规则，部分细胞可见核沟

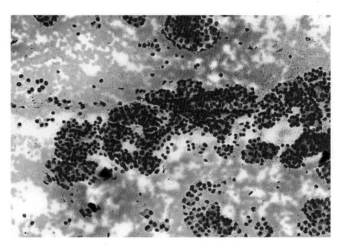

图 4.11.4　甲状腺乳头状癌（PTC）　图中可见少量致密的胶质。细胞呈单层排列，伴有乳头状结构。胞核增大、拉长

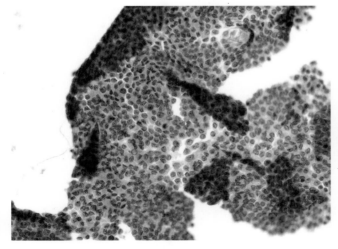

图 4.11.5　甲状腺乳头状癌（PTC）　图示单层排列的细胞团，染色质呈粉尘状，核拉长，核膜不规则，可见核沟，偶见核内假包涵体。图右上角可见砂粒体

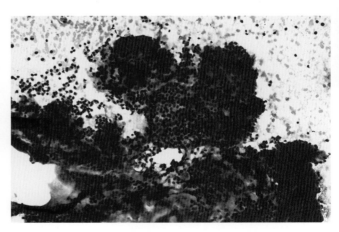

图 4.11.6　富于细胞的腺瘤样结节　腺瘤样结节的巨大组织碎片内见血管，貌似乳头状结构。细胞核呈圆形、形态单一、排列无重叠

第四章　甲状腺

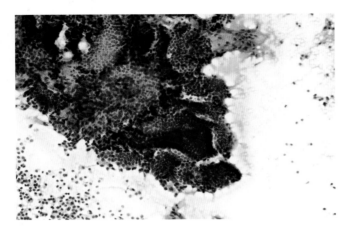

图 4.11.7   富于细胞的腺瘤样结节   图示片状折叠的良性滤泡细胞团及背景中许多散在分布的单个细胞。细胞核呈圆形、形态单一、排列无重叠。组织碎片内及背景中均见粉染的胶质

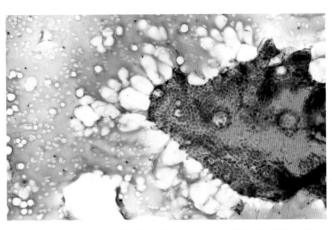

图 4.11.8   富于细胞的腺瘤样结节   大片状组织碎片由大量良性滤泡细胞构成，细胞核呈圆形、排列规则。背景中可见粉染的胶质及血性成分形成的"瑞士奶酪"样外观

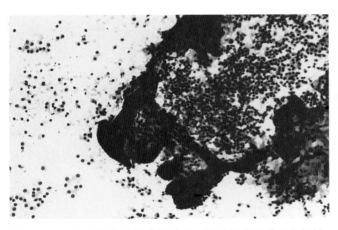

图 4.11.9   富于细胞的腺瘤样结节   图示腺瘤样结节的细针穿刺样本细胞量丰富，可见单个散在分布的细胞及具有纤维血管轴心的乳头状结构。图中虽无胶质，但小而圆的细胞核表明其为良性

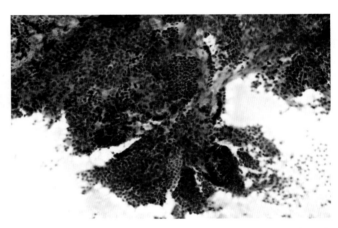

图 4.11.10   富于细胞的腺瘤样结节   图示良性细胞团中细胞量丰富，可见含纤维血管轴心的乳头状结构。尽管细胞量丰富，但在低倍镜下仍可见细胞核小、圆形、排列规则，表明其为良性

	囊肿壁细胞	囊性甲状腺乳头状癌
年龄	大多为中青年女性	大多为中青年女性
部位	甲状腺	甲状腺
症状和体征	通常为多结节性甲状腺内的显性结节	通常为孤立性甲状腺结节；可出现淋巴结病
病因	碘缺乏引起的甲状腺增大；桥本甲状腺炎；其他因素	放射线的暴露；桥本甲状腺炎；家族性腺瘤性息肉病
细胞形态	• 囊肿壁细胞构成小至中等大小的细胞群，胞质拉长，细胞具有双极性 *（图 4.12.1 和 4.12.2）* • 核增大和（或）拉长，但罕见核沟或核内假包涵体 *（图 4.12.3 和 4.12.4）* • 染色质无粉尘状外观 *（图 4.12.4）* • 背景为囊液、囊内巨噬细胞和（或）胶质 *（图 4.12.5）*	• 样本由数量不等的单个恶性细胞、恶性组织碎片和囊内巨噬细胞混合而成 *（图 4.12.6 和 4.12.7）* • 癌细胞可少量存在或完全缺失 *（图 4.12.8）* • 囊内巨噬细胞胞质内含有色素 *（图 4.12.7 和 4.12.8）* • 癌细胞通常具有空泡状组织细胞样胞质，核质比低 *（图 4.12.1）* • 癌细胞具有甲状腺乳头状癌的非典型胞核特征：核增大、拉长，核膜不规则，有核沟和核内假包涵体 *（图 4.12.9 和 4.12.10）*
特殊检查	免疫组化：TTF-1、PAX-8 和甲状腺球蛋白阳性；PTH 阴性	免疫组化：TTF-1、PAX-8 和甲状腺球蛋白阳性，但在间变性区域可缺失表达
分子改变	无	*BRAF* 或 *RAS* 突变；*RET-PTC* 重排
治疗	观察；外科美容手术或减压手术	手术切除，包括颈部淋巴结清扫；选择性放射性碘治疗
临床意义	预后极好	一般预后良好，但远处转移性疾病可持续存在

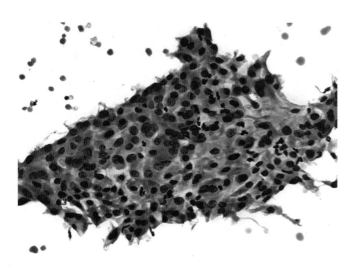

图 4.12.1　囊肿壁细胞　图示良性囊肿壁细胞群，细胞质丰富，胞核增大、拉长

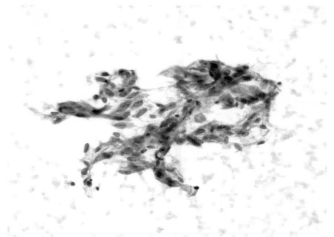

图 4.12.2　囊肿壁细胞　图示良性囊肿壁细胞群，细胞具有双极性，胞质呈锥形，胞核大小不等。无甲状腺乳头状癌的粉尘状染色质

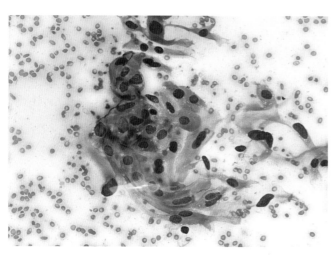

图 4.12.3　囊肿壁细胞　囊肿壁细胞核膜不规则、核拉长，鉴别诊断包括甲状腺乳头状癌。必要时应将这种样本诊断为"意义不明确的非典型细胞"，而非良性改变

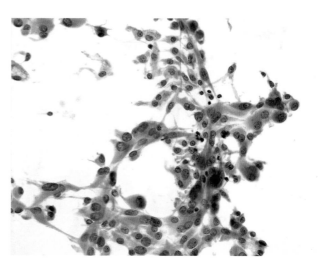

图 4.12.4　囊肿壁细胞　图示细胞核虽增大、拉长，但却缺少甲状腺乳头状癌的其他形态特征：粉尘状染色质、核沟和核内假包涵体

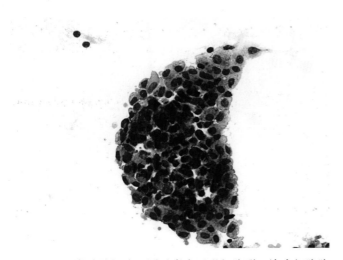

图 4.12.5　囊肿壁细胞　图示囊内巨噬细胞群，许多细胞胞质内含蓝染色素。在囊性病变中，成簇的巨噬细胞可形成假性组织碎片，酷似肿瘤

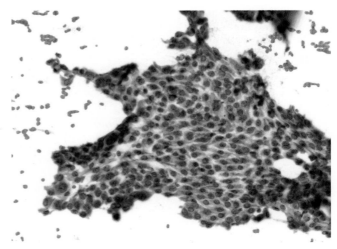

图 4.12.6　囊性甲状腺乳头状癌（PTC）　图中细胞胞质增多，可能是因囊液挤压所致，尽管核质比低，但细胞仍具有甲状腺乳头状癌的胞核特征：核增大、染色质呈粉尘状、部分可见核沟

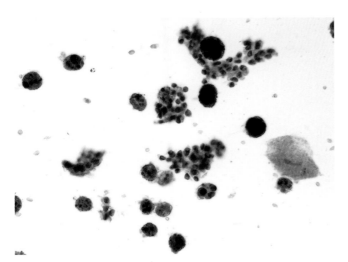

图 4.12.7　囊性甲状腺乳头状癌（PTC）　图示成群的甲状腺乳头状癌细胞及吞噬色素的巨噬细胞。由于囊性病变可能仅见少量囊肿壁细胞，因此难以明确诊断

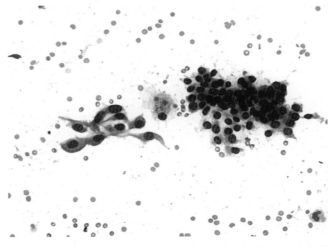

图 4.12.8　囊性甲状腺乳头状癌（PTC）　部分细胞具有明显的囊肿壁细胞改变（图左侧），而其他细胞胞质稀少、核质比高（图右侧）

第四章　甲状腺

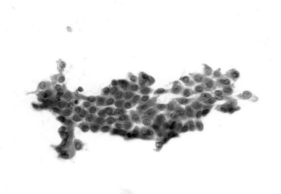

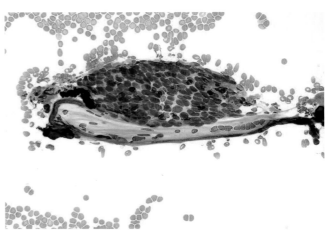

图 4.12.9　囊性甲状腺乳头状癌（PTC）　细胞团内细胞核增大、染色质呈粉尘状、核内假包涵体突出

图 4.12.10　囊性甲状腺乳头状癌（PTC）　图示小细胞团，核质比低，细胞核拉长、重叠。这些拉长的细胞核呈"流水样"排列，此为甲状腺乳头状癌的特征之一

	具有乳头状核特征的非浸润性甲状腺滤泡性肿瘤（NIFTP）	滤泡亚型甲状腺乳头状癌
年龄	大多为中青年女性	大多为中青年女性
部位	甲状腺	甲状腺
症状和体征	孤立性甲状腺结节	通常为孤立性甲状腺结节；可出现淋巴结病
病因	研究中	放射线的暴露；桥本甲状腺炎；家族性腺瘤性息肉病
细胞形态	• 黏附性组织碎片，主要由不明显的微滤泡结构组成（图 4.13.1 和 4.13.2） • 通常无胶质或含少量胶质，可见致密胶质小球 • 核质比升高（图 4.13.3） • 核增大、呈卵圆形，染色质呈粉尘状（图 4.13.4 和 4.13.5） • 核膜不规则（图 4.13.3） • 核沟可有可无（图 4.13.4 和 4.13.5） • 罕见核内假包涵体	• 在黏附性组织碎片中，可见不明显的微滤泡结构，也可见单层乳头状结构（图 4.13.6 和 4.13.7） • 通常无胶质或含少量胶质，可见致密胶质小球（图 4.13.8） • 核质比升高（图 4.13.9） • 核增大、呈卵圆形，染色质呈粉尘状（（图 4.13.10） • 核膜不规则（图 4.13.9） • 常见核沟（图 4.13.9 和 4.13.10） • 常见核内假包涵体，也可无核内假包涵体
特殊检查	免疫组化：TTF-1、PAX-8 和甲状腺球蛋白阳性	免疫组化：TTF-1、PAX-8 和甲状腺球蛋白常为阳性，但在间变性区域可缺失表达
分子改变	*RAS* 突变	*RAS* 突变，*BRAF* 突变不常见。*RET-PTC* 和 *PAX8-PPAR* γ 重排
治疗	甲状腺腺叶切除术	手术切除，包括颈部淋巴结清扫；选择性放射性碘治疗
临床意义	预后极好	一般预后良好，但远处转移性疾病可持续存在

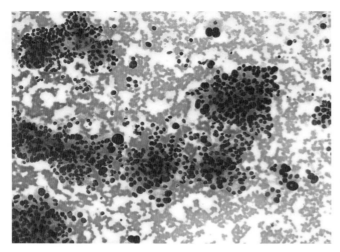

图 4.13.1   具有乳头状核特征的非浸润性甲状腺滤泡性肿瘤（NIFTP）   图示样本细胞量丰富，可见单个微滤泡及由不明显微滤泡结构形成的大组织碎片。细胞核增大，部分核拉长，无胶质及核内假包涵体

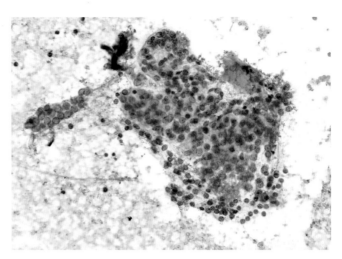

图 4.13.2   具有乳头状核特征的非浸润性甲状腺滤泡性肿瘤（NIFTP）   图示细胞核具有甲状腺乳头状癌的细胞核特征：核增大、呈卵圆形，染色质呈粉尘状

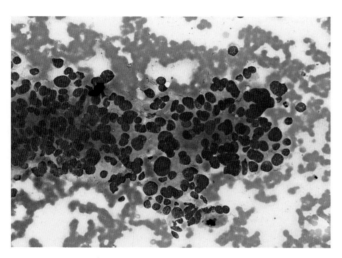

图 4.13.3   具有乳头状核特征的非浸润性甲状腺滤泡性肿瘤（NIFTP）   仅依据细胞学形态不能可靠地区分 NIFTP、滤泡癌、滤泡腺瘤或滤泡亚型甲状腺乳头状癌。样本通常展现出甲状腺乳头状癌的部分形态特征。当以微滤泡结构为主时，应谨慎判断

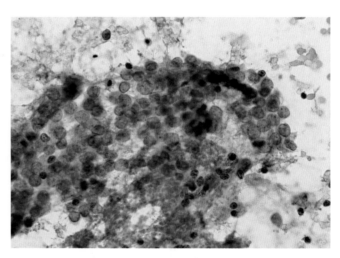

图 4.13.4   具有乳头状核特征的非浸润性甲状腺滤泡性肿瘤（NIFTP）   细胞核增大、重叠、部分可见核沟。粉尘状染色质通常仅见于甲状腺乳头状癌

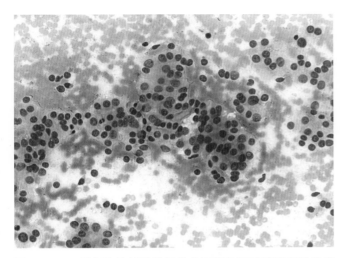

图 4.13.5　具有乳头状核特征的非浸润性甲状腺滤泡性肿瘤（NIFTP）　即使出现核内假包涵体（如图所示），但存在微滤泡结构为主的形态，应该怀疑是 NIFTP

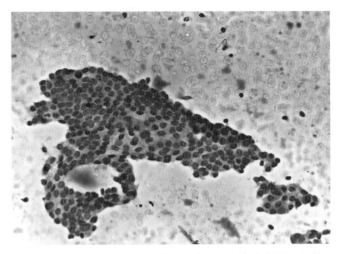

图 4.13.6　甲状腺乳头状癌（PTC）　图示单层片状细胞群，无微滤泡结构。滤泡亚型甲状腺乳头状癌的部分区域也可无微滤泡结构形成

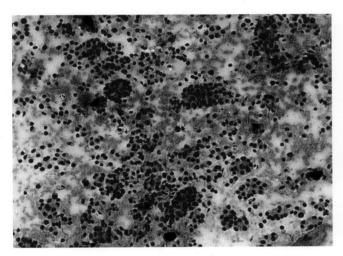

图 4.13.7　甲状腺乳头状癌（PTC）　图示样本细胞量丰富，可见散在分布的细胞、微滤泡和微滤泡群。在 NIFTP 样本中也可见到类似的细胞形态。此例后续的样本诊断为滤泡亚型甲状腺乳头状癌

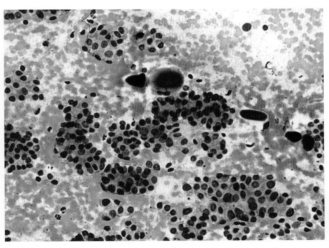

图 4.13.8　甲状腺乳头状癌（PTC）　甲状腺乳头状癌有时可见致密的胶质小球（"泡泡糖样"胶质），不应误读为良性改变。注意：核增大、重叠、呈卵圆形

第四章　甲状腺

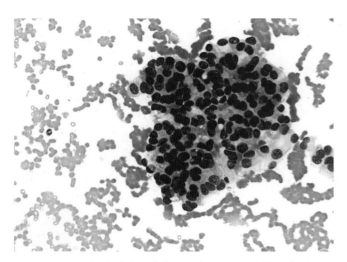

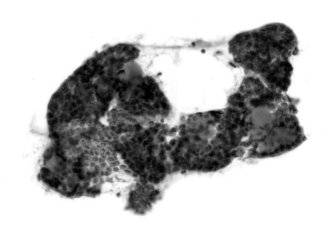

图 4.13.9　甲状腺乳头状癌（PTC）　图示细胞核具有明显的非典型性，应考虑是甲状腺乳头状癌——核增大、核膜不规则、核呈卵圆形和有核沟。微滤泡结构为主的形态特征导致诊断的不确定性，提示可能是 NIFTP 或滤泡亚型甲状腺乳头状癌

图 4.13.10　甲状腺乳头状癌（PTC）　单层排列的细胞团具有乳头状结构，无微滤泡结构。这种细胞形态也可见于滤泡亚型甲状腺乳头状癌。图中细胞团内有致密的胶质小球

	间变性甲状腺癌	转移癌
年龄	老年人	中老年人
部位	甲状腺	甲状腺
症状和体征	快速增大的甲状腺肿块导致吞咽困难和（或）呼吸困难	一个或多个甲状腺结节
病因	不明；可能源自长期存在的高分化甲状腺癌	头颈部紧邻部位的鳞状细胞癌发生蔓延和转移；肾癌、肺癌、乳腺癌或恶性黑色素瘤转移
细胞形态	• 高度多形性的细胞呈单个散在分布和（或）形成组织碎片（*图 4.14.1 和 4.14.2*） • 背景中见坏死碎片（*图 4.14.3*） • 可见巨细胞、梭形细胞和（或）鳞状分化细胞（*图 4.14.4 和 4.14.5*） • 部分区域可见普通型甲状腺癌	• 细胞呈单个散在分布和（或）形成组织碎片 • 形态因原发肿瘤而异 • 肾细胞癌胞质丰富、呈空泡状，核偏位、核仁明显，罕见多形性形态（*图 4.14.6*） • 普通型腺癌细胞核增大、核膜不规则，可形成腺体结构；低分化时可呈多形性形态（*图 4.14.7 和 4.14.8*） • 鳞状细胞癌具有致密的、蜡质样细胞质，并可能有角质碎片（*图 4.14.9 和 4.14.10*） • 黑色素瘤细胞呈上皮样或梭形，可见双核，胞质含有色素和（或）形成"拖尾"现象
特殊检查	免疫组化：多数癌细胞的甲状腺标记物失表达，PAX-8 是最敏感的标记物	免疫组化：因原发肿瘤而异。源自肺：TTF-1 阳性；源自肾：PAX-8 阳性。恶性黑色素瘤转移表达黑色素标记
分子改变	*RAS* 突变	因起源部位及肿瘤类型而异
治疗	手术切除和（或）放化疗；靶向治疗	依据肿瘤类型和标记物状态，行放化疗和（或）靶向治疗 / 免疫治疗
临床意义	预后不良；1 年的生存率 < 20%	预后取决于肿瘤的类型和分期

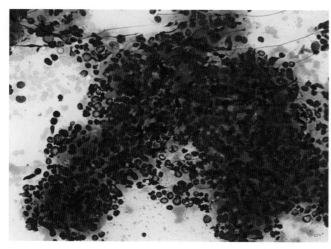

图 4.14.1　间变性甲状腺癌　图示疏松聚集的细胞团和周围单个散在分布的细胞。即使在低倍镜下，仍可见核明显增大及核呈多形性，通过细胞形态不能判断原发部位

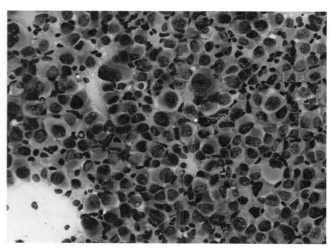

图 4.14.2　间变性甲状腺癌　图示大量多形性大细胞，胞质丰富、核增大及核形不规则

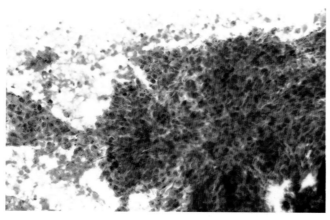

图 4.14.3　间变性甲状腺癌　样本细胞量丰富，背景中见大量坏死碎片

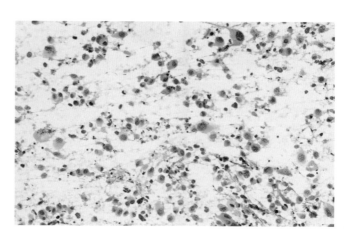

图 4.14.4　间变性甲状腺癌　背景中可见单个散在分布的多形性细胞，核大小显著不等

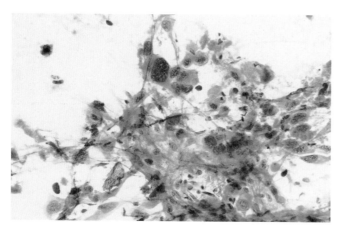

图 4.14.5　间变性甲状腺癌　图示多形性梭形细胞，核增大、呈卵圆形、深染。粉染的角化碎片提示肿瘤具有鳞状分化特征

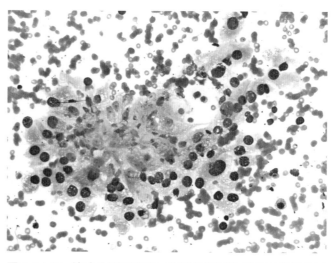

图 4.14.6　转移性肾细胞癌　转移性肾细胞癌是最常见的甲状腺转移癌，与间变性甲状腺癌相比，细胞核规则、呈圆形

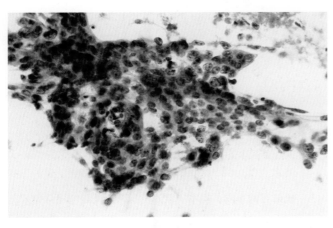

图 4.14.7　转移性乳腺导管腺癌　恶性细胞形成三维立体组织碎片，核质比高、染色质深染、核膜不规则，与间变性甲状腺癌相比，细胞的多形性不明显

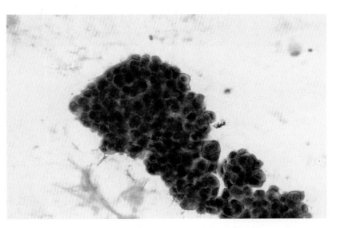

图 4.14.8　转移性乳腺导管腺癌　图示三维立体乳头状细胞团，细胞核增大、深染。间变性癌细胞的形态特征在绝大多数转移性腺癌中罕见或缺失

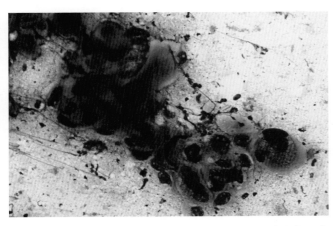

图 4.14.9　鳞状细胞癌　图示恶性细胞，细胞质致密、光滑，核大、深染、不规则及大小不等。鳞状细胞癌可转移至甲状腺或从头颈部的邻近部位开始蔓延

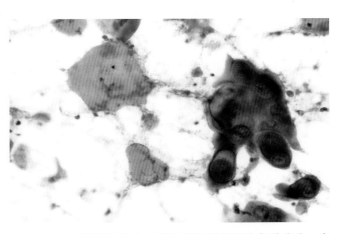

图 4.14.10　鳞状细胞癌　图示恶性细胞团及角质碎片。多数情况下，患者有甲状腺鳞状细胞癌病史或疑似患有头颈部鳞状细胞癌，这将有助于排除伴有鳞状分化的间变性甲状腺癌

第四章　甲状腺

	岛状甲状腺癌	甲状腺乳头状癌
年龄	老年人	大多为中青年女性
部位	甲状腺	甲状腺
症状和体征	甲状腺肿块；可出现淋巴结病	通常为孤立性甲状腺结节；可出现淋巴结病
病因	不明；可能源自高分化甲状腺癌的去分化成分	放射线的暴露；桥本甲状腺炎；家族性腺瘤性息肉病
细胞形态	• 细胞量丰富，肿瘤细胞呈"包裹样"紧密排列（*图 4.15.1 和 4.15.2*） • 细胞团中细胞核呈圆形至卵圆形、增大、重叠（*图 4.15.3 和 4.15.4*） • 细胞团边缘的细胞核呈栅栏状排列（*图 4.15.1*） • 核膜规则（*图 4.15.5*） • 染色质具有神经内分泌细胞的特征，无核沟、粉尘状染色质或核内假包涵体	• 黏附性组织碎片主要呈乳头状和（或）单层片状（*图 4.15.6 和 4.15.7*） • 胞质可能很少或不存在（*图 4.15.8*） • 核质比升高（*图 4.15.9*） • 核增大、呈卵圆形，染色质呈粉尘状（*图 4.15.9*） • 核膜不规则（*图 4.15.10*） • 可见核沟（*图 4.15.10*） • 可见核内假包涵体
特殊检查	免疫组化：TTF-1、PAX-8 和甲状腺球蛋白阳性	免疫组化：TTF-1、PAX-8 和甲状腺球蛋白阳性，但在间变性区域可缺失表达；降钙素阴性
分子改变	*BRAF* 或 *RAS* 突变	*BRAF* 或 *RAS* 突变；*RET-PTC* 重排
治疗	手术切除，包括颈部淋巴结清扫；选择性放射性碘治疗	手术切除，包括颈部淋巴结清扫；选择性放射性碘治疗
临床意义	侵袭性更高；复发率和远处转移率更高	一般预后良好，但远处转移性疾病可持续存在

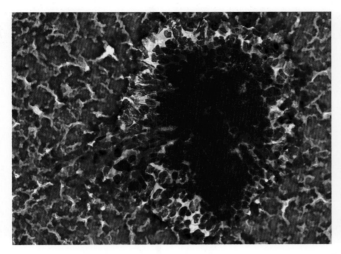

图 4.15.1　岛状甲状腺癌　图示"包裹样"癌细胞。多数细胞呈卵圆形、排列拥挤，细胞团边缘的细胞核呈栅栏状排列

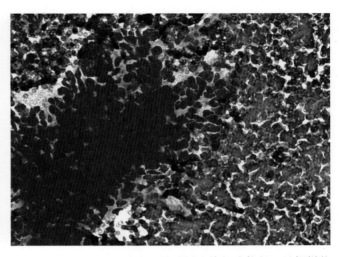

图 4.15.2　岛状甲状腺癌　细胞团边缘细胞拉长，呈栅栏状排列。细胞核增大，无核沟和核内假包涵体

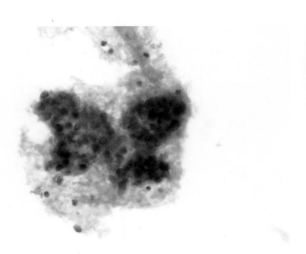

图 4.15.3　岛状甲状腺癌　图示上皮样岛状甲状腺癌细胞呈"包裹样"。这些细胞缺乏高分化甲状腺癌的典型特征：滤泡癌的微滤泡结构和甲状腺乳头状癌的核沟

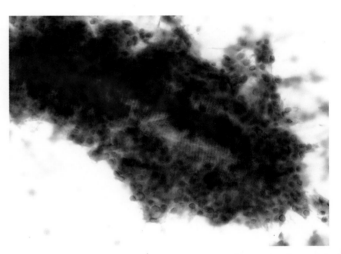

图 4.15.4　岛状甲状腺癌　乳头状细胞团貌似甲状腺乳头状癌。细针穿刺样本中细胞量丰富，虽然细胞形态异常足以怀疑是肿瘤，但仅凭细胞形态难以明确诊断

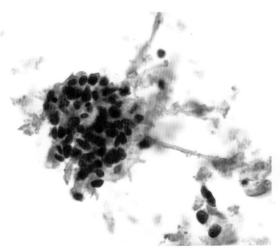

图 4.15.5　岛状甲状腺癌　图示"包裹样"细胞团，细胞增大、拉长。染色质均匀一致、深染，罕见核内假包涵体

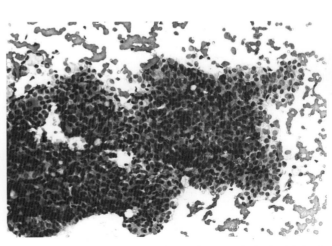

图 4.15.6　甲状腺乳头状癌（PTC）　乳头状细胞团中细胞增大、核呈卵圆形

第四章　甲状腺

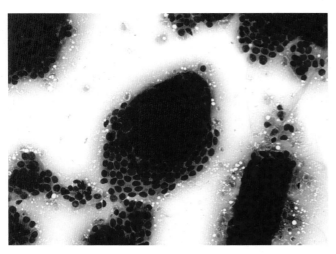

图 4.15.7　甲状腺乳头状癌（PTC） 细胞团内细胞核呈卵圆形，部分细胞可见核沟。图右下方可见一核内假包涵体

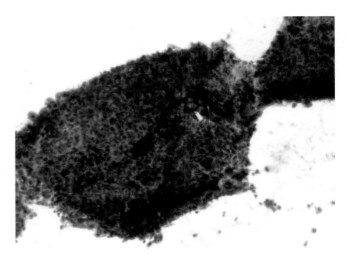

图 4.15.8　甲状腺乳头状癌（PTC） 图示组织碎片中细胞量丰富，细胞排列紊乱，核呈卵圆形，并可见红染的胶质小球

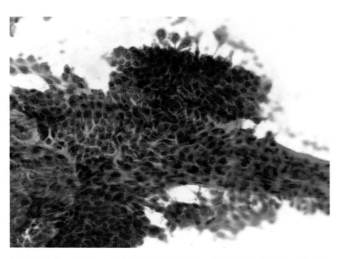

图 4.15.9　甲状腺乳头状癌（PTC） 细胞团中细胞核呈"流水样"排列，胞核呈卵圆形，少数细胞可见核沟

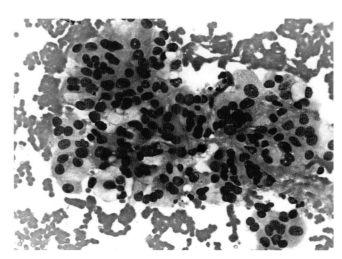

图 4.15.10　甲状腺乳头状癌（PTC） 细胞团中多数细胞胞质丰富，但同时细胞核增大、呈卵圆形

	透明样变小梁状腺瘤（肿瘤）	甲状腺乳头状癌
年龄	中老年女性	大多为中青年女性
部位	甲状腺	甲状腺
症状和体征	孤立性甲状腺结节	通常为孤立性甲状腺结节；可出现淋巴结病
病因	不明；可能与淋巴细胞性甲状腺炎有关	放射线的暴露；桥本甲状腺炎；家族性腺瘤性息肉病
细胞形态	• 样本中细胞量丰富，可见肿瘤细胞疏松聚集成团和单个散在分布（*图 4.16.1 和 4.16.2*） • 肿瘤细胞与透明样变物质相关（*图 4.16.3 和 4.16.4*） • 肿瘤细胞具有甲状腺乳头状癌的核特征：核拉长、有核沟和大量核内假包涵体（*图 4.16.4 和 4.16.5*） • 常见空泡状胞质 • 核呈卵圆形至梭形	• 黏附性组织碎片主要呈乳头状和（或）单层片状（*图 4.16.6 和 4.16.7*） • 胶质可能很少或不存在（*图 4.16.8*） • 核质比高（*图 4.16.9*） • 核增大、呈卵圆形，染色质呈粉尘状（*图 4.16.9*） • 核膜不规则（*图 4.16.10*） • 可见核沟（*图 4.16.10*） • 可见核内假包涵体
特殊检查	免疫组化：癌细胞常为 TTF-1、PAX-8 和甲状腺球蛋白阳性	免疫组化：癌细胞常为 TTF-1、PAX-8 和甲状腺球蛋白阳性，但在间变性区域可缺失表达
分子改变	*RET-PTC* 重排	*BRAF* 或 *RAS* 突变；*RET-PTC* 重排
治疗	甲状腺腺叶切除术	手术切除，包括颈部淋巴结清扫；选择性放射性碘治疗
临床意义	预后极好	一般预后良好，但远处转移性疾病可持续存在

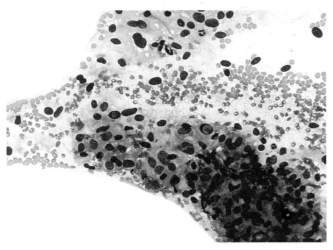

图 4.16.1　透明样变小梁状腺瘤　肿瘤细胞疏松聚集成组织碎片和单个散在分布，胞核增大、拉长。图中央的细胞可见显著的核内假包涵体

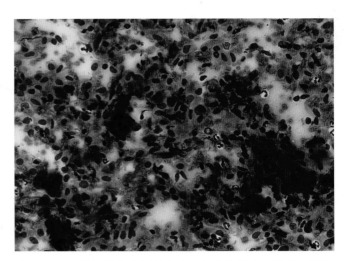

图 4.16.2　透明样变小梁状腺瘤　细胞核增大、拉长。洋红色的透明样变物质与部分细胞混合存在

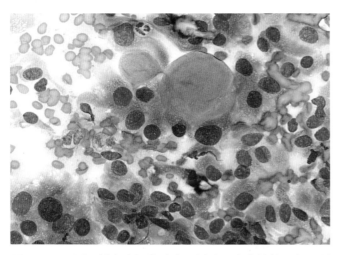

图 4.16.3　透明样变小梁状腺瘤　图示两个大的粉红色透明小球及少量肿瘤细胞，该球状物可被误认为胶质

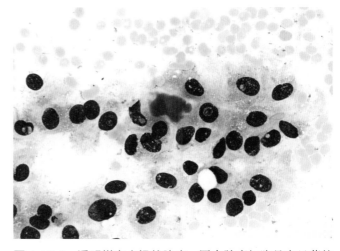

图 4.16.4　透明样变小梁状腺瘤　图中肿瘤细胞具有显著的核内假包涵体。注意图中央洋红色透明样变物质及周围的肿瘤细胞

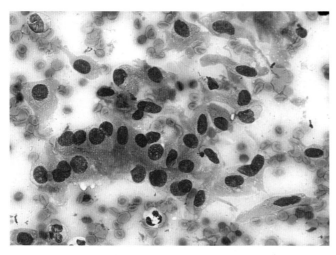

图 4.16.5　透明样变小梁状腺瘤　图示细胞核增大、拉长。部分细胞与纤细的、束状、洋红色透明样变物质混合存在

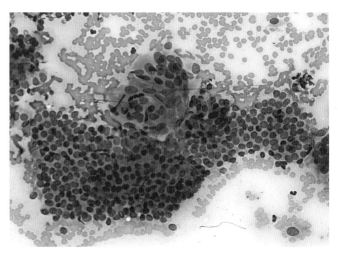

图 4.16.6　甲状腺乳头状癌（PTC）　图示大片单层排列的细胞和一个多核巨细胞混合存在。细胞核增大、拉长和重叠，其中几个细胞有核沟

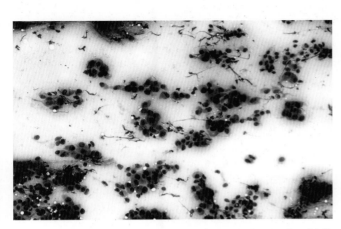

图 4.16.7　甲状腺乳头状癌（PTC）　在涂片过程中，被挤压的淋巴细胞形成了丝状人为假象。肿瘤细胞具有嗜酸性细胞的形态特征

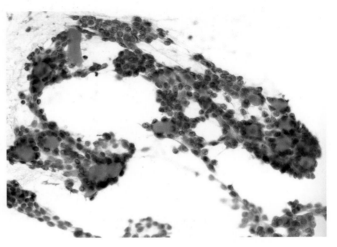

图 4.16.8　甲状腺乳头状癌（PTC）　细胞具有粉尘状染色质、拉长的核和核沟。可见致密的青色胶质小球

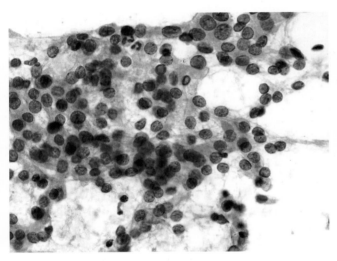

图 4.16.9　甲状腺乳头状癌（PTC）　细胞核增大，染色质呈粉尘状，可见核沟。图上方可见一个突出的核内假包涵体

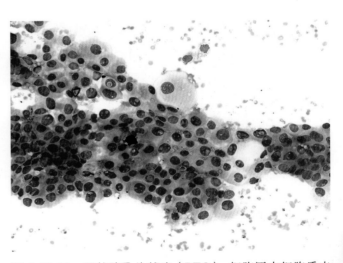

图 4.16.10　甲状腺乳头状癌（PTC）　细胞团中细胞质丰富，细胞核增大、形状不规则，可见大量核内假包涵体

第四章　甲状腺

	Graves' 病	甲状腺乳头状癌
年龄	中年女性	大多为中青年女性
部位	甲状腺	甲状腺
症状和体征	弥漫性甲状腺肿；四肢肿胀；杵状指和胫前黏液水肿	通常为孤立性甲状腺结节；可出现淋巴结病
病因	抗 TSH 受体抗体激活受体的自身免疫性疾病	放射线的暴露；桥本甲状腺炎；家族性腺瘤性息肉病
细胞形态	• 样本中细胞量丰富，可见片状排列的滤泡细胞和疏松聚集的细胞团（*图 4.17.1 和 4.17.2*） • 背景中有淋巴细胞 • 柱状细胞胞质丰富，呈颗粒状和（或）空泡状（*图 4.17.3 和 4.17.4*） • 可见"火焰细胞"，胞质边缘呈洋红色"磨损"（*图 4.17.3*） • 核增大，可见核仁（*图 4.17.5*） • 血管增生可形成类似乳头状的结构	• 黏附性组织碎片中微滤泡结构不明显，但可形成单层乳头状结构（*图 4.17.6 和 4.17.7*） • 胶质可能很少或不存在。胶质可以致密胶质小球的形式存在 • 核质比升高（*图 4.17.8*） • 核增大，呈卵圆形，染色质呈粉尘状（*图 4.17.9*） • 核膜不规则（*图 4.17.8*） • 核拉长，可见核沟（*图 4.17.10*） • 可见核内假包涵体（*图 4.17.8*）
特殊检查	免疫组化：病变细胞 TTF-1、PAX-8 和甲状腺球蛋白阳性	免疫组化：癌细胞常为 TTF-1、PAX-8 和甲状腺球蛋白阳性，但在间变性区域可缺失表达；降钙素阴性
分子改变	无	*BRAF* 或 *RAS* 突变；*RET-PTC* 重排
治疗	β 阻滞剂；丙基硫氧嘧啶（PTU）；放射性碘；手术切除	手术切除，包括颈部淋巴结清扫；选择性放射性碘治疗
临床意义	预后极好	一般预后良好，但远处转移性疾病可持续存在

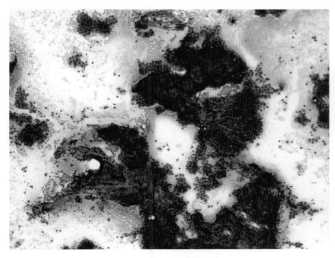

图 4.17.1 Graves' 病 滤泡细胞形成大的乳头状细胞团或散在分布于背景中

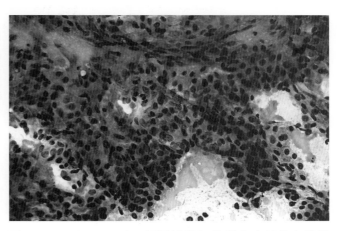

图 4.17.2 Graves' 病 图示滤泡细胞群内有纤维血管轴心，细胞核增大、呈卵圆形，细胞质呈颗粒状

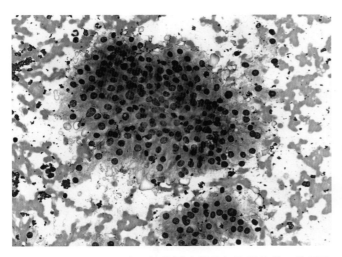

图 4.17.3 Graves' 病 细胞团边缘的细胞呈柱状，胞质边缘"磨损"，呈洋红色，因此称为"火焰细胞"

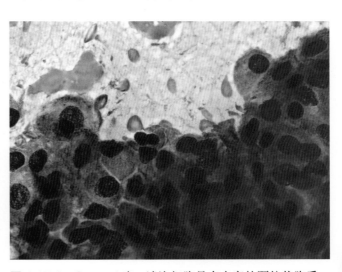

图 4.17.4 Graves' 病 滤泡细胞具有丰富的颗粒状胞质，核增大、圆形至卵圆形。细胞团边缘可见洋红色物质

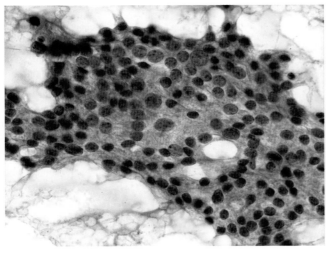

图 4.17.5 Graves' 病 细胞团具有丰富的颗粒状细胞质，核增大、圆形至卵圆形。部分细胞可见小而清晰的核仁。无甲状腺乳头状癌细胞的粉尘状染色质

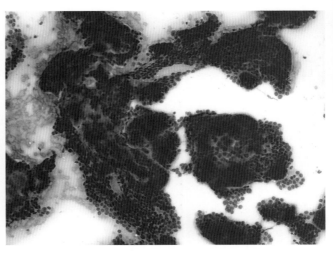

图 4.17.6 甲状腺乳头状癌（PTC） 图示样本细胞量丰富，大量细胞团伴乳头状结构。即使在此低倍镜下，仍可见核增大并拥挤排列

第四章 甲状腺

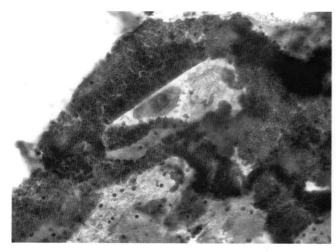

图 4.17.7　甲状腺乳头状癌（PTC）　乳头状细胞团中细胞核拥挤，细胞质稀少。核增大、呈卵圆形，染色质呈粉尘状

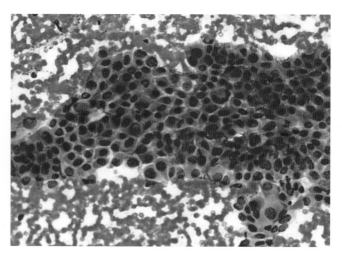

图 4.17.8　甲状腺乳头状癌（PTC）　癌细胞胞质丰富，细胞核增大，核膜不规则，可见明显的核内假包涵体

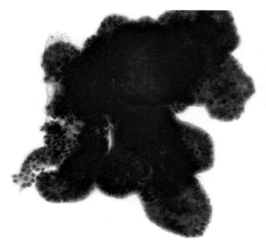

图 4.17.9　甲状腺乳头状癌（PTC）　细胞形成具有球形突起的乳头状结构。细胞团边缘的细胞核呈栅栏状排列

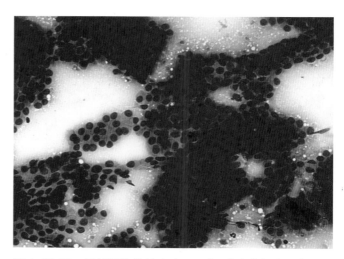

图 4.17.10　甲状腺乳头状癌（PTC）　乳头状细胞团中细胞核增大、呈卵圆形，部分细胞可见核沟

	透明样变小梁状腺瘤（肿瘤）	甲状腺髓样癌
年龄	中年和老年女性	中年人；有家族史的年轻人
部位	甲状腺	甲状腺
症状和体征	孤立性甲状腺结节	无痛性甲状腺肿块或颈部淋巴结病；转移性疾病可出现面部潮红和腹泻
病因	不明；可能与淋巴细胞性甲状腺炎有关	源自分泌降钙素的 C 细胞。与家族性综合征（MEN-2A，MEN2B）、家族性甲状腺髓样癌综合征、von-Hippel-Lindau 病及神经纤维瘤病有关
细胞形态	<ul><li>样本中细胞量丰富，可见肿瘤细胞疏松聚集成团和单个散在分布（*图 4.18.1 和 4.18.2*）</li><li>肿瘤细胞与透明样变物质相关（*图 4.18.1 和 4.18.3*）</li><li>肿瘤细胞具有甲状腺乳头状癌的核特征：核拉长、有核沟和大量核内假包涵体（*图 4.18.4 和 4.18.5*）</li><li>血管增生可呈乳头样结构</li></ul>	<ul><li>成分单一的细胞疏松聚集和散在分布（*图 4.18.6 和 4.18.7*）</li><li>背景中可见无定形淀粉样物，无胶质</li><li>肿瘤细胞呈上皮样或梭形，核偏位，胞质丰富（*图 4.18.8*）</li><li>核膜规则，核可大小不等（*图 4.18.9*）</li><li>染色质呈斑点状（神经内分泌细胞的特征）（*图 4.18.10*）</li></ul>
特殊检查	免疫组化：癌细胞常为 TTF-1、PAX-8 和甲状腺球蛋白阳性；降钙素阴性	免疫组化：降钙素、TTF-1、PAX-8 及神经内分泌标记阳性；甲状腺球蛋白阴性。特殊染色：刚果红染色可识别淀粉样物。细针穿刺冲洗液检测出降钙素水平升高
分子改变	*RET-PTC* 重排	大部分家族性病例及 50% 的散发病例中出现 *RET* 基因突变，其他突变基因有 *HRAS* 或 *KRAS*
治疗	甲状腺腺叶切除术	手术切除
临床意义	预后极好	10 年生存率为 75%~85%，有远处转移者预后不良

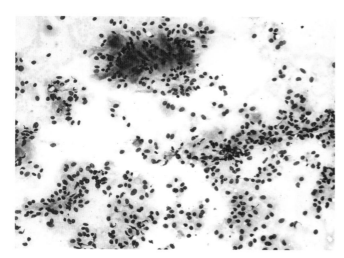

图 4.18.1　透明样变小梁状腺瘤　图示大量肿瘤细胞单个散在分布和疏松聚集成团。胞质淡染，核呈卵圆形至梭形。图上方中央可见洋红色透明样变物质和少量肿瘤细胞混合存在

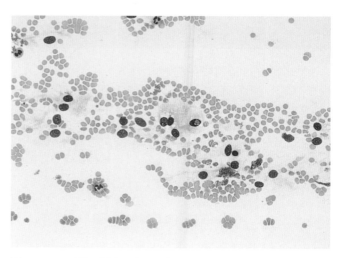

图 4.18.2　透明样变小梁状腺瘤　肿瘤细胞单个散在分布，背景中可见少量裸核。几个细胞具有细腻的空泡状胞质和显著的核内假包涵体

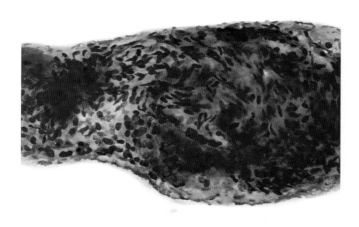

图 4.18.3　透明样变小梁状腺瘤　图示细胞核呈梭形，貌似间叶性肿瘤，因细胞嵌入透明样变基质中，看似更具黏附性

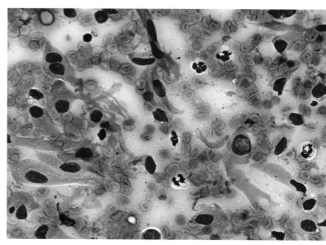

图 4.18.4　透明样变小梁状腺瘤　细胞胞质拉长，部分具有双极性。核增大、呈卵圆形至梭形。其中一个细胞可见大的核内假包涵体

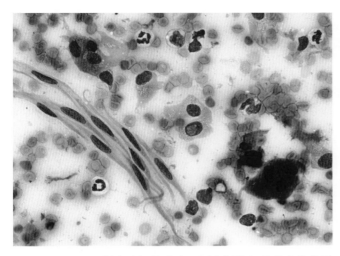

图 4.18.5 透明样变小梁状腺瘤 图左侧的细胞具有拉伸样外观，类似囊肿壁细胞。图中其他细胞呈上皮样，具有丰富的颗粒状胞质。其中一个细胞可见大的核内假包涵体

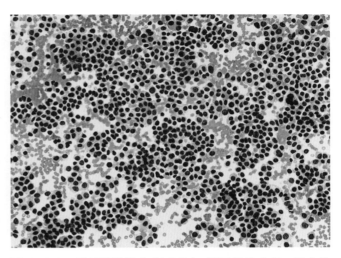

图 4.18.6 甲状腺髓样癌（MTC） 图示细胞丰富，散在分布。细胞核形态单一、圆形至卵圆形，核膜规则，核大小轻度不等

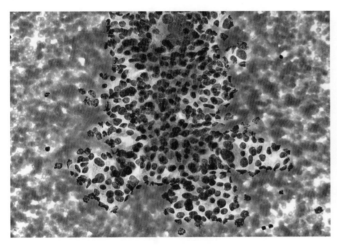

图 4.18.7 甲状腺髓样癌（MTC） 细胞团中大量细胞具有丰富的胞质，胞核呈卵圆形。尽管胞核大小明显不等，但核膜规则；无核内假包涵体及核沟

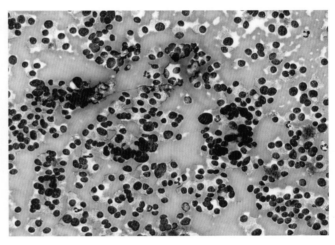

图 4.18.8 甲状腺髓样癌（MTC） 图示散在分布的肿瘤细胞，胞质丰富，核偏位

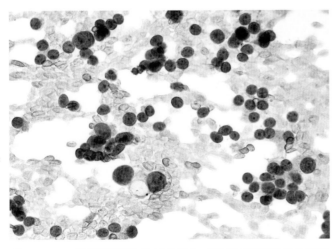

图 4.18.9 甲状腺髓样癌（MTC） 图示肿瘤细胞核呈圆形至卵圆形，核膜规则。许多细胞的胞质被剥离而呈裸核，其余细胞则有细腻的颗粒状胞质

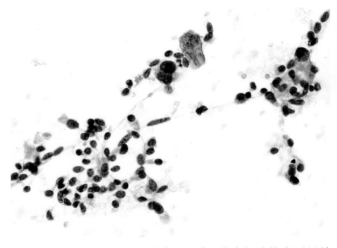

图 4.18.10 甲状腺髓样癌（MTC） 肿瘤细胞核主要呈梭形，少许呈卵圆形；染色质呈"椒盐样"外观

第四章 甲状腺

第五章

胰　腺

	良性胰腺腺泡组织	腺泡细胞癌
年龄	任何年龄	老年人，男性多见
部位	胰腺内任何部位	胰腺内任何部位
症状和体征	通常在影像学引导下用细针穿刺肿块进行取样，症状可能与肿块病变相关	体重减轻；可引起脂肪酶分泌过多综合征
病因	样本来源于病变肿块的周围组织或病变肿块（如慢性胰腺炎）	恶性肿瘤细胞具有分化的腺泡细胞
细胞形态	• 细胞成分单一，形成大小不同的细胞团及腺泡结构（葡萄串样）*（图 5.1.1 和 5.1.2）* • 在大细胞团中，可见腺泡细胞群及相连的导管结构*（图 5.1.3 和 5.1.4）* • 在涂片样本中，细胞团周围可见单个细胞 • 腺泡细胞胞质丰富，核均匀一致，核膜规则*（图 5.1.5）* • 染色质温和*（图 5.1.5）* • 样本中细胞量少*（图 5.1.5）*	• 癌细胞松散成群排列及单个散在分布*（图 5.1.6 和 5.1.7）* • 样本中细胞量丰富 • 可见微腺体*（图 5.1.8）* • 核仁明显*（图 5.1.9）* • 核偏位*（图 5.1.10）* • 可见大量裸核 • 胞质呈颗粒状 • 可见血管增生
特殊检查	BCL-10、PAS 和 PAS/D、胰蛋白酶、乳糜蛋白酶、脂肪酶和淀粉酶阳性（与腺泡细胞癌相同）	BCL-10、PAS 和 PAS/D、胰蛋白酶、乳糜蛋白酶、脂肪酶和淀粉酶阳性
分子改变	无	20q 和 19p 扩增
治疗	无	无统一标准，手术切除和（或）化疗
临床意义	通过影像学检查及重新取样对病变进行重新评估	预后差（诊断后的平均生存期为 18 个月），但较胰腺导管腺癌预后好；通常在诊断时已转移

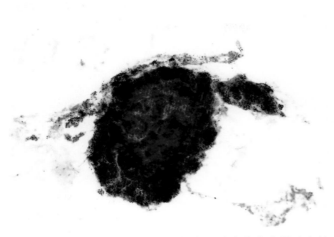

图 5.1.1 良性胰腺腺泡组织 细胞团形成葡萄串样腺泡结构。细胞团周围可见单个小细胞和小腺泡结构

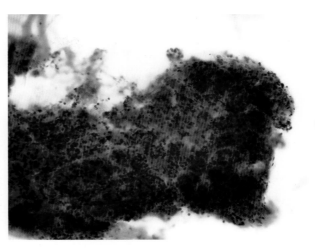

图 5.1.2 良性胰腺腺泡组织 细胞团呈葡萄串样结构，而在腺泡细胞癌中未见这种结构

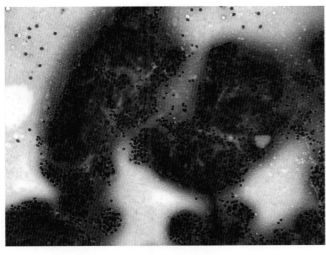

图 5.1.3 良性胰腺腺泡组织 图示良性腺泡结构，部分与细胞较少的导管结构相连。虽然腺泡细胞癌常有类似的血管结构，但正常腺泡结构的存在则有助于排除腺泡细胞癌

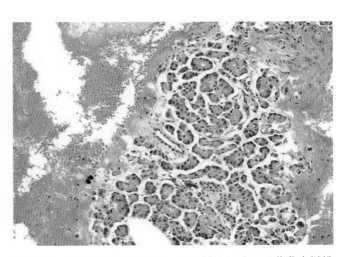

图 5.1.4 良性胰腺腺泡组织 细胞蜡块切片显示葡萄串样排列的腺泡细胞及相连的导管结构

第五章 胰腺

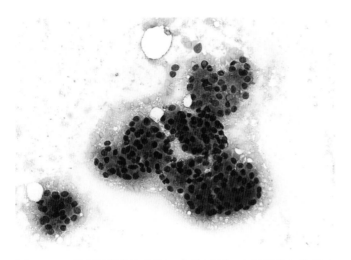

图 5.1.5　良性胰腺腺泡组织　高倍镜下，良性腺泡细胞具有丰富的颗粒状胞质、小而均匀一致的核及规则的核膜，重要的是染色质温和及未见核仁

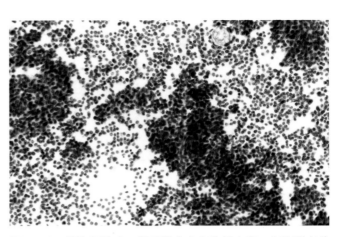

图 5.1.6　腺泡细胞癌　图示样本中细胞量丰富，细胞形态单一；癌细胞松散成群排列及单个散在分布

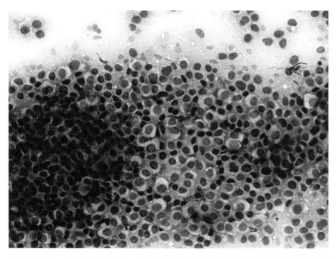

图 5.1.7　腺泡细胞癌　图示癌细胞失去了正常腺泡组织的所有排列结构，主要表现为单个散在分布。细胞形态单一、排列松散且核偏位，在鉴别诊断中，首先要与胰腺神经内分泌肿瘤鉴别

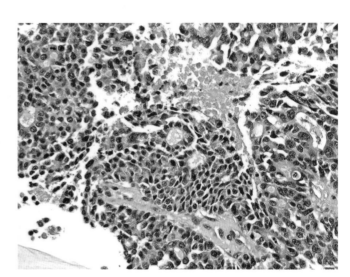

图 5.1.8　腺泡细胞癌　细胞块中的细胞具有腺泡细胞的形态特征（丰富的颗粒状胞质），但排列紊乱（部分微腺体结构也排列紊乱）

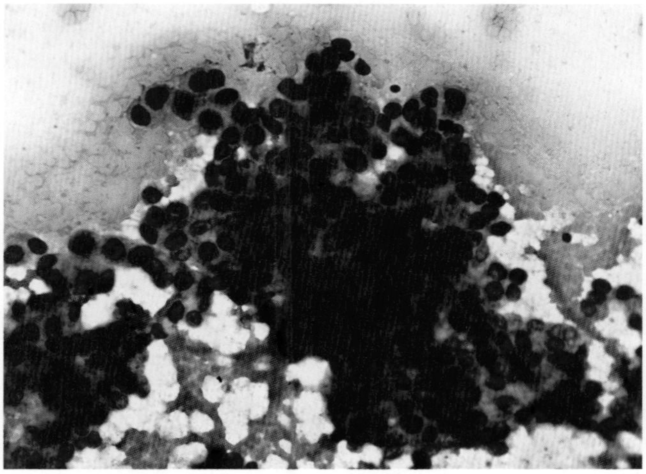

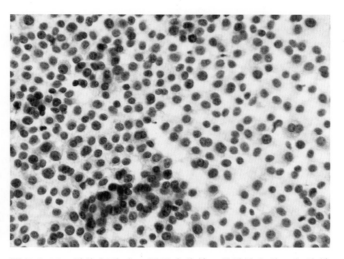

图 5.1.9　腺泡细胞癌　图示腺泡细胞癌既有细胞排列结构的非典型性，又有细胞形态的非典型性。注意许多细胞中可见明显的核仁

图 5.1.10　腺泡细胞癌　图示成分单一的腺泡细胞，细胞单个散在分布，并具有浆细胞样外观。鉴别诊断主要包括胰腺神经内分泌肿瘤

第五章　胰　腺

	胰腺神经内分泌肿瘤	高分化腺癌
年龄	通常为中年人，也可发生于任何年龄	通常为老年人
部位	胰腺内任何部位	胰腺内任何部位
症状和体征	可无症状，多偶然发现，或者有梗阻性症状；功能性肿瘤与临床综合征相关	体重减轻；无痛性黄疸；背部疼痛；游走性血栓性静脉炎
病因	具有神经内分泌分化的肿瘤；可与多种综合征相关（MEN1 型、神经纤维瘤病 1 型、von-Hippel-Lindau 综合征和结节性硬化症）	吸烟、酗酒、肥胖、糖尿病、慢性胰腺炎及家族性综合征（P-J 息肉、遗传性胰腺炎、林奇综合征和家族性腺瘤性息肉病等）
细胞形态	• 样本中细胞量丰富，成分单一的肿瘤细胞排列成小细胞团或散在分布（*图 5.2.1 和 5.2.2*） • 核偏位、呈圆形，核膜规则（*图 5.2.3*） • 丰富的颗粒状胞质（*图 5.2.3*） • "胡椒盐样"（神经内分泌型）染色质（*图 5.2.4*） • 低分化肿瘤细胞具有不同的形态特征，与腺癌细胞形态更为相似（*图 5.2.5*）	• 细胞团中主要见黏附性细胞（*图 5.2.6 和 5.2.7*） • 细胞团中细胞核排列紊乱（呈"醉蜂窝样"）（*图 5.2.8*） • 细胞核大小不等，核膜不规则（*图 5.2.9 和 5.2.10*） • 可见核仁（*图 5.2.10*）
特殊检查	免疫组化：INSM1、嗜铬粒蛋白、突触素和 CD56 阳性	神经内分泌标记通常为阴性，偶尔为弱阳性或局灶阳性
分子改变	对于散发性肿瘤，*MEN1*、*DAXX*、*ATRX*、*TSC2* 和（或）*PTEN* 基因突变	常见 *KRAS*、*CDKN2A*、*TP53* 和 *SMAD4* 基因突变
治疗	手术切除；化疗；靶向治疗	手术切除；化疗
临床意义	肿瘤局部切除术后 5 年生存率为 55%	生存期短；诊断时常已无法切除

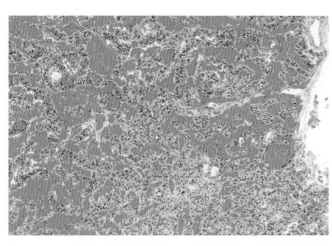

图 5.2.1　胰腺神经内分泌肿瘤　细胞块切片中见大量成分单一的肿瘤细胞，肿瘤细胞形成了明显的小细胞条索（"缎带样"）

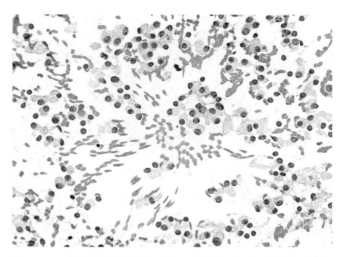

图 5.2.2　胰腺神经内分泌肿瘤　肿瘤细胞主要呈单个散在分布，核偏位，胞质丰富

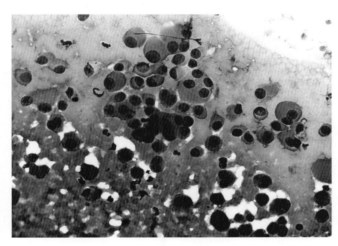

图 5.2.3　胰腺神经内分泌肿瘤　图示肿瘤细胞，部分细胞可见双核，核偏位、呈圆形，胞质呈颗粒状，核膜规则

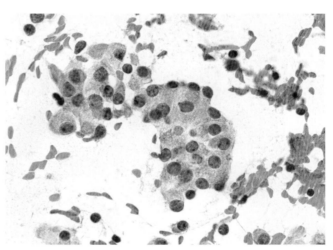

图 5.2.4　胰腺神经内分泌肿瘤　细胞群中肿瘤细胞胞质丰富、呈颗粒状，核偏位。染色质粗糙、呈粉尘状，具有神经内分泌细胞分化的特征

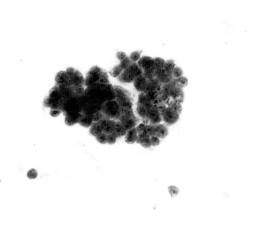

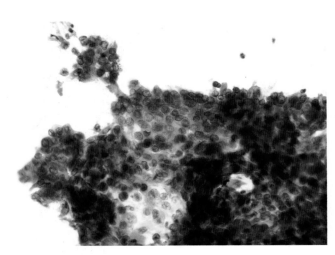

图 5.2.5　胰腺神经内分泌肿瘤　肿瘤细胞核质比高、核仁明显，这些特征并不见于分化良好的神经内分泌肿瘤。鉴别诊断包括腺泡细胞癌和导管腺癌

图 5.2.6　腺癌　细胞团中细胞核排列紊乱和拥挤。图中部分腺癌细胞具有粉末状、温和的染色质

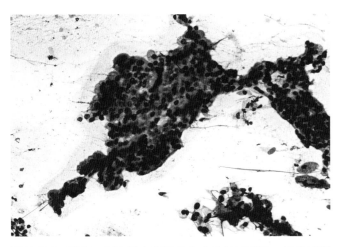

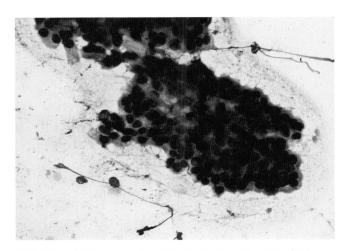

图 5.2.7　腺癌　细胞团中细胞核大小差异不明显，但排列紊乱。仔细观察可见核膜不规则

图 5.2.8　腺癌　细胞团中细胞核形状不规则，排列紊乱

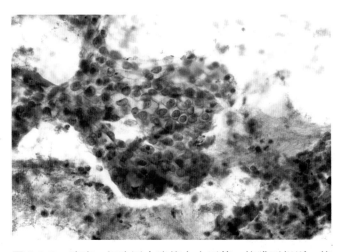

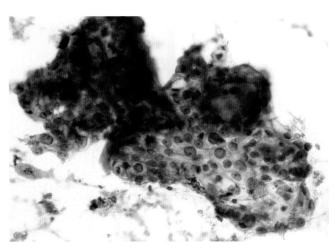

图 5.2.9　腺癌　细胞团中胞核大小不等、核膜不规则、核排列紊乱

图 5.2.10　腺癌　图中这些细胞胞核增大、大小不等、核膜不规则，部分细胞核仁明显

	高分化腺癌	良性导管组织
年龄	通常为老年人	任何年龄
部位	胰腺内任何部位	胰腺内任何部位
症状和体征	体重减轻；无痛性黄疸；背部疼痛；游走性血栓性静脉炎	通常在影像学引导下用细针穿刺肿块进行取样，症状可能与肿块病变相关
病因	吸烟、酗酒、肥胖、糖尿病、慢性胰腺炎及家族性综合征（P-J 息肉、遗传性胰腺炎、林奇综合征和家族性腺瘤性息肉病等）	样本来源于病变肿块或病变肿块的周围组织（如慢性胰腺炎）
细胞形态	• 细胞团中主要见黏附性细胞 *（图 5.3.1 和 5.3.2）* • 细胞团中细胞核排列紊乱（呈"醉蜂窝样"）*（图 5.3.3）* • 细胞核大小不等，核膜不规则 *（图 5.3.4）* • 可见核仁	• 在涂片样本中，可见细胞团和小的细胞条索，偶见单个散在分布的细胞 *（图 5.3.5 和 5.3.6）* • 细胞核排列规则、呈"蜂窝状"*（图 5.3.7）* • 细胞核均匀一致、呈圆形，核膜规则，染色质苍白 *（图 5.3.8）* • 可见小或稍增大的核仁 • 在刷片样本中，细胞可呈明显的反应性改变和非典型性改变
特殊检查	约 50% 的病例 DPC4 核表达缺失，提示为恶性	通常与胰腺导管癌具有相同的标记物；未见 DPC4 表达缺失
分子改变	常见 *KRAS*、*CDKN2A*、*TP53* 和 *SMAD4* 基因突变	不适用
治疗	手术切除；化疗	不适用
临床意义	生存期短；诊断时常已无法切除	可能提示病变取样不当，需要重新取样

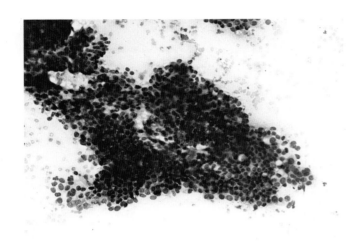

图 5.3.1　腺癌　组织碎片中细胞核增大、拥挤及排列紊乱

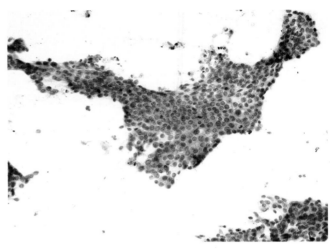

图 5.3.2　腺癌　细胞团中细胞核貌似形态温和、排列整齐。分化良好的腺癌可能难以与良性导管上皮或胃肠道污染相鉴别，但良性导管上皮通常并不形成大的乳头状结构

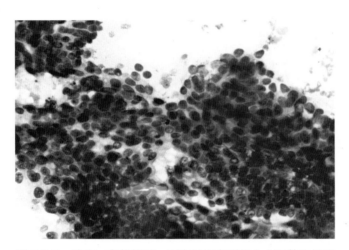

图 5.3.3　腺癌　高倍镜下，更容易观察到核大小不等和核膜不规则

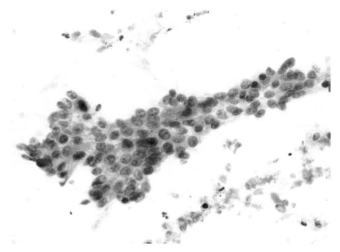

图 5.3.4　腺癌　图示细胞核仅轻微大小不等，但细胞核的排列并非良性导管组织的"蜂窝状"结构

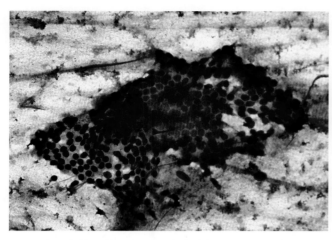

图 5.3.5 良性导管组织 细胞核均匀一致、核膜规则。尽管细胞组织碎片看似形状不规则，但细胞核的排列仍为"蜂窝状"

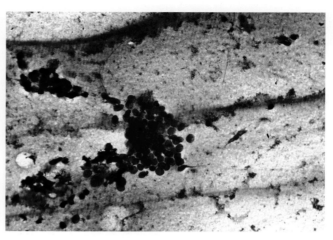

图 5.3.6 良性导管组织 细胞团周围见少量单个散在分布的细胞。在穿刺和涂片过程中可造成背景中出现单个散在分布的良性导管细胞，但通常数量较少

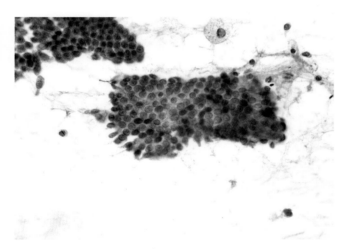

图 5.3.7 良性导管组织 图示组织碎片中可见排列规则的良性导管细胞。细胞核形成"蜂窝状"结构，细胞核呈圆形，核膜规则，染色质温和

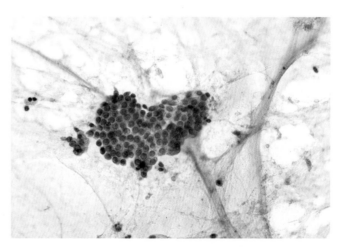

图 5.3.8 良性导管组织 细胞群中细胞排列有序，核呈圆形、核膜规则

	胰腺神经内分泌肿瘤	实性假乳头状瘤
年龄	通常为中年人，也可发生于任何年龄	年轻女性
部位	胰腺内任何部位	胰体或胰尾
症状和体征	可无症状，多偶然发现，或者有梗阻性症状；功能性肿瘤与临床综合征相关	腹痛；腹部肿块；恶心；呕吐
病因	具有神经内分泌分化的肿瘤；可与多种综合征相关（MEN1 型、神经纤维瘤病 1 型、von-Hippel-Lindau 综合征和结节性硬化症）	病因不明；通常由 CTNNB1（β-catenin 基因）的点突变引起
细胞形态	• 样本中细胞量丰富，成分单一的肿瘤细胞排列成小细胞团或散在分布（*图 5.4.1 和 5.4.2*） • 核偏位、呈圆形，核膜规则（*图 5.4.3*） • 丰富的颗粒状胞质（*图 5.4.3 和 5.4.4*） • "胡椒盐样"（神经内分泌型）染色质（*图 5.4.4*） • 低分化肿瘤细胞具有不同的形态特征，与腺癌细胞形态更为相似（*图 5.4.5*）	• 涂片样本中细胞量丰富，肿瘤细胞松散地附着于血管及背景中见单个细胞散在分布（*图 5.4.6*） • 组织碎片具有独特的复杂分枝状结构（*图 5.4.6~ 5.4.8*） • 细胞成分单一，核偏位（*图 5.4.9*） • 细胞核呈卵圆形，染色质细腻，偶见核沟（*图 5.4.10*） • 胞质内有空泡
特殊检查	免疫组化：INSM1、嗜铬粒蛋白、突触素和 CD56 阳性；β-catenin 阴性	免疫组化：β-catenin、CD56 和突触素阳性；嗜铬粒蛋白阴性
分子改变	对于散发性肿瘤，*MEN1*、*DAXX*、*ATRX*、*TSC2* 和（或）*PTEN* 基因突变	CTNNB1（β-catenin 基因）点突变
治疗	手术切除；化疗；靶向治疗	手术切除
临床意义	肿瘤局部切除术后 5 年生存率为 55%	手术切除后预后良好；男性的肿瘤更具侵袭性

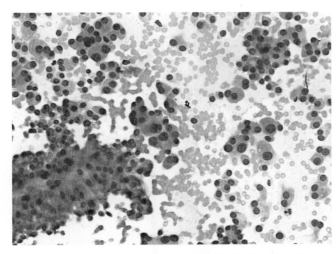

图 5.4.1　胰腺神经内分泌肿瘤　细胞排列松散及单个散在分布。细胞成分单一，胞质丰富、核偏位且呈圆形、核膜规则

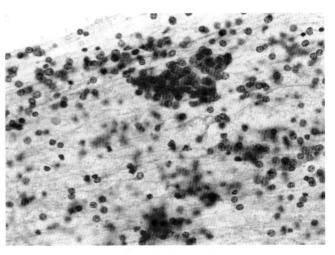

图 5.4.2　胰腺神经内分泌肿瘤　尽管一些少见肿瘤（如实性假乳头状瘤和腺泡细胞癌）也可表现为单个细胞散在分布，但若样本以散在分布的细胞为主，首先应考虑胰腺神经内分泌肿瘤的诊断

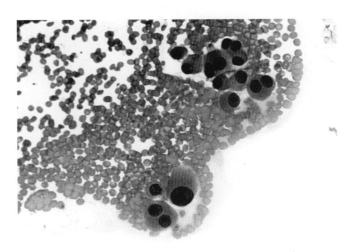

图 5.4.3　胰腺神经内分泌肿瘤　胰腺神经内分泌肿瘤偶尔也可表现为核大小不等及双核，但肿瘤细胞核呈圆形、核膜规则。而低分化神经内分泌肿瘤细胞则大小不等，类似于腺癌

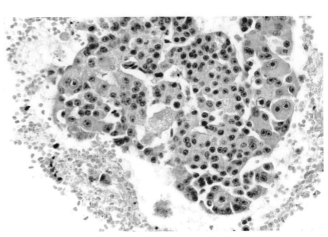

图 5.4.4　胰腺神经内分泌肿瘤　图示细胞蜡块切片中的胰腺神经内分泌肿瘤细胞。肿瘤细胞胞质丰富、呈颗粒状，部分细胞核仁明显；这在分化良好的胰腺神经内分泌肿瘤中并不常见

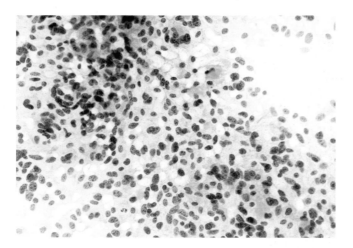

图 5.4.5 胰腺神经内分泌肿瘤 细胞散在分布，具有丰富且稀薄的胞质，胞质边界不清。虽然大多数胰腺神经内分泌肿瘤细胞核呈上皮样，但部分细胞核细长（如图所示）

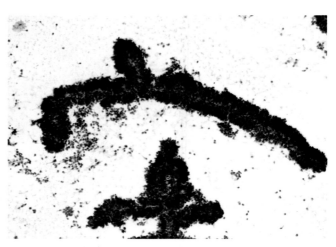

图 5.4.6 实性假乳头状瘤 伴有不规则分支的细长乳头状细胞团是实性假乳头状瘤的特征性表现。细胞团中肿瘤细胞可薄层排列，也可单个散在分布

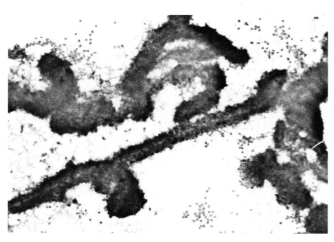

图 5.4.7 实性假乳头状瘤 图中保存不良的细胞团可见不规则的分枝状结构，大量成分单一的肿瘤细胞散在分布于整个背景中

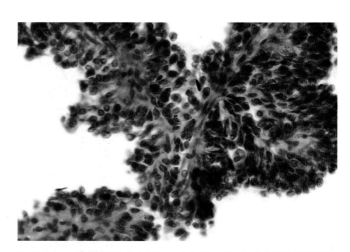

图 5.4.8 实性假乳头状瘤 成分单一的肿瘤细胞围绕毛细血管呈分枝状排列

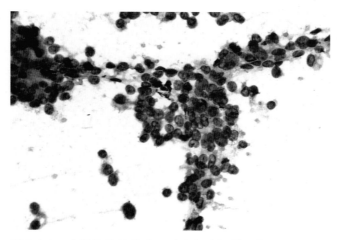

图 5.4.9 实性假乳头状瘤 肿瘤细胞松散聚集，细胞质淡染、胞质边界不清，细胞呈明显的浆细胞样外观

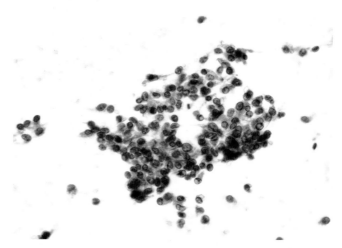

图 5.4.10 实性假乳头状瘤 肿瘤细胞大小一致，核呈卵圆形，染色质呈粉尘状，偶见核沟

	胰腺神经内分泌肿瘤	腺泡细胞癌
年龄	通常为中年人，也可发生于任何年龄	老年人，男性多见
部位	胰腺内任何部位	胰腺内任何部位
症状和体征	可无症状，多偶然发现，或者有梗阻性症状；功能性肿瘤与临床综合征相关	体重减轻；可引起脂肪酶分泌过多综合征
病因	具有神经内分泌分化的肿瘤；可与多种综合征相关（MEN1 型、神经纤维瘤病 1 型、von-Hippel-Lindau 综合征和结节性硬化症）	恶性肿瘤细胞具有分化的腺泡细胞
细胞形态	• 样本中细胞量丰富，成分单一的肿瘤细胞排列成小细胞团或散在分布（*图 5.5.1 和 5.5.2*） • 核偏位、呈圆形，核膜规则（*图 5.5.3*） • 丰富的颗粒状胞质（*图 5.5.3 和 5.5.4*） • "胡椒盐样"（神经内分泌型）染色质（*图 5.5.3 和 5.5.4*） • 可见大量裸核（*图 5.5.5*） • 低分化肿瘤细胞具有不同的形态特征，与腺癌细胞形态更为相似（*图 5.2.5*）	• 癌细胞松散成群排列及单个散在分布（*图 5.5.6 和 5.5.7*） • 样本中细胞量丰富（*图 5.5.8*） • 可见微腺体 • 核仁明显 • 细胞核偏位、胞质丰富（*图 5.5.9*） • 可见大量裸核 • 胞质呈颗粒状 • 可见血管增生
特殊检查	免疫组化：INSM1、嗜铬粒蛋白、突触素和 CD56 阳性	BCL-10、PAS 和 PAS/D、胰蛋白酶、乳糜蛋白酶、脂肪酶和淀粉酶阳性
分子改变	对于散发性肿瘤，*MEN1*、*DAXX*、*ATRX*、*TSC2* 和（或）*PTEN* 基因突变	20q 和 19p 扩增
治疗	手术切除；化疗；靶向治疗	无统一标准，手术切除和（或）化疗
临床意义	肿瘤局部切除术后 5 年生存率为 55%	预后差（诊断后的平均生存期为 18 个月），但较胰腺导管腺癌预后好；通常在诊断时已转移

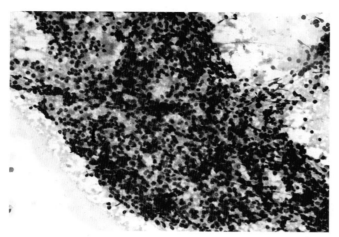

图 5.5.1　胰腺神经内分泌肿瘤　图示细胞量丰富、成分单一的神经内分泌细胞。在低倍镜下，细胞形态酷似淋巴样细胞，应在高倍镜下观察以排除胰腺内淋巴结或脾脏的淋巴细胞

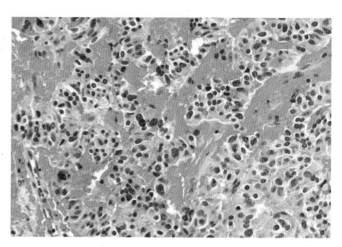

图 5.5.2　胰腺神经内分泌肿瘤　尽管胰腺神经内分泌肿瘤细胞常表现为单个散在分布，但有时也会出现组织碎片。细胞蜡块显示胰腺神经内分泌肿瘤细胞呈"缎带状"排列，这是神经内分泌肿瘤的常见结构

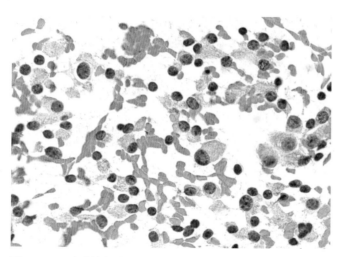

图 5.5.3　胰腺神经内分泌肿瘤　图示胰腺神经内分泌肿瘤细胞单个散在分布，胞质丰富、呈颗粒状，核偏位、呈圆形，核膜规则

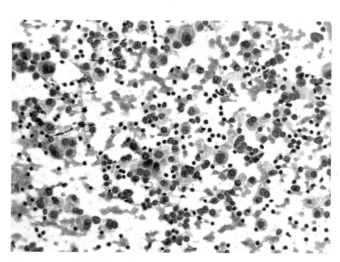

图 5.5.4　胰腺神经内分泌肿瘤　单个散在分布的胰腺神经内分泌肿瘤细胞与淋巴细胞并存，肿瘤细胞胞质丰富

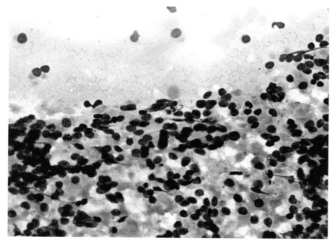

图 5.5.5　胰腺神经内分泌肿瘤　一些胰腺肿瘤可见裸核，胞质不明显。本例中，胰腺神经内分泌肿瘤细胞酷似淋巴细胞

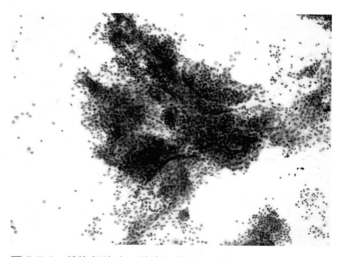

图 5.5.6　腺泡细胞癌　肿瘤细胞既可形成组织碎片，也可单个散在分布。该放大倍数下，细胞形态单一，鉴别诊断包括胰腺神经内分泌肿瘤和实性假乳头状瘤

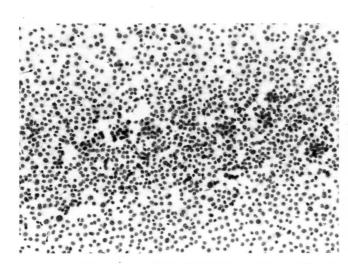

图 5.5.7　腺泡细胞癌　肿瘤细胞胞质稀少、淡染，腺泡状分化不明显。该视野下很容易误诊为胰腺神经内分泌肿瘤，诊断时应结合辅助检查及临床影像学相关结果综合分析

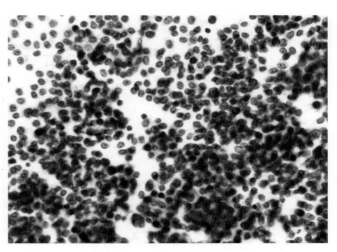

图 5.5.8　腺泡细胞癌　腺泡细胞癌与胰腺神经内分泌肿瘤非常相似，细胞均可散在分布，胞质稀少，染色质也具有神经内分泌表现，因而导致诊断困难

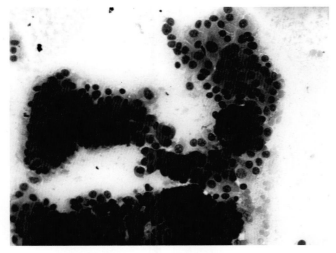

图 5.5.9　腺泡细胞癌　三维立体细胞团具有丰富的颗粒状胞质，细胞核呈圆形、均匀一致、偏位。尽管细胞有腺泡状分化，但仍不能完全排除胰腺神经内分泌肿瘤

	实性假乳头状瘤	腺泡细胞癌
年龄	年轻女性	老年人，男性多见
部位	胰体或胰尾	胰腺内任何部位
症状和体征	腹痛；腹部肿块；恶心；呕吐	体重减轻；可引起脂肪酶分泌过多综合征
病因	病因不明；通常由 CTNNB1（β-catenin 基因）的点突变引起	恶性肿瘤细胞具有分化的腺泡细胞
细胞形态	• 涂片样本中细胞量丰富，肿瘤细胞松散地附着于血管及背景中见单个细胞散在分布（*图 5.6.1 和 5.6.2*） • 组织碎片具有独特的复杂分枝状结构（*图 5.6.1*） • 细胞成分单一，核偏位（*图 5.6.3*） • 细胞核呈卵圆形，染色质细腻，偶见核沟（*图 5.6.4 和 5.6.5*） • 胞质内有空泡	• 癌细胞松散成群排列及单个散在分布（*图 5.6.6 和 5.6.7*） • 样本中细胞量丰富（*图 5.6.7*） • 可见微腺体 • 胞质呈颗粒状（*图 5.6.8*） • 核仁明显 • 核偏位、呈圆形，核膜规则（*图 5.6.9 和 5.6.10*） • 可见大量裸核 • 可见血管增生
特殊检查	免疫组化：β-catenin、CD56 和突触素阳性；嗜铬粒蛋白阴性	BCL-10、PAS 和 PAS/D、胰蛋白酶、乳糜蛋白酶、脂肪酶和淀粉酶阳性
分子改变	CTNNB1（β-catenin 基因）点突变	20q 和 19p 扩增
治疗	手术切除	无统一标准，手术切除和（或）化疗
临床意义	手术切除后预后良好；男性的肿瘤更具侵袭性	预后差（诊断后的平均生存期为 18 个月），但较胰腺导管腺癌预后好；通常在诊断时已转移

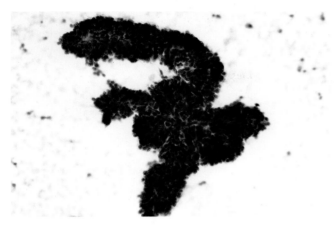

图 5.6.1 实性假乳头状瘤 组织碎片具有纤细的乳头状分支，且被覆成分单一的肿瘤细胞。不规则分枝状结构是实性假乳头状瘤的特征

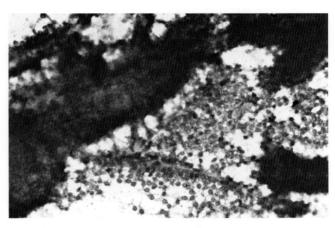

图 5.6.2 实性假乳头状瘤 图示保存不良的粗大分枝状结构，大量体积小而成分单一的肿瘤细胞散在分布于整个背景中

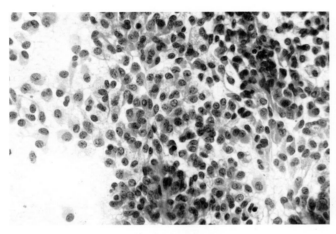

图 5.6.3 实性假乳头状瘤 图示细胞核偏位，大部分细胞胞质呈锥形。鉴别诊断包括胰腺神经内分泌肿瘤和可能性较小的腺泡细胞癌

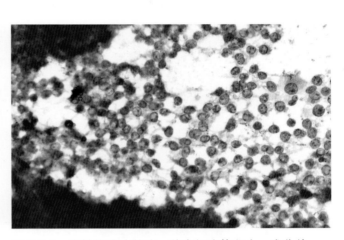

图 5.6.4 实性假乳头状瘤 肿瘤细胞体积小、成分单一、胞质不明显、染色质温和

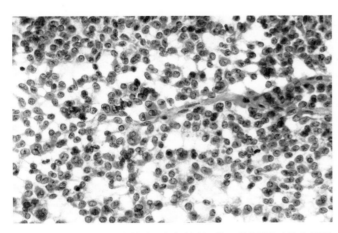

图 5.6.5 实性假乳头状瘤 图示纤细的血管周围可见大量松散分布的肿瘤细胞。胞质淡染，核呈圆形，核膜规则。这些特征符合实性假乳头状瘤，但不能排除神经内分泌肿瘤的可能，辅助检查有助于确诊

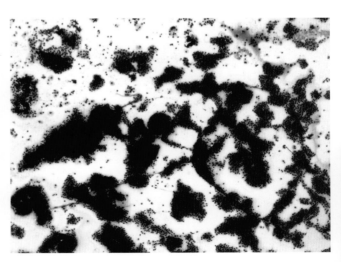

图 5.6.6 腺泡细胞癌 图示大而形状不规则的腺泡细胞癌细胞团。在低倍镜下，其结构类似于实性假乳头状瘤中的不规则分枝状结构。但是，腺泡细胞癌中可见粗大的分枝状结构，而实性假乳头状瘤通常为纤细的分枝状结构

第五章 胰腺

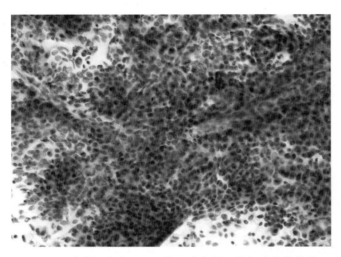

图 5.6.7　腺泡细胞癌　图示大量成分单一的细胞密集分布于整个视野，既可形成细胞团，又可松散分布于背景中。细胞与血管相连，但该特征为非特异性改变

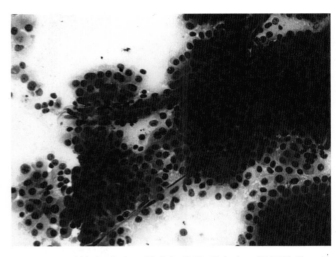

图 5.6.8　腺泡细胞癌　肿瘤细胞胞质丰富、呈颗粒状，具有腺泡状分化。细胞核呈圆形、偏位。在诊断为腺泡细胞癌之前应先排除胰腺神经内分泌肿瘤

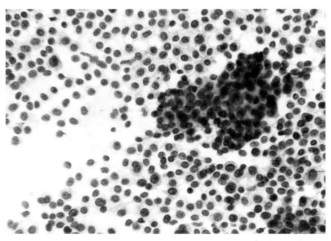

图 5.6.9　腺泡细胞癌　图示大量散在分布的单个肿瘤细胞中有一个细胞团，细胞团具有潜在的腺泡样结构，这可能有助于腺泡细胞癌的诊断，但是神经内分泌肿瘤中的菊形团样结构也可表现出类似的形态，需要注意鉴别

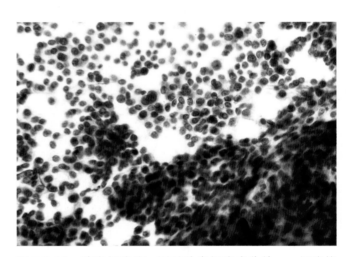

图 5.6.10　腺泡细胞癌　图示肿瘤细胞成分单一，细胞核小、呈圆形，核膜规则，胞质稀少。肿瘤细胞形成细胞团和单个散在分布，需要辅助检查来明确腺泡细胞癌的诊断

	慢性胰腺炎	高分化腺癌
年龄	通常为中老年男性	通常为老年人
部位	"沟槽状"胰腺炎与酒精中毒有关，好发于胰腺与十二指肠之间	胰腺内任何部位
症状和体征	淀粉酶升高；体重减轻；腹痛；糖尿病；脂肪泻	体重减轻；无痛性黄疸；背部疼痛；游走性血栓性静脉炎
病因	酗酒、吸烟、囊性纤维化、家族性遗传性胰腺炎、胰腺分裂症、高脂血症及其他。有时病因不明	吸烟、酗酒、肥胖、糖尿病、慢性胰腺炎及家族综合征（P-J息肉、遗传性胰腺炎、林奇综合征和家族性腺瘤性息肉病等）
细胞形态	• 炎症背景中见少量导管上皮细胞和（或）腺泡上皮细胞团（*图5.7.1和5.7.2*） • 导管上皮细胞呈反应性非典型，细胞核增大、核仁明显（*图5.7.1和5.7.2*） • 炎症细胞可与良性组织碎片混合分布（*图5.7.3和5.7.4*）	• 细胞团中主要见黏附性细胞（*图5.7.5*） • 细胞团中细胞核排列紊乱（呈"醉蜂窝样"）（*图5.7.6和5.7.7*） • 细胞核大小不等，核膜不规则（*图5.7.2和5.7.8*） • 可见核仁 • 坏死伴随急性炎症细胞（*图5.7.5和5.7.9*）
特殊检查	不适用	约50%的病例DPC4核表达缺失
分子改变	PRSS1（胰蛋白酶原基因）突变（家族性遗传性胰腺炎）	常见KRAS、CDKN2A、TP53和SMAD4基因突变
治疗	疼痛管理和改变生活方式；胰管引流；手术	手术切除；化疗
临床意义	损伤不可逆；增加罹患胰腺癌的风险	生存期短；诊断时常已无法切除

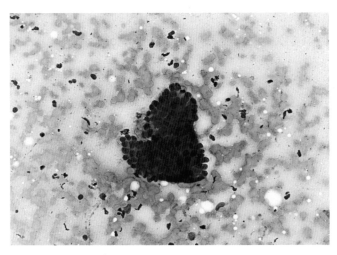

图 5.7.1　慢性胰腺炎　图示良性导管上皮细胞呈片状排列，虽然核增大呈卵圆形、部分细胞核膜轻度不规则，但细胞核呈"蜂窝状"规则排列；背景中可见炎症细胞

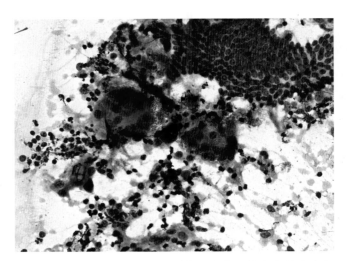

图 5.7.2　慢性胰腺炎　图示细胞量丰富，伴有大量炎症细胞、多核巨细胞和组织细胞。尽管炎症可能与腺癌的坏死相关，但导管上皮细胞核呈"蜂窝状"排列，无明显的异型性

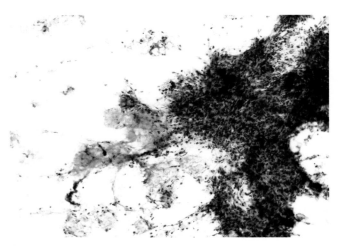

图 5.7.3　慢性胰腺炎　腺癌也可伴有纤维增生，细胞形态与胰腺炎有相似之处。图中肉芽肿性炎形成的肉芽肿结构酷似非典型上皮细胞团

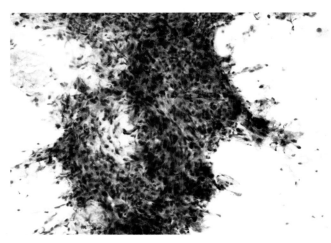

图 5.7.4　慢性胰腺炎　图示高倍镜下淋巴细胞、淋巴细胞缠结（在细胞样本涂片过程中淋巴细胞核破碎并聚集成簇或团，这是一种人为假象，常见于淋巴组织病变，也是淋巴细胞性甲状腺炎及 Warthin 瘤的有用特征）和上皮样组织细胞混合存在。肉芽肿性炎是一种良性病变，缺乏经验的病理医生有时会误诊为肿瘤

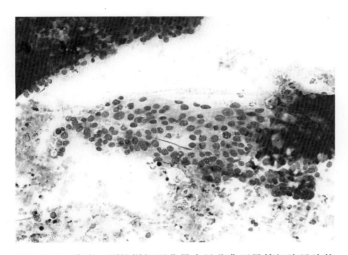

图 5.7.5 腺癌 颗粒样坏死背景中见非典型导管细胞呈片状排列，细胞核增大、大小不等、呈"醉蜂窝样"排列

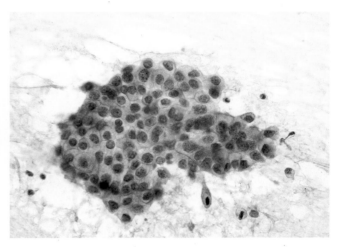

图 5.7.6 腺癌 细胞团中细胞核大小不等、核膜不规则。由于高分化腺癌的核大小差异通常小于 4：1，因此诊断时还需要结合其他特征。在本例中有异常的"蜂窝样"结构

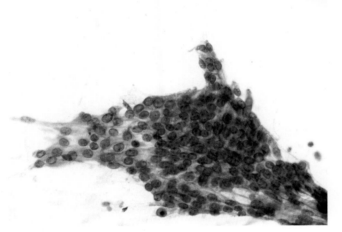

图 5.7.7 腺癌 细胞团中细胞核增大、重叠、可见小核仁，染色质形态温和，但异常的"蜂窝状"结构可疑似为腺癌

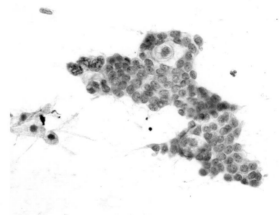

图 5.7.8 腺癌 细胞团中细胞核增大、核膜不规则，具有中等程度的核大小不等。图中左上角细胞核较大，具有明显的非典型性，可怀疑为腺癌

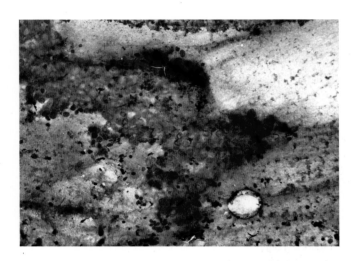

图 5.7.9　腺癌　坏死背景中可见保存不良的腺癌细胞团，
细胞核增大、核膜不规则。腺癌的诊断依赖于上皮细胞的异
型性，而非基于坏死的存在

	腺癌	转移性肾细胞癌
年龄	通常为老年人	中老年人
部位	胰腺内任何部位	胰腺内任何部位；最常见于胰头，其次为胰尾
症状和体征	体重减轻；无痛性黄疸；背部疼痛；游走性血栓性静脉炎	可无症状，多偶然发现，或者有梗阻性症状；可于原发性肿瘤治疗后数年至数十年后复发
病因	吸烟、酗酒、肥胖、糖尿病、慢性胰腺炎及家族性综合征（P-J 息肉、遗传性胰腺炎、林奇综合征和家族性腺瘤性息肉病等）	转移性疾病
细胞形态	• 细胞团中主要见黏附性细胞（*图 5.8.1*） • 细胞团中细胞核排列紊乱（呈"醉蜂窝样"）（*图 5.8.2*） • 可见泡沫状胞质（*图 5.8.2 和 5.8.3*） • 细胞核大小不等，核膜不规则（*图 5.8.4 和 5.8.5*） • 可见核仁	• 肿瘤细胞可聚集成细胞团，也可单个散在分布（*图 5.8.6*） • 细胞团中可见血管，并形成乳头状结构（*图 5.8.6 和 5.8.7*） • 肿瘤细胞胞质丰富、呈空泡状（*图 5.8.8*） • 细胞核增大、圆形，核偏位，核膜规则（*图 5.8.9*） • 核仁明显（*图 5.8.10*） • 高级别肿瘤细胞核的异型性和多形性更明显
特殊检查	PAX-8、CAIX、CD10 和 RCC 均阴性	PAX-8 阳性；典型的透明细胞肾细胞癌均表达 CAIX、CD10 和 RCC
分子改变	常见 *KRAS*、*CDKN2A*、*TP53* 和 *SMAD4* 基因突变	*VHL* 基因改变
治疗	手术切除；化疗	手术切除和系统性治疗
临床意义	生存期短；诊断时常已无法切除	若为孤立性转移灶，并能完整切除，则预后良好

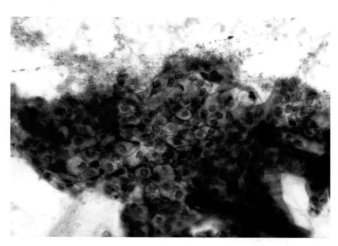

图 5.8.1　腺癌　细胞团中细胞核大小相似，但核膜显著不规则。泡沫状胞质和清晰的细胞边界酷似透明细胞肾细胞癌

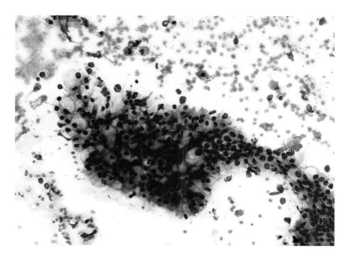

图 5.8.2　腺癌　乳头状排列的细胞团中细胞胞质为泡沫状，酷似肾细胞癌的透明胞质。透明细胞肾细胞癌在细胞学上具有典型的空泡状胞浆（图中未显示）

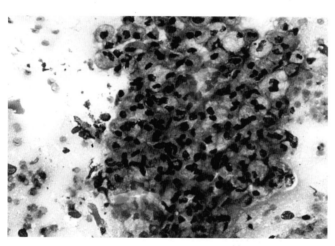

图 5.8.3　腺癌　图示细胞核拉长、形状不规则，胞质呈泡沫状。当出现空泡状胞质时，至少应考虑转移性肾细胞癌的可能，因为它是胰腺最常见的转移性肿瘤

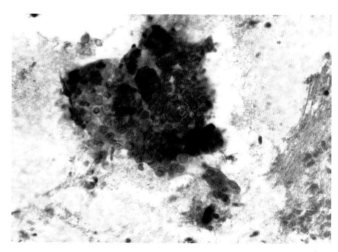

图 5.8.4　腺癌　图示典型的胰腺腺癌，细胞核增大，核膜不规则（注意核沟）。细胞团中细胞核排列紊乱（呈"醉蜂窝样"）

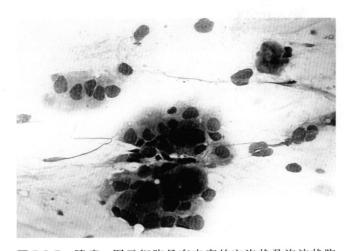

图 5.8.5　**腺癌**　图示细胞具有丰富的空泡状及泡沫状胞质，细胞核增大，核膜不规则

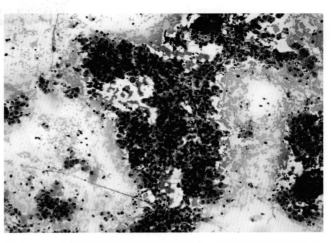

图 5.8.6　**转移性透明细胞肾细胞癌**　恶性肿瘤细胞呈乳头状排列或单个散在分布于背景中，胞质丰富、呈颗粒状，低倍镜下难以辨认胞质内空泡

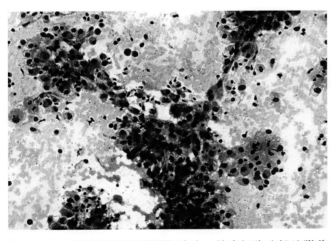

图 5.8.7　**转移性透明细胞肾细胞癌**　肿瘤细胞疏松地附着于血管周围，细胞胞质丰富，内含小空泡。鉴别诊断包括腺癌。如果既往病史不清，可能会漏诊透明细胞肾细胞癌

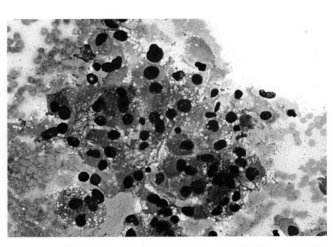

图 5.8.8　**转移性透明细胞肾细胞癌**　细胞核增大、核明显大小不等。尽管部分胰腺腺癌可见明显的核仁，但核仁明显也是肾细胞癌的特征之一

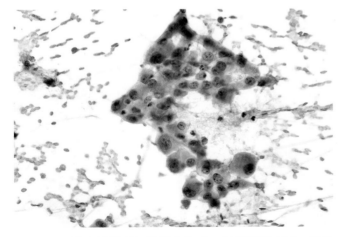

图 5.8.9　**转移性透明细胞肾细胞癌**　细胞胞质丰富、呈空泡状，胞核增大，核仁小。圆形且形状规则的细胞核是恶性肿瘤细胞的诊断陷阱

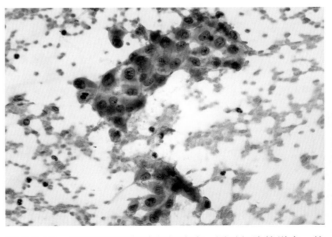

图 5.8.10　**转移性透明细胞肾细胞癌**　图示细胞核增大，核仁明显。在患者首次诊断为肾细胞癌之后的很多年（甚至几十年），可在胰腺内发现转移性透明细胞肾细胞癌

第五章　胰腺

	产生黏液的肿瘤性囊肿	胃肠道污染
年龄	中年女性（黏液性囊性肿瘤）；任何年龄（导管内乳头状黏液性肿瘤）	任何年龄
部位	胰尾（黏液性囊性肿瘤）；任何部位，但以胰头最为常见（导管内乳头状黏液性肿瘤）	胰腺内任何部位
症状和体征	偶然发现，可能伴有梗阻的症状，特别是出现浸润灶时	在胰腺病变采样时发现；可存在胰腺病变特定的症状和体征
病因	黏液性囊性肿瘤：可归因于异位的卵巢间质和相关的激素生长因子 导管内乳头状黏液性肿瘤：发生在主导管或分支导管的非浸润性黏液性肿瘤；可与家族性腺瘤性息肉病和Peutz-Jeghers综合征有关	在内镜引导下的胰腺活检取样中取到了十二指肠上皮或胃上皮
细胞形态	• 样本中细胞量不多 • 肿瘤细胞呈乳头状排列 *（图5.9.1和5.9.2）* • 可见黏液柱状上皮细胞 *（图5.9.3）* • 核轻度异型（核轻度增大、大小不等，核膜不规则）*（图5.9.1）* • 高级别异常增生酷似腺癌，核质比高为其特征 • "干净"的黏液背景中可含有巨噬细胞，但缺乏细胞坏死碎片、炎症细胞及细菌 *（图5.9.4和5.9.5）*	• 柱状细胞形态温和、均匀一致，胞核呈卵圆形，核膜规则 *（图5.9.6）* • 中等及大的十二指肠上皮细胞团中含有杯状细胞 *（图5.9.6~5.9.8）* • 胃小凹上皮处为黏液细胞，缺乏杯状细胞 *（图5.9.9）* • 大细胞团具有胃肠道上皮的三维立体结构（如胃小凹） • "污秽"的黏液背景中可含有细胞坏死碎片、炎症细胞和（或）细菌 *（图5.9.9和5.9.10）*
特殊检查	黏液性囊性肿瘤：卵巢间质CD10、ER、PR、inhibin、SMA阳性，但在细针穿刺（FNA）样本中并不常见 导管内乳头状黏液性肿瘤：免疫组化在FNA样本中通常没有应用价值 黏液性囊性肿瘤和导管内乳头状黏液性肿瘤的囊液检测：CEA升高	无
分子改变	黏液性囊性肿瘤：*KRAS* 突变（浸润灶） 导管内乳头状黏液性肿瘤：*GNAS* 和 *KRAS* 突变	不适用
治疗	手术切除	不适用
临床意义	黏液性囊性肿瘤：多数不具有侵袭性，可能是浸润性腺癌的癌前病变 导管内乳头状黏液性肿瘤：浸润性腺癌的癌前病变；少数切除病例中可伴随浸润性腺癌	如未取中病变细胞，患者可能要进行再次活检

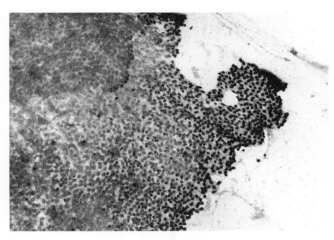

图 5.9.1　产生黏液的肿瘤性囊肿　图示大片状的黏液上皮细胞，细胞核小、大小均匀。因为缺乏杯状细胞，可排除十二指肠上皮污染的可能。如果是经胃部取样，污染的胃上皮应为三维立体结构

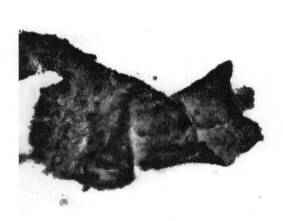

图 5.9.2　产生黏液的肿瘤性囊肿　图示折叠样的乳头状上皮细胞团，未见杯状细胞。产生黏液的肿瘤囊肿至少应伴有低级别异型增生，高倍镜下可见部分细胞核呈轻度非典型性。若经胃部取样，鉴别诊断应包括胃上皮细胞的污染

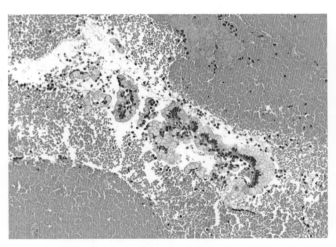

图 5.9.3　产生黏液的肿瘤性囊肿　小条状黏液上皮可能源于胃肠道污染或产生黏液的肿瘤性囊肿的内衬上皮。因未见到杯状细胞，可排除十二指肠上皮污染的可能

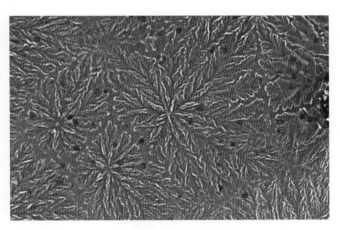

图 5.9.4　产生黏液的肿瘤性囊肿　图示稠厚的黏液中仅见巨噬细胞，无细菌、细胞坏死碎片和炎症细胞。这种源自无菌环境的"干净"黏液正是肿瘤性囊肿的内容物，而非胃肠道污染

第五章　胰腺

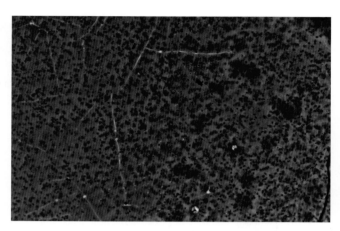

图 5.9.5　产生黏液的肿瘤性囊肿　图示稠厚的黏液，可见裂隙。此稠厚的黏液源于产生黏液的肿瘤性囊肿，而非胃肠道污染

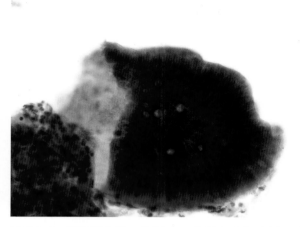

图 5.9.6　胃肠道污染　图示十二指肠上皮细胞团，可见形态温和而排列规则的柱状上皮细胞，核呈卵圆形。杯状细胞（胞质内粉染的黏液空泡）的存在可确定为胃肠道污染

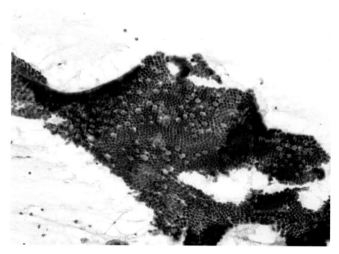

图 5.9.7　胃肠道污染　十二指肠上皮细胞团呈"蜂窝状"排列，细胞形态温和、核大小一致。显而易见的大量杯状细胞有助于确诊为胃肠道污染

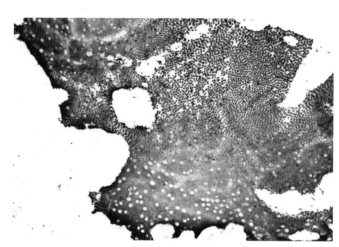

图 5.9.8　胃肠道污染　在 Diff-Quik 制片染色中，细胞巢中的杯状细胞呈"空洞样"（如图所示）

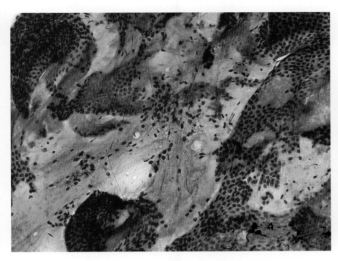

图 5.9.9　**胃肠道污染**　图示胰腺体部及尾部病变中经胃取样的上皮细胞。未见杯状细胞，难以判断上皮细胞是源于胃肠道还是囊肿的内衬上皮。但背景中的"污秽"黏液表明上皮细胞源于胃肠道

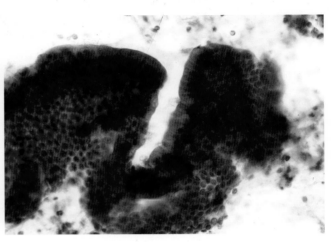

图 5.9.10　**胃肠道污染**　在"污秽"的黏液背景中，可见十二指肠上皮细胞团；高倍镜下可见黏液内容物中的炎症细胞、颗粒状碎片及细菌

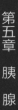

	假性囊肿	淋巴上皮囊肿
年龄	成人	中老年人
部位	胰腺内任何部位	胰腺内任何部位
症状和体征	背部放射性疼痛；恶心；呕吐；影像学检查可见肿块	偶然发现；疼痛或恶心
病因	胰腺炎或胰管阻塞后胰腺分泌物聚集成囊肿；未见内衬上皮	病因不明的先天性囊肿
细胞形态	• 可见颗粒状碎片（*图 5.10.1 和 5.10.2*） • 可见吞噬色素的巨噬细胞（*图 5.10.3 和 5.10.4*） • 含铁血黄素（*图 5.10.5*） • 可见类结晶和结晶，但为非胆固醇性结晶（*图 5.10.5*） • 仅见少许淋巴细胞 • 未见鳞状上皮细胞	• 可见角化物碎片（*图 5.10.6 和 5.10.7*） • 可见良性、成熟的鳞状上皮细胞和无核鳞状上皮细胞（*图 5.10.8 和 5.10.9*） • 可见少许淋巴细胞（*图 5.10.7~5.10.9*） • 可见类结晶 • 胆固醇结晶是特征性表现，但也可缺失（*图 5.10.9*） • 可见囊内巨噬细胞
特殊检查	囊液中淀粉酶升高，CEA 降低	非常规检测；囊液中 CEA 升高，但无淀粉酶升高
分子改变	不适用	不适用
治疗	手术切除或引流	无症状者无须切除；通常经细针穿刺明确诊断
临床意义	如果不治疗，可因囊肿破裂致死	预后良好

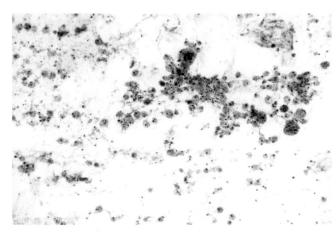

图 5.10.1　假性囊肿　图示假性囊肿内容物，颗粒状碎片和富含色素的巨噬细胞混合存在

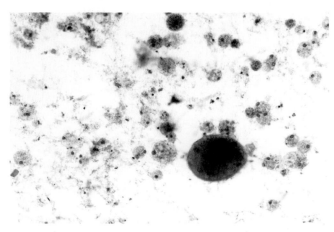

图 5.10.2　假性囊肿　颗粒状碎片背景中见富含色素的巨噬细胞。偶见含铁血黄素巨噬细胞，足以提示假性囊肿

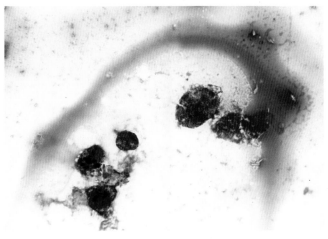

图 5.10.3　假性囊肿　在紫染稠厚的蛋白黏液背景中，可见囊内巨噬细胞和颗粒状碎片

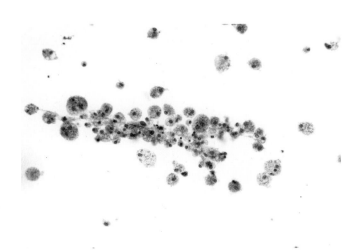

图 5.10.4　假性囊肿　囊性病变均可见富含色素的巨噬细胞，但其并不具有特异性。由于假性囊肿无内衬上皮，因此在部分病例中难以确诊。假性囊肿的淀粉酶水平通常升高，检测囊液淀粉酶水平有助于诊断

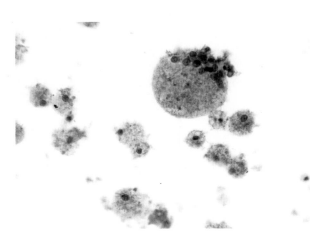

图 5.10.5　假性囊肿　图示小而富含色素的囊内巨噬细胞和一个多核巨噬细胞。细胞内含有金黄色含铁血黄素，提示假性囊肿

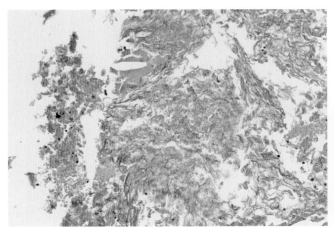

图 5.10.6　淋巴上皮囊肿　淋巴上皮囊肿的细胞蜡块切片主要呈现了角化物碎片及少许淋巴细胞

第五章　胰腺

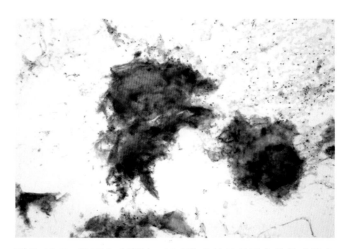

图 5.10.7　淋巴上皮囊肿　巴氏染色涂片显示角化物碎片和散在分布的淋巴细胞。在低倍镜下未见成熟的鳞状上皮细胞

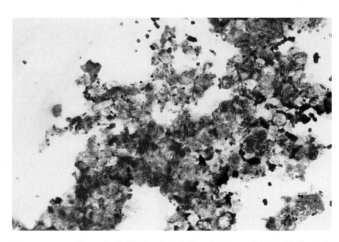

图 5.10.8　淋巴上皮囊肿　图示淋巴细胞、成熟的鳞状上皮细胞、巨噬细胞和角化物碎片

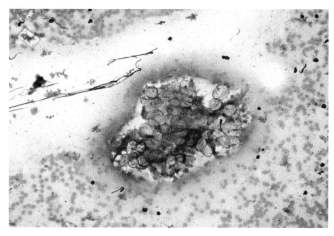

图 5.10.9　淋巴上皮囊肿　图示成熟的鳞状上皮细胞群，胞质呈片状，几乎看不见细胞核；背景中见少许成熟的淋巴细胞。图左上角见长方形的胆固醇结晶

	胰腺神经内分泌肿瘤	副脾（脾小体）
年龄	通常为中年人，也可发生于任何年龄	任何年龄
部位	胰腺内任何部位	胰尾部
症状和体征	可无症状，多偶然发现，或者有梗阻性症状；功能性肿瘤与临床综合征相关	在影像学检查中偶然发现；可有多个脾小体
病因	具有神经内分泌分化的肿瘤；可与多种综合征相关（MEN1 型、神经纤维瘤病 1 型、von-Hippel-Lindau 综合征和结节性硬化症）	脾组织异位
细胞形态	• 样本中细胞量丰富，成分单一的肿瘤细胞排列成小细胞团或散在分布（图 5.11.1 和 5.11.2） • 核偏位、呈圆形，核膜规则（图 5.11.3） • 丰富的颗粒状胞质（图 5.11.3 和 5.11.4） • "胡椒盐样"（神经内分泌型）染色质（图 5.11.3） • 可见大量裸核（图 5.11.5） • 低分化肿瘤细胞具有不同的形态特征，与腺癌细胞形态更为相似	• 具有黏附性的细胞团中见淋巴细胞和体积较大的内皮细胞（窦细胞）混合存在，或以散在分布的淋巴细胞为主（图 5.11.6 和 5.11.7） • 可见多种形态的淋巴细胞，细胞核成角、胞质边缘稀薄（图 5.11.8 和 5.11.9） • 可见由破碎淋巴细胞形成的淋巴细胞缠结（图 5.11.9 和 5.11.10） • 细胞蜡块可更好地显示脾的组织结构
特殊检查	免疫组化：INSM1、嗜铬粒蛋白、突触素和 CD56 阳性	CD8 免疫组化染色标记出细胞块中的血窦结构
分子改变	对于散发性肿瘤，*MEN1*、*DAXX*、*ATRX*、*TSC2* 和（或）*PTEN* 基因突变	不适用
治疗	手术切除；化疗；靶向治疗	不适用
临床意义	肿瘤局部切除术后 5 年生存率为 55%	不适用

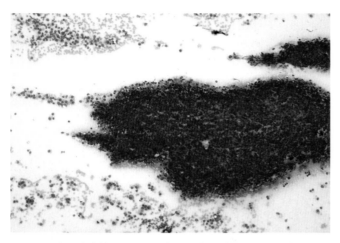

图 5.11.1　胰腺神经内分泌肿瘤　背景中可见大量单个散在分布的细胞，胞质丰富，细胞核呈圆形、大小一致、偏位。而脾脏中的淋巴细胞则胞质很少

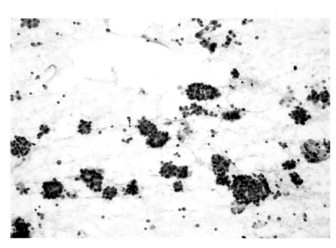

图 5.11.2　胰腺神经内分泌肿瘤　图示肿瘤细胞形成小的菊形团样结构或单个散在分布。由于淋巴细胞并不形成菊形团样结构，因此这些肿瘤细胞群的形态特征有助于胰腺神经内分泌肿瘤的鉴别诊断

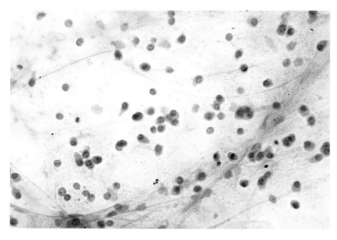

图 5.11.3　胰腺神经内分泌肿瘤　肿瘤细胞散在分布，具有浆细胞样外观，核呈圆形、规则。染色质的形态符合神经内分泌分化的特征

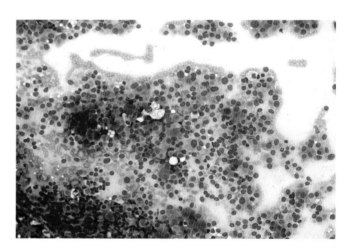

图 5.11.4　胰腺神经内分泌肿瘤　图示大量松散聚集的胰腺神经内分泌肿瘤细胞，胞质丰富，部分细胞质见粉染的包涵体，其外观呈横纹肌样

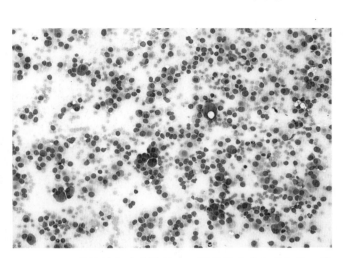

图 5.11.5　胰腺神经内分泌肿瘤　图示散在分布的细胞，核呈圆形、规则、大小轻度不等，部分细胞可见胞质，背景中可见裸核

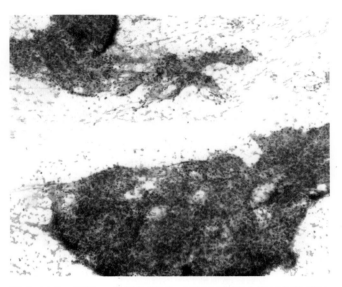

图 5.11.6　副脾　在低倍镜下，可见细胞团中淋巴细胞缠结及血窦结构。细胞块中的 CD8 免疫组化染色呈阳性

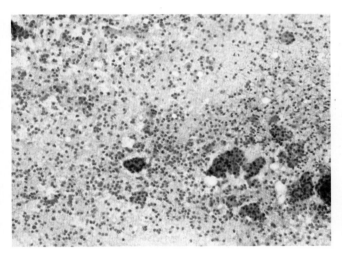

图 5.11.7　副脾　良性胰腺腺泡细胞中可见散在分布的淋巴细胞。腺泡细胞可被误认为胰腺神经内分泌肿瘤的菊形团样结构，从而导致误诊。仔细观察镜下散在分布的小细胞形态有助于区分淋巴细胞和神经内分泌细胞

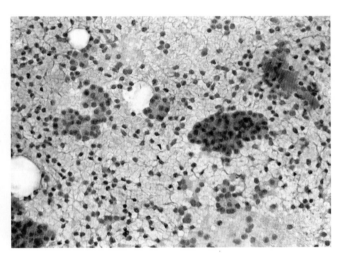

图 5.11.8　副脾　与神经内分泌细胞不同，淋巴细胞核成角、胞质边缘稀薄。多数神经内分泌细胞核呈圆形，胞质较丰富

第五章　胰腺

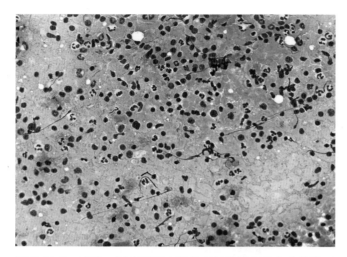

图 5.11.9　副脾　图中可见多种形态的淋巴细胞和少许淋巴细胞缠结。鉴别诊断包括胰腺内淋巴结和脾小体

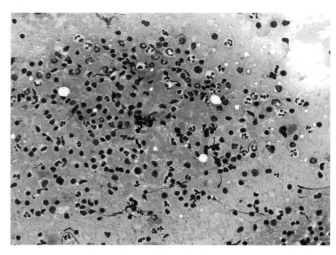

图 5.11.10　副脾　图示多种形态的淋巴细胞和极少的良性胰腺腺泡细胞。可见淋巴细胞缠结。细胞块的制备有助于鉴别脾小体的组织碎片，并可进行相关的辅助检查

	胃肠道污染	腺癌
年龄	任何年龄	通常为老年人
部位	胰腺内任何部位	胰腺内任何部位
症状和体征	在胰腺病变采样时发现；可存在胰腺病变特定的症状和体征	体重减轻；无痛性黄疸；背部疼痛；游走性血栓性静脉炎
病因	在内镜引导下的胰腺活检取样中取到了十二指肠上皮或胃上皮	吸烟、酗酒、肥胖、糖尿病、慢性胰腺炎及家族性综合征（P-J息肉、遗传性胰腺炎、林奇综合征和家族性腺瘤性息肉病等）
细胞形态	<ul><li>柱状细胞形态温和、均匀一致，胞核呈卵圆形，核膜规则（*图 5.12.1*）</li><li>中等及大的十二指肠上皮细胞团中含有杯状细胞（*图 5.12.2 和 5.12.3*）</li><li>胃小凹上皮处为黏液细胞，缺乏杯状细胞（*图 5.12.4*）</li><li>大细胞团具有胃肠道上皮的三维立体结构（如胃小凹）（*图 5.12.4 和 5.12.5*）</li></ul>	<ul><li>细胞团中主要见黏附性细胞（*图 5.12.6*）</li><li>细胞团中细胞核排列紊乱（呈"醉蜂窝样"）（*图 5.12.7 和 5.12.8*）</li><li>细胞核大小不等，核膜不规则（*图 5.12.9 和 5.12.10*）</li><li>可见核仁</li></ul>
特殊检查	无	神经内分泌标记通常为阴性或弱阳性/局灶阳性
分子改变	不适用	常见 *KRAS*、*CDKN2A*、*TP53* 和 *SMAD4* 基因突变
治疗	不适用	手术切除；化疗
临床意义	如未取中病变细胞，患者可能要进行再次活检	生存期短；诊断时常已无法切除

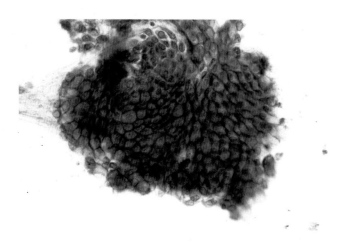

图 5.12.1　胃肠道污染　图示温和的片状腺上皮细胞团，这是细针穿过胃时污染胃小凹上皮所致，细胞可呈反应性改变，但通常细胞团中细胞排列有序、形态温和，核大小一致、呈卵圆形，核膜规则

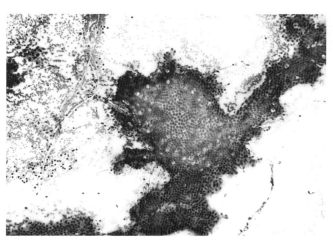

图 5.12.2　胃肠道污染　图示十二指肠上皮污染细胞团，杯状细胞形成"空洞样"空隙。杯状细胞是用来判断是否为胃肠道污染的标准

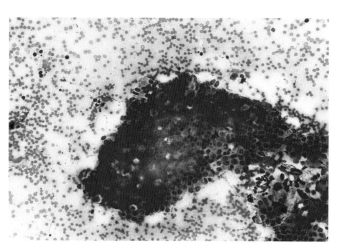

图 5.12.3　胃肠道污染　胰头部病变取样样本中可见十二指肠上皮

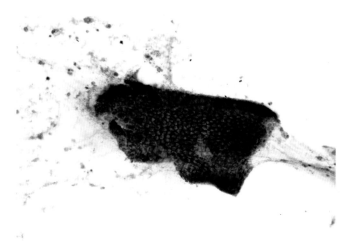

图 5.12.4　胃肠道污染　样本中见胃小凹上皮污染，这是经胃对胰头或胰尾病变取样所致。细胞团中未见杯状细胞则难以排除胰腺病变。背景中"污秽"的黏液源于胃肠道，这表明上皮细胞团源于胃肠道

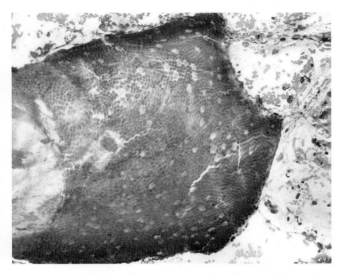

图 5.12.5　**胃肠道污染**　图示大片皱褶状十二指肠上皮污染，细胞排列有序，可见杯状细胞

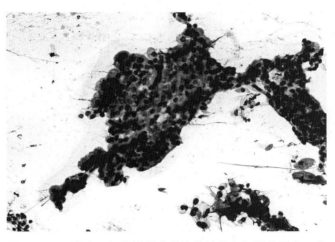

图 5.12.6　**腺癌**　细胞团形成乳头状结构，细胞核增大、排列紊乱。胃肠道污染细胞没有这些特征

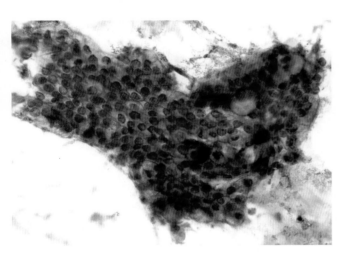

图 5.12.7　**腺癌**　图示细胞核增大、核膜不规则，可见核沟。右上角的微腺体结构见于腺癌，而胃肠道污染中不存在此结构

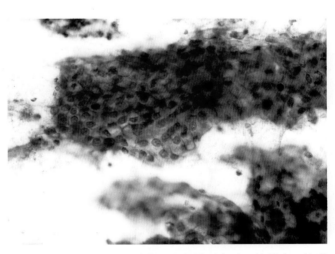

图 5.12.8　**腺癌**　细胞团中细胞核排列紊乱，核增大、核膜不规则。由于细胞中含有黏液，因此核质比低

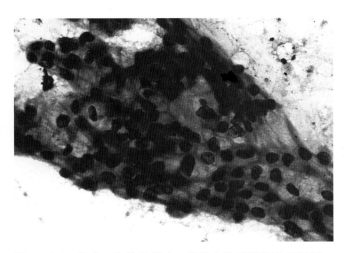

图 5.12.9　腺癌　细胞核增大、部分细胞核膜明显不规则。细胞的非典型性提示腺癌

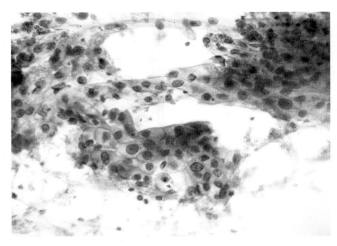

图 5.12.10　腺癌　细胞团中细胞排列紊乱，核增大、大小不等，核膜不规则。部分核的大小超过周围细胞核的 4 倍以上，这是腺癌的诊断特征之一

第六章

浆膜腔积液

	反应性间皮细胞	转移性腺癌
年龄	多见于成人	多见于老年人
部位	心包腔、胸腔和腹腔	心包腔、胸腔和腹腔
症状和体征	常为偶然发现	胸腔积液、腹腔积液、心包积液
病因	间皮细胞反应性或修复性增生	转移癌通常来源于肺或乳腺（胸腔积液和心包积液）、女性生殖系统、胃肠道或胰胆管（腹腔积液）
细胞形态	• 间皮细胞常聚集成小的细胞团和（或）散在分布，大的细胞团或组织片段不常见（图 6.1.1 和 6.1.2） • 细胞质丰富、核呈圆形、核膜规则（图 6.1.3） • 核周胞质深染、外缘胞质浅染，微绒毛结构使间皮细胞胞质边界模糊呈"花边状" • 可见"开窗"现象（相邻间皮细胞的交界处存在缝隙） • 偶见细胞质内空泡（图 6.1.3） • 可有多核 • 可有核仁（图 6.1.2） • 偶见核分裂象 • 有时伴有砂粒体钙化（图 6.1.4）	• 癌细胞单个分布、聚集成小的细胞团和（或）三维立体腺样结构（图 6.1.5 和 6.1.6） • 细胞聚集成球团状或乳头状结构，腺腔中空或含有黏液（图 6.1.7） • 可见含黏液空泡的单个细胞（图 6.1.8） • 细胞形态依肿瘤类型不同而异，但具有腺癌的典型特征：细胞体积增大、核增大、核质比高、核膜不规则、核染色质粗糙、核深染和核大小不一（图 6.1.9）
特殊检查	BerEP4/MOC-31 阴性，calretinin 阳性，WT-1 核阳性，EMA 常为阴性，BAP1 保留核表达	BerEP4/MOC-31 通常阳性，calretinin 阴性
分子改变	不适用	取决于原发肿瘤的部位和类型
治疗	无；如果不能排除恶性间皮瘤，则需要行组织活检	取决于原发肿瘤的部位和类型
临床意义	不适用	浆膜腔受累常提示疾病分期晚和预后不良

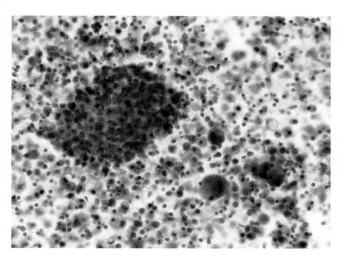

图 6.1.1 反应性间皮细胞 图中间皮细胞聚集成小的细胞群，背景中可见反应性间皮细胞、淋巴细胞和组织细胞。图中还有几个大的多核巨细胞，但它们的核小而圆、核膜规则、染色质温和

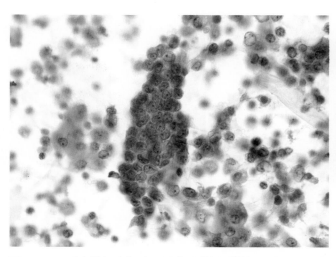

图 6.1.2 反应性间皮细胞 图中见单层平铺的细胞团，间皮细胞核膜略不规则，可见小核仁，胞质少，需与腺癌鉴别

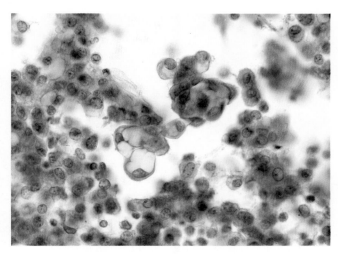

图 6.1.3 反应性间皮细胞 该例样本中间皮细胞数量增多，胞核增大、核染色质粗糙或可见核仁、核膜相对规则，大多数细胞的核质比低，有些细胞胞质内见大空泡，酷似某些腺癌的黏液空泡

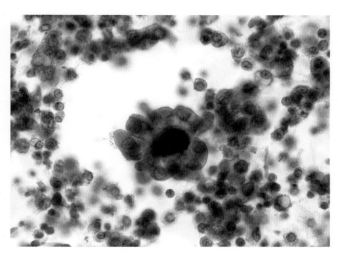

图 6.1.4 反应性间皮细胞 图中央可见砂粒体，其周围环绕着间皮细胞。在良性病变和恶性病变中均可见到砂粒体钙化

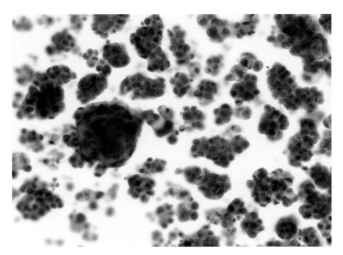

图 6.1.5 转移性腺癌 癌细胞聚集成小的三维立体细胞团，细胞核质比高，胞核大小不一，有些细胞的核膜明显不规则

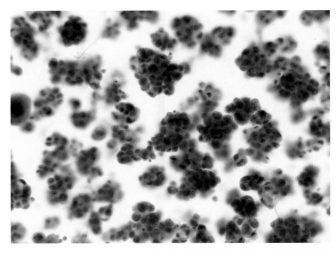

图 6.1.6 转移性腺癌 图中癌细胞聚集成三维立体的乳头状结构。癌细胞呈现出明显的恶性特征：核质比高、核膜不规则、核大小不一和核深染

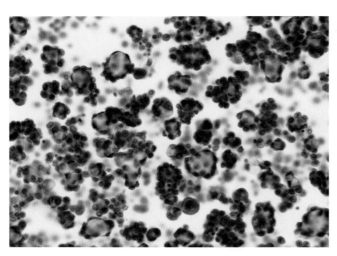

图 6.1.7 转移性腺癌 图示癌细胞形成明显的腺样结构，腺腔中空。间皮瘤细胞可围绕其特征性的中央基质排列，而不形成真正的腺腔

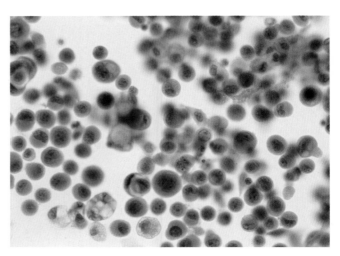

图 6.1.8 转移性腺癌 图中癌细胞以单个散在分布为主，细胞体积增大、核增大、核膜不规则、核染色质粗糙。间皮瘤细胞偶尔也表现为单个散在分布，这是一个潜在的诊断陷阱

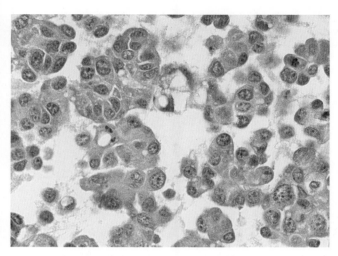

图 6.1.9 **转移性腺癌** 图中细胞呈现出明显的恶性特征：核质比高、核大小不一、核染色质粗糙、核膜不规则和细胞体积增大。一些细胞胞质内见空泡，可呈黏液染色阳性。值得注意的是，间皮瘤细胞也可含有胞质内空泡

	转移性腺癌	输卵管内膜异位症
年龄	多见于老年人	多见于中老年妇女
部位	心包腔、胸腔和腹腔	腹腔
症状和体征	胸腔积液、腹腔积液和心包积液	通常在体液样本中偶然发现，无临床症状；可引起盆腔疼痛
病因	转移癌通常来源于肺或乳腺（胸腔积液和心包积液）、女性生殖系统、胃肠道或胰胆管（腹腔积液）	输卵管上皮异位
细胞形态	• 癌细胞单个分布、聚集成小的细胞团和（或）三维立体腺样结构（*图 6.2.1 和 6.2.2*） • 三维立体腺样结构中可含有黏液空泡（*图 6.2.3*） • 可见含有黏液空泡的单个细胞（*图 6.2.4*） • 细胞形态依肿瘤类型不同而异，但具有腺癌的典型特征：细胞体积增大、核增大、核质比高、核膜不规则、核深染和核大小不一（*图 6.2.1~6.2.5*）	• 柱状细胞聚集成大小不等的细胞群，核呈卵圆形、核膜规则（*图 6.2.6 和 6.2.7*） • 组织碎片中的细胞核规则有序排列（*图 6.2.6~6.2.10*） • 组织碎片边缘细胞可见终板和（或）纤毛（*图 6.2.6~6.2.8*） • 纤毛不易识别时可导致诊断困难（*图 6.2.9 和 6.2.10*）
特殊检查	BerEP4/MOC-31 通常阳性，calretinin 阴性	BerEP4/MOC-31、ER、PAX-8 和 WT-1 阳性，p53 呈野生型表达，calretinin 阴性
分子改变	取决于原发肿瘤的部位和类型	不适用
治疗	取决于原发肿瘤的部位和类型	不适用
临床意义	浆膜腔受累通常提示疾病分期晚和预后不良	不适用

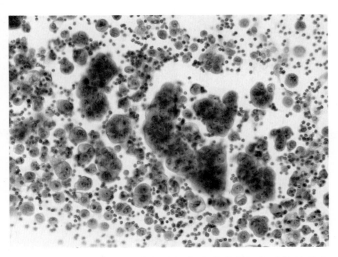

图 6.2.1　转移性腺癌　癌细胞聚集成乳头状组织碎片及单个散在分布，细胞体积增大、核增大、核仁明显，可见细胞质内空泡，其内可能含有黏液

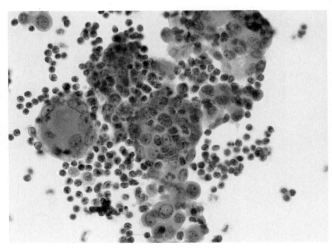

图 6.2.2　转移性腺癌　图中癌细胞体积增大、核增大、核膜不规则、核大小不一、核仁明显，背景中可见淋巴细胞和组织细胞

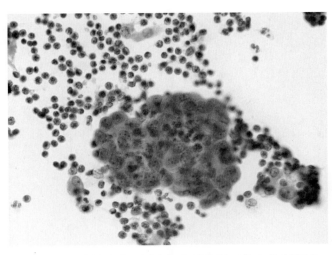

图 6.2.3　转移性腺癌　图中细胞聚集成三维立体细胞团，细胞核质比高、核染色质粗糙、异型性十分明显，故不是良性病变，同时细胞缺乏纤毛和终板

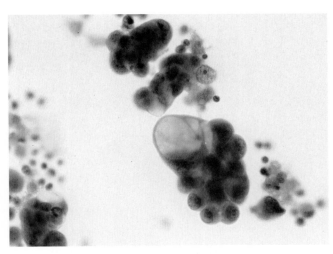

图 6.2.4　转移性腺癌　图中细胞具有明显的恶性特征，有的细胞含黏液空泡。与背景中的良性细胞相比，这些恶性细胞体积明显增大、细胞核大小不一、核染色质粗糙

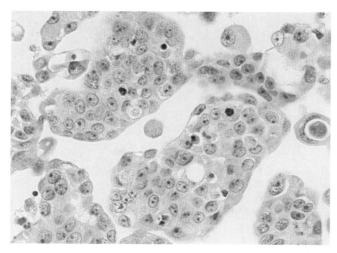

图 6.2.5 转移性腺癌 细胞块切片显示细胞形成微腺体结构，胞核大而不规则、核染色质粗糙。未见纤毛

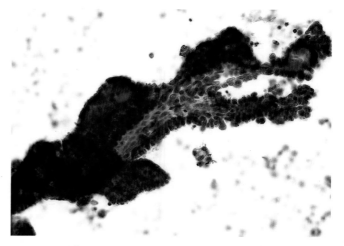

图 6.2.6 输卵管内膜异位症 图示细胞聚集成乳头状结构，表面被覆柱状细胞，胞核呈卵圆形、大小一致。细胞团中细胞排列整齐有序。在此低倍镜下很难看清纤毛，但在高倍镜下可清晰展现纤毛，这将有助于证实此病变为输卵管内膜异位症

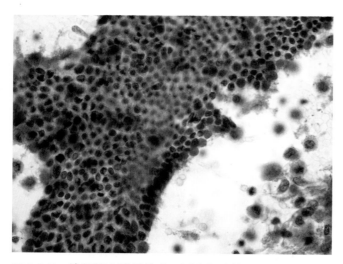

图 6.2.7 输卵管内膜异位症 图中细胞排列成片状，胞核呈卵圆形，形成略显紊乱的"蜂窝状"结构。由于存在终板，组织片段边缘呈平坦状，终板上可见红染的纤毛

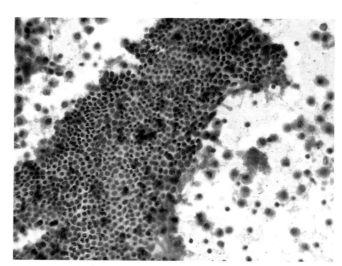

图 6.2.8 输卵管内膜异位症 图示大的单层平铺的细胞团，胞核形态温和、排列整齐有序。细胞团边缘有红染的纤毛，但在此低倍镜下不易识别

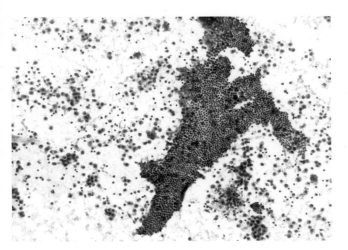

图 6.2.9 输卵管内膜异位症 在此低倍镜下，细胞核虽小，但仍能看清细胞核之间的排列，表明细胞的片状结构完整。纤毛不明显

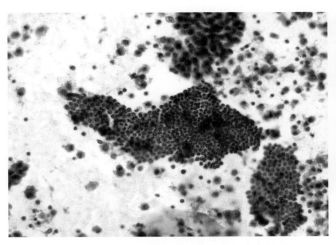

图 6.2.10 输卵管内膜异位症 图中形态温和的细胞核排列成"蜂窝状"结构，核呈圆形、大小均匀一致，核膜规则，尽管纤毛不明显，但上述特征均支持良性病变的诊断

	间皮增生	恶性间皮瘤
年龄	多见于成人	多见于老年男性
部位	心包腔、胸腔和腹腔	心包腔、胸腔和腹腔
症状和体征	常为偶然发现	呼吸困难、胸壁疼痛和胸腔积液
病因	间皮细胞反应性或修复性增生	与吸烟和接触石棉有关
细胞形态	• 间皮细胞常聚集成小的细胞团和（或）散在分布，大的细胞团或组织片段不常见 *(图 6.3.1 和 6.3.2）* • 细胞质丰富、核呈圆形、核膜规则 *(图 6.3.3 和 6.3.4）* • 核周胞质深染、外缘胞质浅染，微绒毛结构使间皮细胞胞质边界模糊呈"花边状" *(图 6.3.3）* • 可见"开窗"现象（相邻间皮细胞的交界处存在缝隙）*(图 6.3.5）* • 可有多核 *(图 6.3.3）* • 可有核仁 *(图 6.3.2）* • 有时伴有砂粒体钙化 *(图 6.3.5）*	• 细胞单个散在分布和（或）聚集成组织片段 *(图 6.3.6 和 6.3.7）* • 组织碎片可呈球团状或分枝状，形成以基质为中心的"加农炮弹"样结构 *(图 6.3.6~6.3.8）* • 浆膜腔积液中的上皮样细胞通常细胞质丰富、呈嗜双色性和空泡状，胞核呈圆形或卵圆形，核仁明显 *(图 6.3.9）* • 间皮瘤分化较差时，细胞形态较难与腺癌细胞区别 *(图 6.3.10）*
特殊检查	BerEP4/MOC-31 阴性，calretinin 阳性，WT-1 核阳性，EMA 通常为阴性，BAP1 保留核表达	BerEP4/MOC-31 阴性，calretinin 阳性，WT-1 核阳性，EMA 阳性，部分病例 BAP1 核表达缺失；FISH 检测 p16 纯合性缺失
分子改变	不适用	p16 纯合性缺失；NF2 突变；BAP1 胚系突变
治疗	无；如果不能排除间皮瘤，则需要行组织活检	放化疗；手术；胸膜固定术
临床意义	不适用	生存率低；中位生存时间不足 12 个月

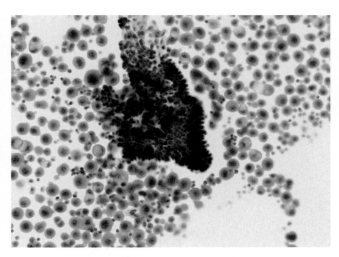

图 6.3.1 间皮增生 图片中央见由柱状细胞排列成的乳头状细胞团，胞核呈卵圆形或圆形，细胞成分单一、排列有序。在这个放大倍数下，鉴别诊断应包括输卵管内膜异位症。反应性间皮增生呈 MOC-31/BerEP4 阴性、calretinin 阳性

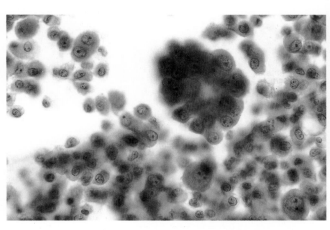

图 6.3.2 间皮增生 图中增大的间皮细胞聚集成小的细胞团，背景中也有大量间皮细胞，部分细胞核仁明显。仅凭细胞形态很难完全排除间皮瘤，辅助检查常有助于鉴别诊断

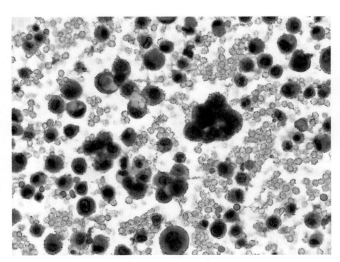

图 6.3.3 间皮增生 反应性间皮细胞聚集成小的细胞团及单个散在分布，这些细胞及其胞核大小不一。部分细胞具有双核，这一特征在良性和恶性间皮病变中均可见到

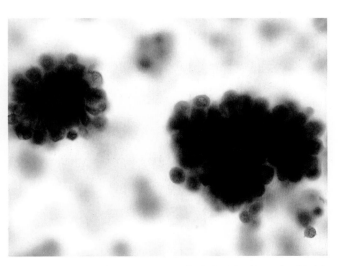

图 6.3.4 间皮增生 间皮细胞聚集成小的细胞团，细胞团边缘呈钉突状。多数细胞胞质丰富、核呈圆形、核膜规则、核染色质温和

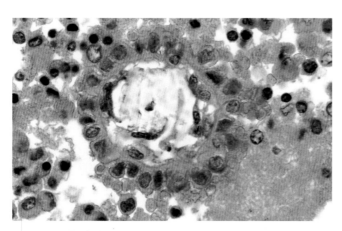

图 6.3.5　间皮增生　细胞块切片显示一个小的反应性间皮细胞团，伴有砂粒体钙化。砂粒体也可见于上皮细胞性病变（如输卵管内膜异位症），而非间皮增生所特有

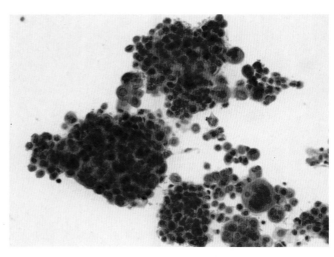

图 6.3.6　恶性间皮瘤　细胞排列成三维立体细胞团及单个散在分布。这些细胞团较大、形状不规则，其内细胞核排列杂乱无序，形态上具有异型性，应怀疑为间皮瘤

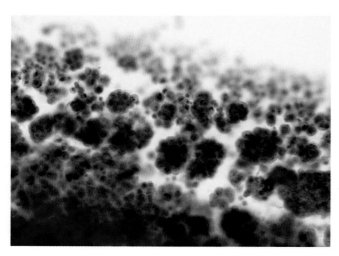

图 6.3.7　恶性间皮瘤　细胞部分聚集成形状不规则的三维立体结构，部分则单个散在分布。样本中细胞量丰富，细胞团形状不规则，应怀疑为间皮瘤

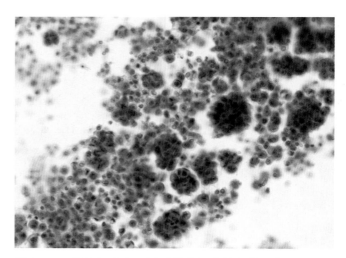

图 6.3.8　恶性间皮瘤　图示样本细胞量十分丰富，且以间皮细胞为主。因在富于细胞的样本中见到以间皮细胞为主的情形很少，此时应高度怀疑是间皮瘤

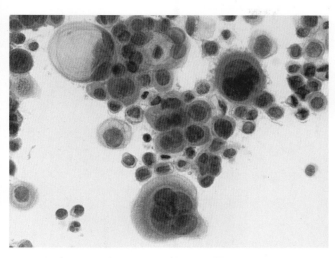

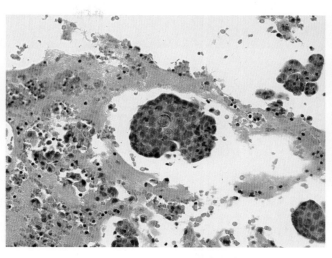

图 6.3.9　**恶性间皮瘤**　恶性间皮瘤细胞常保留间皮分化的细胞学形态特征，如胞质丰富、呈"花边状"。间皮分化的巨细胞罕见，若出现，则应怀疑是间皮瘤

图 6.3.10　**恶性间皮瘤**　一些间皮瘤酷似腺癌（如上图所示），组织片段中细胞核排列拥挤，核膜不规则。一旦经免疫组化检测明确了间皮来源，通常需要进一步检查，从而证实细胞是否为恶性

	转移性腺癌	恶性间皮瘤
年龄	多见于老年人	多见于老年男性
部位	心包腔、胸腔和腹腔	心包腔、胸腔和腹膜腔
症状和体征	胸腔积液、腹腔积液和心包积液	呼吸困难、胸壁疼痛和胸腔积液
病因	转移癌通常源于肺或乳腺（胸腔积液和心包积液）、女性生殖系统、胃肠道或胰胆管（腹腔积液）	与吸烟和接触石棉有关
细胞形态	• 癌细胞单个分布、聚集成小的细胞团和（或）三维立体腺样结构（*图 6.4.1*） • 细胞聚集成"加农炮弹"样细胞球团，其腺腔中空或含有黏液（*图 6.4.2 和 6.4.3*） • 可见含有黏液空泡的单个细胞（*图 6.4.4*） • 细胞形态依肿瘤类型不同而异，但具有腺癌的典型特征：细胞体积增大、核增大、核质比高、核膜不规则、核深染和核大小不一（*图 6.4.5*）	• 细胞单个散在分布和（或）聚集成组织片段（*图 6.4.6*） • 组织碎片可呈球团状或分枝状，形成以基质为核心的"加农炮弹"样结构（*图 6.4.7 和 6.4.8*） • 浆膜腔积液中的上皮样细胞通常细胞质丰富、呈嗜双色性和空泡状，胞核呈圆形或卵圆形，核仁明显（*图 6.4.9 和 6.4.10*） • 间皮瘤分化较差时，细胞形态较难与腺癌细胞区别
特殊检查	BerEP4/MOC-31 常阳性，calretinin 阴性	BerEP4/MOC-31 阴性，calretinin 阳性，WT-1 核阳性，EMA 阳性，部分病例 BAP1 核表达缺失；FISH 检测 p16 纯合性缺失
分子改变	取决于原发肿瘤的部位和类型	p16 纯合性缺失；NF2 突变；BAP1 胚系突变
治疗	取决于原发肿瘤的部位和类型	放化疗；手术；胸膜固定术
临床意义	浆膜腔受累通常提示疾病分期晚和预后不良	生存率低；中位生存时间不足 12 个月

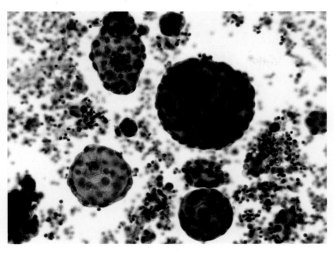

图 6.4.1　转移性腺癌　图示癌细胞聚集成"加农炮弹"样细胞球团，提示有腺体形成腺癌细胞。乳腺导管癌和肺腺癌可形成这样的"加农炮弹"样结构，这一结构同样也可见于间皮瘤，因此制备细胞块并做辅助检查有助于诊断

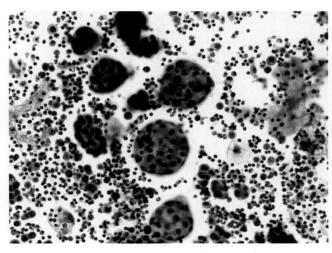

图 6.4.2　转移性腺癌　图中癌细胞聚集成"加农炮弹"样细胞球团，背景中见反应性间皮细胞、组织细胞和淋巴细胞，与背景中的良性细胞相比，这些细胞及其胞核体积明显增大

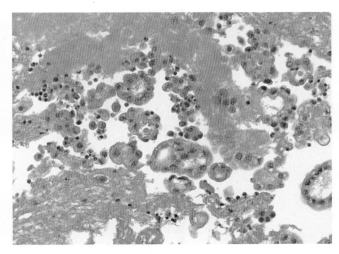

图 6.4.3　转移性腺癌　细胞块切片显示"加农炮弹"样细胞球团，腺癌的细胞球团中央可为中空腺腔或含有黏液。若为间皮瘤，球团中央则为基质

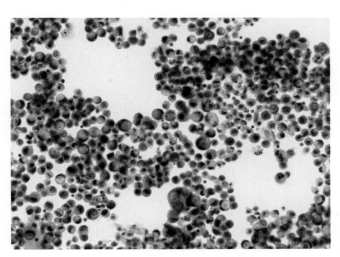

图 6.4.4　转移性腺癌　图示大量腺癌细胞散在分布，细胞体积增大，胞质内含有粉染的黏液空泡，具有"印戒"样形态，这常见于转移性胃癌、食管癌和小叶癌，但有时也可见于来自其他部位的腺癌

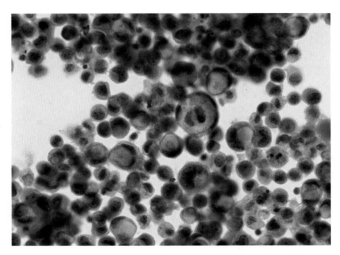

图 6.4.5　转移性腺癌　转移性腺癌细胞常为高级别细胞，与其他部位的腺癌具有相同的异型性特征：细胞量丰富、胞核增大、核深染、核膜不规则、核大小不一

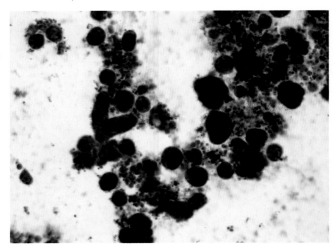

图 6.4.6　恶性间皮瘤　图示细胞聚集成"加农炮弹"样细胞球团和不规则的管状结构。间皮瘤细胞也可以单个散在分布为主

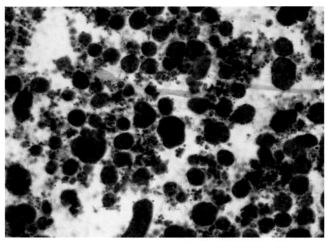

图 6.4.7　恶性间皮瘤　图中见大量的"加农炮弹"样细胞球团和长棒状组织片段。样本中见到大量如此形态的细胞时应考虑是间皮瘤

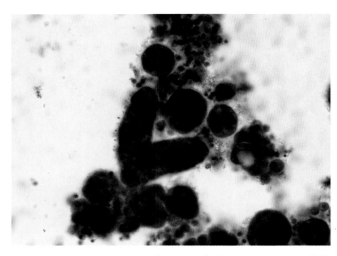

图 6.4.8　恶性间皮瘤　图中细胞聚集成"V"形细胞团并伴"球茎"样突起，更倾向于是间皮瘤而非腺癌。注意图片中央右侧的小组织碎片形似中空的腺腔，酷似腺癌

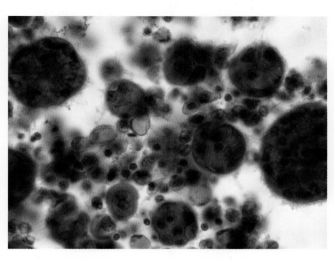

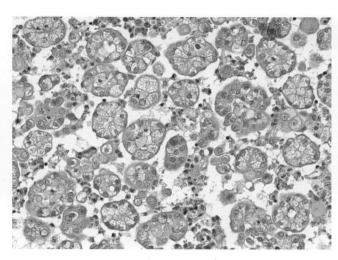

图 6.4.9 恶性间皮瘤 恶性间皮瘤可具有良性间皮细胞的细胞形态特征及不同程度的异型性：丰富而嗜双色性的胞质，一定程度的核膜不规则、核大小不一，核仁明显。因此，通常需要辅助检查才能做出明确的诊断

图 6.4.10 恶性间皮瘤 细胞块切片展示了间皮瘤的"加农炮弹"样球形结构，注意突出的空泡状胞质、形状和大小不规则的胞核及明显的核仁

	非霍奇金淋巴瘤	淋巴细胞增多症
年龄	任何年龄	任何年龄
部位	心包腔、胸腔和腹腔	心包腔、胸腔和腹腔
症状和体征	无痛性淋巴结肿大、发热、盗汗、疲劳、体重减轻，起初可表现为浆膜腔积液	胸腔积液
病因	与自身免疫性疾病、病毒感染、辐射、化疗和免疫缺陷有关	通常病因不明，可能与感染（尤其是结核）或隐匿性癌有关
细胞形态	• 细胞松散、单个分布 *（图6.5.1~6.5.3）* • 依据淋巴瘤类型的不同，细胞形态可呈单一性或多形性 *（图6.5.1~6.5.3）* • 胞质很少、呈核周薄环状 *（图6.5.2）* • 大B细胞淋巴瘤细胞体积较反应性淋巴细胞大 *（图6.5.4和6.5.5）* • 染色质粗糙或核仁明显 *（图6.5.4）*	• 通常为单个散在分布、形态单一的小淋巴细胞 *（图6.5.6和6.5.7）* • 淋巴细胞胞质少、呈核周薄环状，胞核成角 *（图6.5.8和6.5.9）* • 核染色质粗糙，核仁不明显 *（图6.5.9和6.5.10）*
特殊检查	keratin阴性，CD45常阳性；大多数为B细胞起源，表达B细胞标记物（如CD20）；流式细胞术是检测大多数小细胞淋巴瘤最为特异和敏感的方法	流式细胞术对排除小细胞淋巴瘤很有帮助；细胞块的IHC检测显示T细胞和B细胞混合存在时则不能完全排除淋巴瘤
分子改变	依组织学亚型不同而异	不适用
治疗	依组织学亚型不同而异	针对病因进行治疗（如果已知病因）
临床意义	漏诊可导致治疗延误	取决于病因

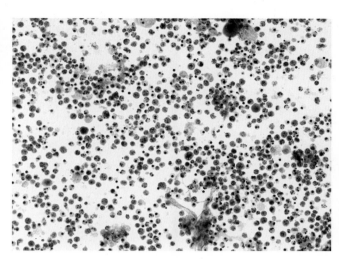

图 6.5.1　大 B 细胞淋巴瘤　图示样本细胞量丰富、具有多种细胞成分。形态完好的淋巴瘤细胞体积增大、核质比高、核呈圆形、核染色质粗糙。这些细胞体积大、异型性明显，不可能是小细胞淋巴瘤或反应性淋巴细胞

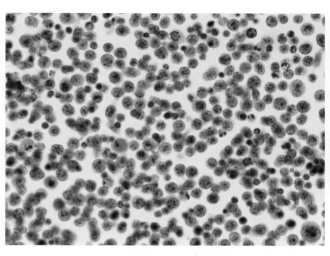

图 6.5.2　大 B 细胞淋巴瘤　图中细胞形状、大小不同，核膜不规则，胞质少、呈核周薄环状

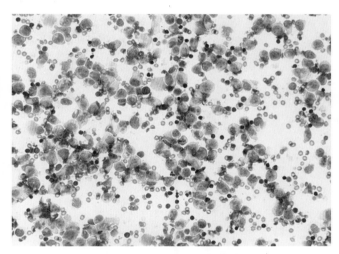

图 6.5.3　大 B 细胞淋巴瘤　图中细胞单个散在分布，具有多形性。鉴别诊断包括低分化腺癌、黑色素瘤、大细胞淋巴瘤及可能性较小的肉瘤

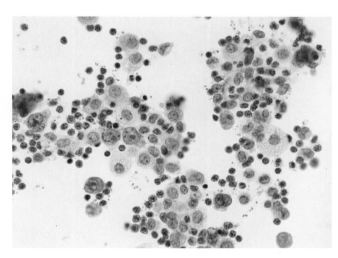

图 6.5.4　大 B 细胞淋巴瘤　这例大 B 细胞淋巴瘤展现了多形性的大细胞，核大、核膜不规则。有些细胞可见大核仁，有明显的恶性特征。如果淋巴细胞标记阳性，则可以做出淋巴瘤的诊断，而无须证实其克隆性

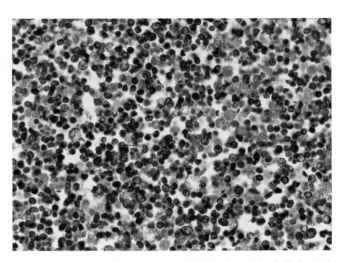

图 6.5.5 大 B 细胞淋巴瘤 细胞块切片显示细胞核大而异型，胞质不清。鉴别诊断包括小蓝圆细胞肿瘤，如小细胞癌和淋巴瘤

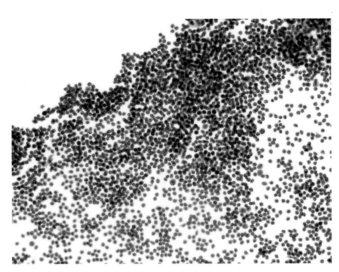

图 6.5.6 淋巴细胞增多症 图片展现了形态单一的淋巴细胞，与反应性淋巴结的针吸样本相比，浆膜腔积液中的反应性淋巴细胞成分更单一

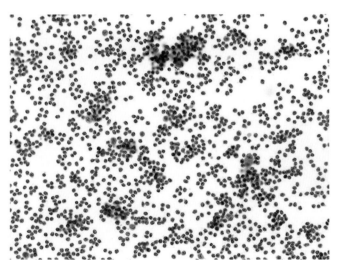

图 6.5.7 淋巴细胞增多症 图中见大量小淋巴细胞，在反应性浆膜腔积液样本中，以 T 淋巴细胞为主。只有通过流式细胞术才能排除小细胞淋巴瘤

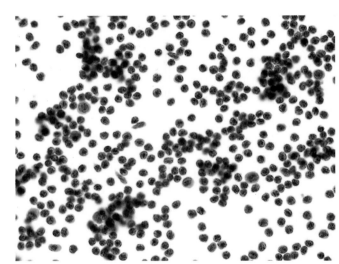

图 6.5.8 淋巴细胞增多症 图示小淋巴细胞胞质呈核周薄环状、胞核成角、核染色质粗糙

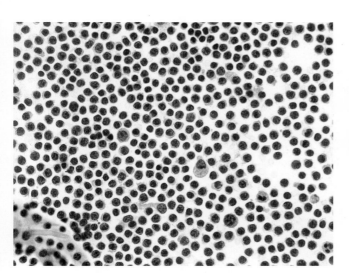

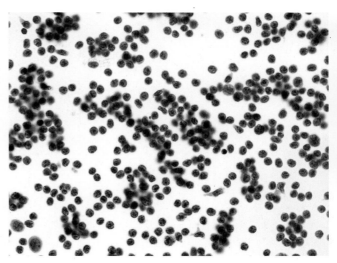

图 6.5.9 淋巴细胞增多症 图中淋巴细胞均匀松散分布，这种分布方式有时见于液基细胞学制片中。淋巴细胞小，胞质少、呈核周薄环状，胞核成角

图 6.5.10 淋巴细胞增多症 图中见大量小淋巴细胞，部分细胞松散聚集，酷似小细胞癌。在液基细胞学制片中通常难以见到淋巴腺性小体（在传统涂片样本中，淋巴腺性小体的存在提示有淋巴细胞）

第七章
脑脊液

	转移癌	巨噬细胞
年龄	通常为老年人	任何年龄
部位	脑脊液	脑脊液
症状和体征	脑膜症状（头痛、惊厥、恶心、呕吐）和神经功能障碍	原发病症状；需要行腰椎穿刺
病因	转移癌，通常来源于乳腺或肺等原发部位	无特异性发现
细胞形态	• 细胞呈三维立体簇状排列和（或）单个散在分布（*图 7.1.1 和 7.1.2*） • 细胞增大、核增大、核质比高（*图 7.1.3 和 7.1.4*） • 染色质深染和核膜不规则（*图 7.1.4 和 7.1.5*） • 染色质粗糙（*图 7.1.5*）	• 无黏附性的单个散在细胞（*图 7.1.6*） • 通常较癌细胞小 • 细胞可聚集成人工假象的组织碎片（*图 7.1.7 和 7.1.8*） • 胞质丰富，通常呈泡沫状（*图 7.1.9 和 7.1.10*） • 核呈圆形或核拉长，常伴有核切迹或肾形核（*图 7.1.9 和 7.1.10*） • 与癌细胞相比，核染色质分布较均匀
特殊检查	CK 阳性，CD68 常阴性	CD68 阳性，CK 阴性
分子改变	取决于原发肿瘤的类型	不适用
治疗	放疗、鞘内化疗和结合靶向治疗的系统性治疗等；临床试验	不适用
临床意义	预后不良	取决于原发病

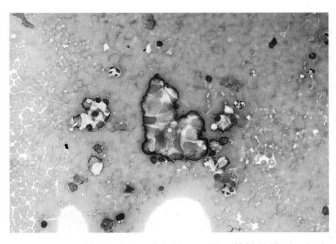

图 7.1.1 **转移性乳腺癌** 癌细胞呈三维立体簇状排列，细胞明显增大、核质比高、核膜及核形状不规则

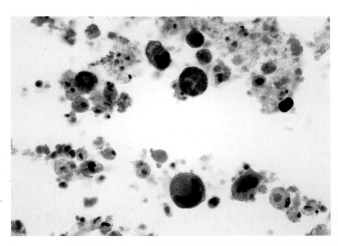

图 7.1.2 **转移性腺癌** 本病例可见明显的恶性细胞和颗粒状碎片（可能是坏死）；细胞形态呈多形性，核形状不规则、核增大及显著深染

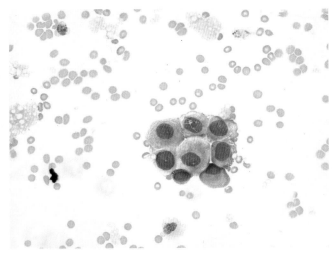

图 7.1.3 **转移性腺癌** 部分腺癌细胞核质比低，但同背景中红细胞相比，癌细胞非常巨大。癌细胞核膜轻度不规则及核大小不等

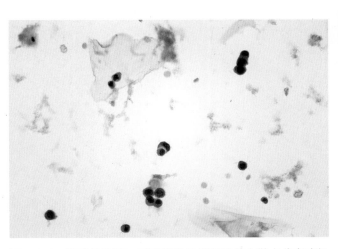

图 7.1.4 **转移性腺癌** 无黏附性的癌细胞单个散在分布或松散聚集成簇，细胞核深染、核膜显著不规则、染色质粗糙

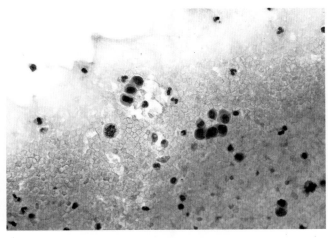

图 7.1.5 **转移性腺癌** 癌细胞核深染、染色质粗糙及核膜显著不规则。图中央见一个非典型的核分裂象

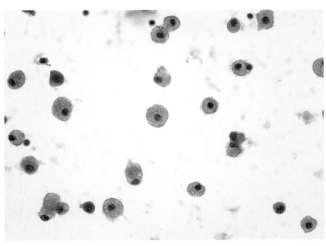

图 7.1.6 **巨噬细胞** 大量的巨噬细胞遍布整个视野，具有丰富的泡沫状胞质。该发现不具有特异性

第七章 脑脊液

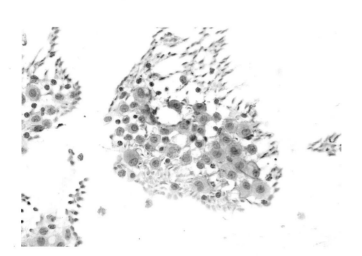

图 7.1.7　巨噬细胞　该制片中的巨噬细胞呈松散簇状排列。细胞核呈圆形至拉长；部分核呈肾形，这一特征有助于识别巨噬细胞

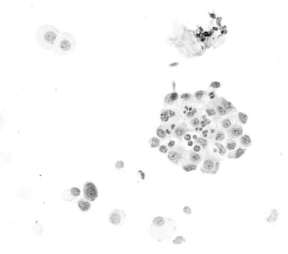

图 7.1.8　巨噬细胞　少量巨噬细胞聚集成簇状，单层排列形成人工假象的组织碎片。巨噬细胞与急性炎症细胞混合存在，胞质丰富，部分细胞核呈肾形

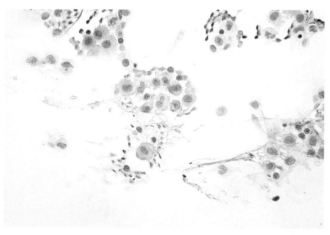

图 7.1.9　巨噬细胞　图示松散聚集的巨噬细胞，许多细胞具有明显的核切迹

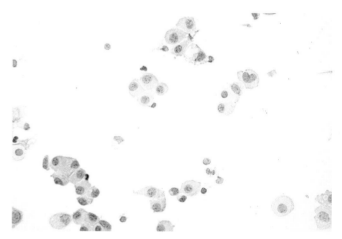

图 7.1.10　巨噬细胞　巨噬细胞胞质丰富、呈泡沫状。尽管细胞核形状各异，但其染色质形态相似

	淋巴瘤	脑脊液细胞增多症
年龄	任何年龄	任何年龄
部位	脑脊液	脑脊液
症状和体征	头痛、意识改变、恶心、呕吐、视神经盘水肿和神经功能障碍	取决于原发病的症状，可出现头痛和神经功能障碍
病因	淋巴瘤累及中枢神经系统或原发性中枢神经系统的淋巴瘤脑膜播散	许多原因：病毒性脑膜炎、Mollaret 病、Lyme 病和自身免疫反应
细胞形态	• 细胞无黏附性，单个散在分布 *（图 7.2.1 和 7.2.2）* • 无组织碎片，但细胞可聚集在一起形成假性组织碎片 • 形态因淋巴瘤类型而异，但通常细胞增大，有薄而蓝染的胞质 *（图 7.2.3 和 7.2.4）*	• 样本中细胞量可十分丰富 *（图 7.2.5 和 7.2.6）* • 可见小淋巴细胞、浆细胞和巨噬细胞 *（图 7.2.7 和 7.2.8）* • 淋巴细胞形态多样 *（图 7.2.7）* • 可见大量的反应性巨噬细胞，在 Diff-Quik 染色中可展现多种形态 *（图 7.2.8 和 7.2.9）*
特殊检查	流式细胞检测；CK 常阴性，通常不足以进行免疫组化套餐染色	流式细胞检测显示无克隆性增生
分子改变	取决于淋巴瘤类型	不适用
治疗	系统性化疗、鞘内化疗、放疗和（或）靶向治疗	治疗原发病
临床意义	通常预后不良	取决于原发病因

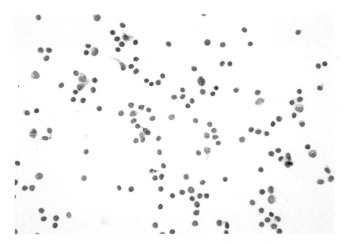

图 7.2.1　浆细胞肿瘤　无黏附性的细胞大小不等。仔细观察会发现浆细胞特征性的"钟面"样粗糙染色质。流式细胞检测是确认克隆性增生的首选辅助检查

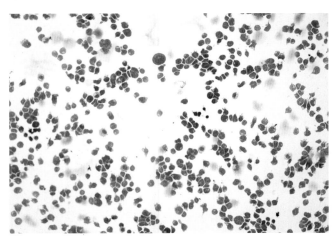

图 7.2.2　T 细胞淋巴瘤　细胞具有多种形态和非典型性。鉴别诊断包括反应性巨噬细胞。反应性巨噬细胞没有脑脊液细胞增多症的多种细胞成分，且缺失淋巴细胞

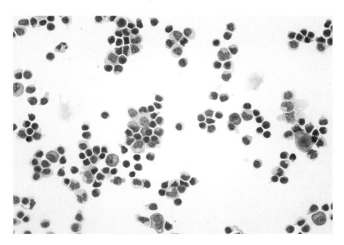

图 7.2.3　浆细胞肿瘤　图示细胞增大，具有核周空晕（核窝）、核偏位和"钟面"样染色质。一些较小的单核细胞可能为背景中的淋巴细胞或浆细胞。当出现大量浆细胞时提示浆细胞肿瘤，可通过流式细胞检测确认克隆性增生

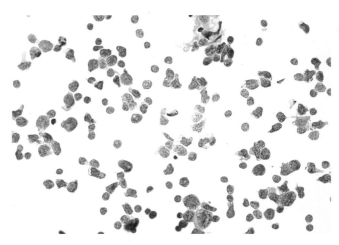

图 7.2.4　T 细胞淋巴瘤　图示多种形态的细胞，核形状不规则。鉴别诊断包括转移性腺癌。本例细胞的非典型性不能用反应性巨噬细胞或淋巴细胞来解释

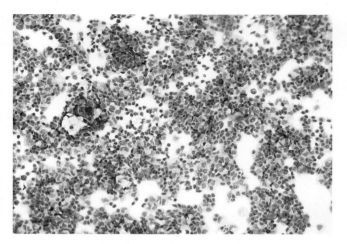

图 7.2.5 脑脊液细胞增多症 镜下如此丰富的细胞量提示恶性，高倍镜下仔细检查，可见细胞的多样性。即使在低倍镜下，可由颗粒样胞质识别出嗜酸性粒细胞，提示可能是脑脊液细胞增多症

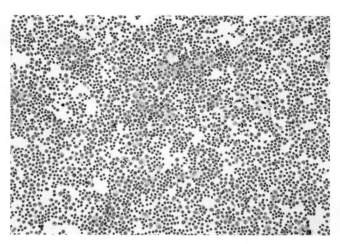

图 7.2.6 脑脊液细胞增多症 图示大量淋巴细胞和大的巨噬细胞。多种细胞成分混合提示反应性改变，流式细胞检测可排除克隆性增生的细胞亚型

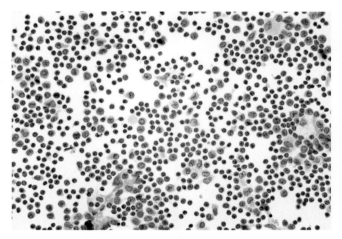

图 7.2.7 脑脊液细胞增多症 图中淋巴细胞形态多样，细胞及细胞核轻度大小不等。嗜酸性粒细胞在巴氏染色制片中较 Diff-Quik 染色难识别

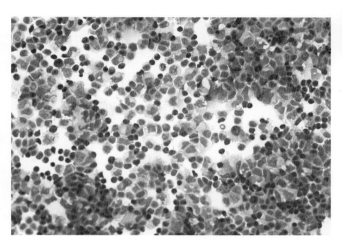

图 7.2.8 脑脊液细胞增多症 在 Diff-Quik 染色中，细胞显得大而醒目，可区分出背景中的小淋巴细胞和嗜酸性粒细胞，表明炎症细胞混合存在

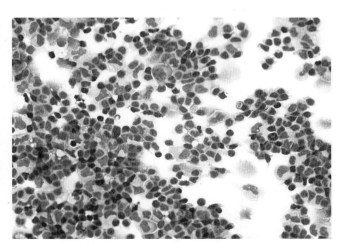

图 7.2.9 脑脊液细胞增多症 一些巨噬细胞具有肾形核，细胞的染色质及胞质与周围细胞相似，表明大部分大细胞为反应性巨噬细胞

	髓外造血	白血病
年龄	任何年龄	任何年龄
部位	脑脊液	脑脊液
症状和体征	取决于原发病	头痛、意识改变、恶心、呕吐、视神经盘水肿和神经功能障碍
病因	非特异性的脊柱取样	病变累及中枢神经系统
细胞形态	• 髓系和红细胞系的前驱细胞，在巴氏染色制片中呈现少见的单核细胞形态（*图 7.3.1*） • 中性粒细胞和嗜酸性粒细胞的混合易于辨认（*图 7.3.2*） • 出现巨核细胞是髓外造血的特征性表现（*图 7.3.3*） • 出现来源于脊柱的其他成分（如碎骨片）时，表明脑脊液的取样失败（*图 7.3.4*）	• 样本中细胞量丰富，可含有单个非典型大细胞（*图 7.3.5*） • 细胞胞质稀少、核形状不规则、核膜明显不规则（*图 7.3.6~7.3.8*） • 可见明显的核仁（*图 7.3.9*） • 未见粒细胞和巨核细胞
特殊检查	流式细胞检测（排除白血病），但通常可通过细胞形态进行区分	流式细胞检测
分子改变	无	取决于白血病类型
治疗	不适用	系统性化疗、鞘内化疗和（或）放射治疗
临床意义	不适用	取决于原发病

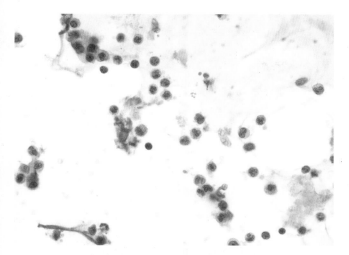

图 7.3.1　髓外造血　图示中性粒细胞、嗜酸性粒细胞和单核细胞混合存在，其中少量单核细胞核质比高、核膜不规则，但细胞并无明显增大；可能存在髓系或淋巴细胞的前驱细胞，但在巴氏染色制片中难以明确分型

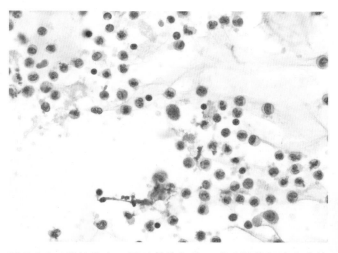

图 7.3.2　髓外造血　图示单核细胞、嗜酸性粒细胞和中性粒细胞混合存在。在脑脊液样本中识别出嗜酸性粒细胞及中性粒细胞，可进一步证实以上 3 种细胞是骨髓成分的可能

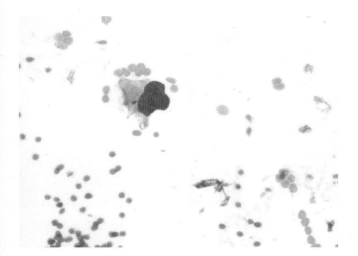

图 7.3.3　髓外造血　脑脊液样本中出现巨核细胞为髓外造血的特征性表现。通常穿刺针未穿到椎管内，该样本可能不足以诊断

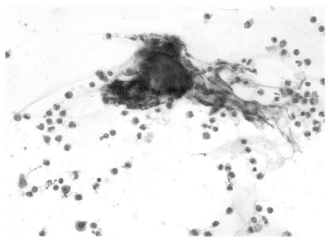

图 7.3.4　髓外造血　图示源于脊柱的其他成分（如碎骨片），表明脑脊液的取样失败，可能采集了造血成分

第七章　脑脊液

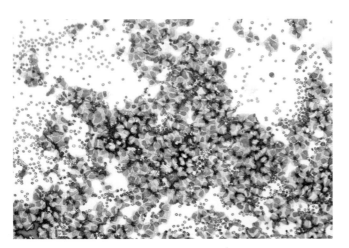

图 7.3.5　白血病　样本中细胞量丰富，可见非典型细胞较背景中的红细胞大得多，细胞核的形状和大小变化较大，特征性形态部分取决于患者的白血病类型

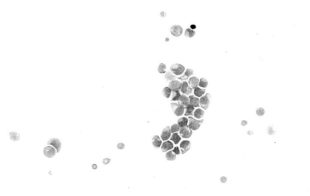

图 7.3.6　白血病　图示大量白血病细胞呈松散簇状排列，细胞明显增大、核形及核膜不规则。尽管细胞形态多样，但细胞的非典型特征显而易见

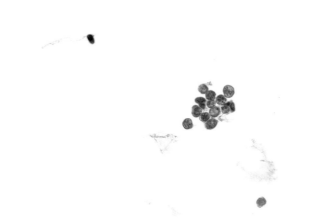

图 7.3.7　白血病　细胞核膜明显不规则，染色质粗糙。流式细胞检测对于确诊脑脊液样本中的白血病具有高度特异性，并且可确认患者既往样本的阳性标记物

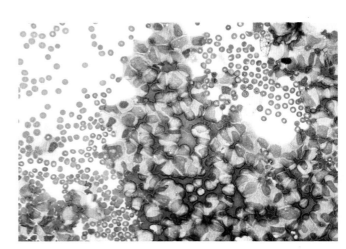

图 7.3.8　白血病　细胞明显增大，核增大、核形及核膜不规则

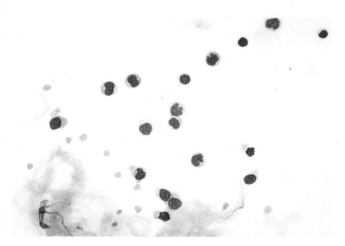

图 7.3.9 白血病 图示细胞核仁明显、核膜明显不规则

	转移癌	淋巴瘤
年龄	通常为老年人	任何年龄
部位	脑脊液	脑脊液
症状和体征	脑膜症状（头痛、惊厥、恶心、呕吐）和神经功能障碍	头痛、意识改变、恶心、呕吐、视神经盘水肿和神经功能障碍
病因	转移癌，通常来源于乳腺或肺等原发部位	淋巴瘤累及中枢神经系统或原发性中枢神经系统的淋巴瘤脑膜播散
细胞形态	• 细胞呈三维立体簇状排列和（或）单个散在分布（图 7.4.1 和 7.4.2） • 形态取决于原发肿瘤的类型 • 细胞增大、核增大、核质比高（图 7.4.1） • 染色质深染和核膜不规则（图 7.4.2） • 染色质粗糙或核仁明显	• 细胞无黏附性，单个散在分布（图 7.4.3 和 7.4.4） • 无组织碎片，但细胞可聚集在一起形成假性组织碎片（图 7.4.5 和 7.4.6） • 形态因淋巴瘤类型而异，但通常细胞增大，有薄而蓝染的胞质（图 7.4.3~7.4.7）
特殊检查	流式细胞检测阴性，CK 阳性	流式细胞检测；CK 常阴性，通常不足以进行免疫组化套餐染色
分子改变	取决于原发肿瘤的类型	取决于淋巴瘤类型
治疗	放疗、鞘内化疗和结合靶向治疗的系统性治疗等；临床试验	系统性化疗、鞘内化疗、放疗和（或）靶向治疗
临床意义	预后不良	通常预后不良

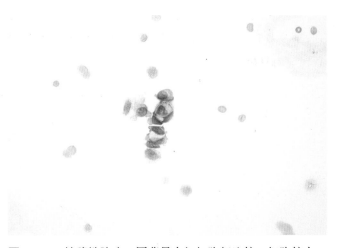

图 7.4.1 转移性腺癌 同背景中红细胞相比较，细胞较大、核膜不规则；可见丰富的胞质及偏位核，酷似浆细胞，但却缺乏明显的核仁和（或）"钟面"样染色质

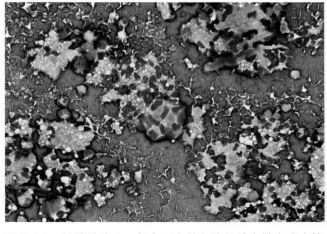

图 7.4.2 转移性腺癌 保存不良的细胞呈单个散在或小簇状分布。细胞核形不规则、核质比差异较大。通常情况下，软脑膜癌扩散的患者既往有晚期的癌症病史，更倾向于诊断为癌而不是淋巴瘤

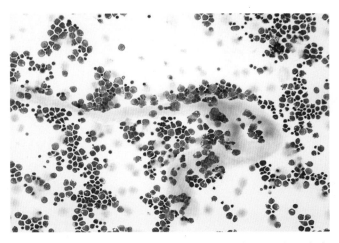

图 7.4.3 浆细胞肿瘤 大量浆细胞和小淋巴细胞混合存在。浆细胞松散排列，细胞形态相对规则，并具有丰富的胞质；而松散排列的腺癌细胞形态不规则

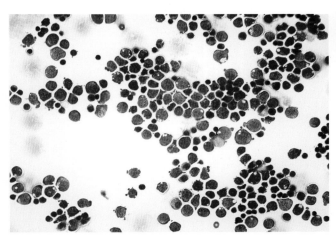

图 7.4.4 浆细胞肿瘤 细胞核增大、核偏位，可见薄而蓝染的胞质。该制片染色中，未见"钟面"样染色质。鉴别诊断包括白血病、淋巴瘤、癌和肉瘤（尽管可能性不大）。本病例的细胞形态与浆细胞肿瘤相符

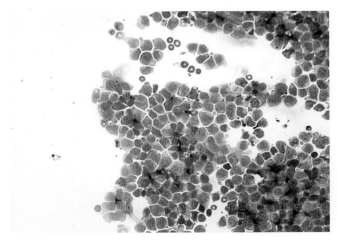

图 7.4.5 浆细胞肿瘤 大量增大的浆细胞聚集成假性组织碎片。流式细胞检测有助于确认大量浆细胞，同时确定是否存在克隆性增生

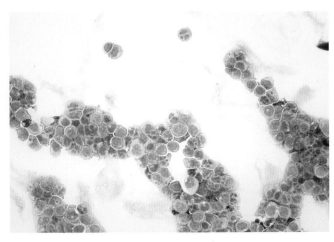

图 7.4.6 浆细胞肿瘤 保存不良的细胞明显增大，核形状不规则及大小不等。因涂片因素使细胞聚集成假性组织碎片。本例患者既往有浆细胞肿瘤病史，否则不能排除腺癌的可能

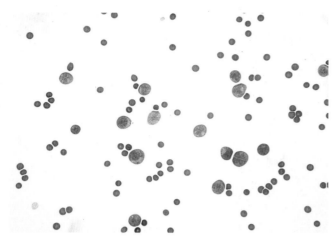

图 7.4.7　浆细胞肿瘤　部分细胞保留典型的浆细胞形态（胞质丰富、核偏位、有核周空晕），而其余细胞则表现为核形不规则和（或）胞质很少

第八章

涎　腺

	腺样囊性癌	多形性腺瘤
年龄	中年人	任何年龄，多见于年轻人
部位	下颌下腺、舌下腺和小涎腺	通常位于腮腺，罕见于舌下腺
症状和体征	舌下、口底或上腭出现肿块；下腭、上腭和舌口出现麻木；吞咽困难；面神经麻痹	无痛性肿块，可长期存在
病因	无明确危险因素	肿瘤生长缓慢，含上皮细胞和肌上皮细胞
细胞形态	• 细胞团中的基底样细胞常散在分布于基质小球周围（图 8.1.1） • 细胞形态取决于肿瘤结构，例如筛状生长方式或实性生长方式（图 8.1.2 和 8.1.3） • Diff-Quik 制片染色是显示基质最好的方法，可呈现基质球状小体（图 8.1.4 和 8.1.5） • 肿瘤细胞核圆形、胞质稀少或可见裸核（图 8.1.4）	• 细胞较小，核呈梭形或卵圆形，背景中见纤维性基质（图 8.1.6 和 8.1.7） • 在 Diff-Quik 制片染色中，基质呈洋红色（图 8.1.8） • 形态单一的小细胞，核偏位，胞质染色均匀（肌上皮细胞）（图 8.1.8） • 核染色质淡染、中度大小不等（图 8.1.8 和 8.1.9） • 富于细胞的多形性腺瘤可缺乏基质，导致诊断困难（图 8.1.10）
特殊检查	免疫组化：细针穿刺样本有局限性；MYB 核染色阳性；c-kit 膜染色强阳性	免疫组化：MYB 染色阴性；c-kit 膜染色弱阳性
分子改变	t（6;9）易位导致 *MYB-NFIB* 融合；c-kit 突变	约 70% 的病例出现 *PLAG1* 或 *HMGA2* 基因重排
治疗	外科切除；放射治疗	手术切除
临床意义	生长缓慢但易复发。实性生长方式预后最差，其次为筛状生长方式，管状结构预后较好	可复发，也可转化为恶性

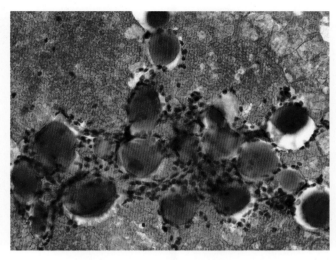

图 8.1.1 **腺样囊性癌** 腺样囊性癌的基底样细胞通常很小，胞核均匀、胞质稀少。图中见透明基质小球，此为腺样囊性癌细针穿刺的典型形态特征

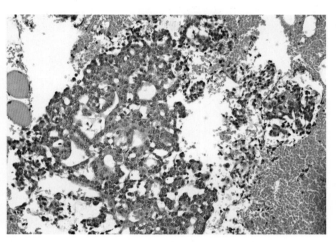

图 8.1.2 **腺样囊性癌** 腺样囊性癌具有不同的生长方式，其形态特征很少呈现在细针穿刺样本上。图中细胞蜡块切片显示筛状生长方式，该方式常与细针穿刺中的基质小球有关

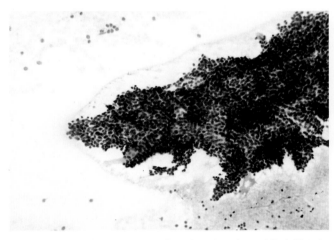

图 8.1.3 **腺样囊性癌** 腺样囊性癌具有蓝色基质的实性生长方式。鉴别诊断包括任何其他基底样涎腺肿瘤，如基底细胞腺瘤和多形性腺瘤

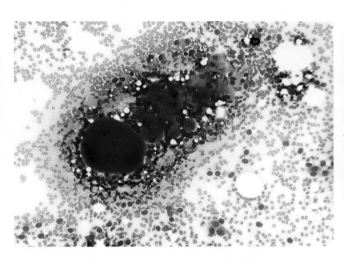

图 8.1.4 **腺样囊性癌** 细胞与紫红色基质混合存在。Diff-Quik 染色更突显基质。多形性腺瘤局灶区域也可见到类似的基质，因此多形性腺瘤是潜在的诊断陷阱

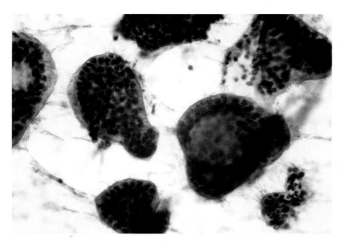

图 8.1.5　腺样囊性癌　在巴氏染色中，浅染的基质不易被识别。如果细胞团中没有基质，仅见基底样细胞，则需要扩大鉴别诊断的范围

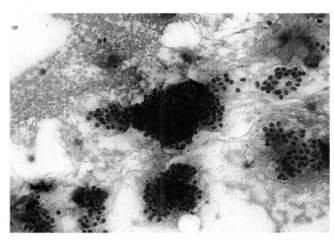

图 8.1.6　多形性腺瘤　多形性腺瘤的细胞较小，核大小差异小。单一的细胞形态对诊断多形性腺瘤并无特异性，而洋红色纤维性基质的存在却是多形性腺瘤的诊断依据

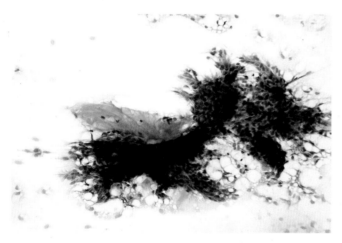

图 8.1.7　多形性腺瘤　Diff-Quik 染色更能突显基质的特征。注意图中细胞排列拥挤，呈基底样外观

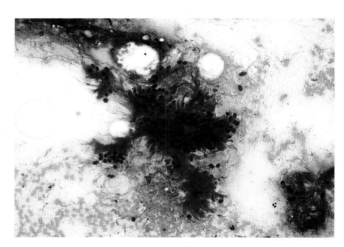

图 8.1.8　多形性腺瘤　与腺样囊性癌中肿瘤细胞环绕基质不同，多形性腺瘤中的肿瘤细胞是嵌入基质中的

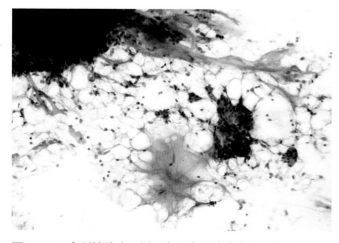

图 8.1.9　多形性腺瘤　图下方见多形性腺瘤的淡染基质，可能被误认为非特异性黏液样物质或黏液，然而，基质中裸核的展现则提示多形性腺瘤

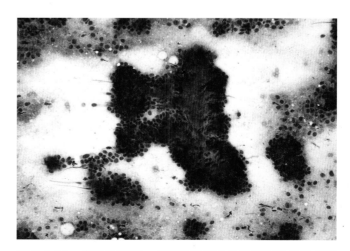

图 8.1.10　多形性腺瘤　多形性腺瘤中的肿瘤细胞常具有浆细胞样外观，染色质温和、胞质均匀、核呈卵圆形至梭形。肿瘤细胞与裸核散在分布于背景中或形成细胞团，可伴有或不伴有基质

	黏液囊肿	黏液表皮样癌
年龄	任何年龄	任何年龄
部位	通常位于下唇，也可位于脸颊内侧、口底、舌下腺和颈部	通常位于腮腺，也见于硬腭
症状和体征	通常为无痛性肿块，有时伴疼痛	肿块；面部麻痹；吞咽困难
病因	黏液渗出伴间质反应（常继发于儿童和年轻人分泌导管的机械性损伤）或老年患者形成潴留囊肿	恶性肿瘤由黏液、鳞状细胞、中间型细胞和透明细胞组成。可能与辐射有关
细胞形态	• 样本中细胞量稀少，主要见黏液样或黏液背景（*图 8.2.1~8.2.3*） • 可见数量不等的巨噬细胞、泡沫状和（或）吞噬色素的细胞质及肾形细胞核（*图 8.2.2 和 8.2.3*） • 罕见上皮细胞团，可伴有嗜酸细胞分化或鳞状上皮化生（*图 8.2.3 和 8.2.4*） • 上皮细胞继发于反应性改变，呈中度非典型性，核增大、核大小不一（*图 8.2.3~8.2.5*）	• 肿瘤细胞形态多样，由表皮样细胞、中间型细胞和杯状细胞混合组成（*图 8.2.6~8.2.9*） • 低级别肿瘤中主要见黏液，无细胞或细胞量稀少 • 高级别肿瘤通常细胞量丰富，由不等量的表皮样细胞、中间型细胞和杯状细胞组成 • 细胞呈嗜酸细胞性改变或透明细胞性改变 • 在高级别肿瘤中，可见细胞核呈重度非典型性（*图 8.2.8*）
特殊检查	不适用	免疫组化：p63 阳性，GATA-3 和 AR 阴性。如果出现黏液，黏液特殊染色阳性
分子改变	不适用	与 t（11;19）易位相关，该易位导致 *CRTC1-MAML2* 基因融合
治疗	手术全切；造袋术；冷冻手术激光消融或电灼术；病灶内注射硬化剂或类固醇	手术全切；放射治疗
临床意义	良性，治疗后可复发	高级别肿瘤复发率高，生存率低。老年患者、男性和位于下颌下腺的肿瘤预后较差

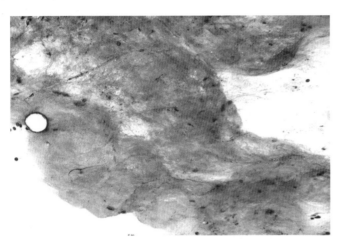

图 8.2.1　黏液囊肿　在大量黏液背景中，可见极少量巨噬细胞和温和的单核细胞。细胞形态符合黏液囊肿，但不能排除低级别黏液表皮样癌

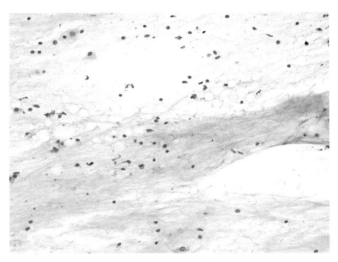

图 8.2.2　黏液囊肿　在大量黏液背景中，可见巨噬细胞、炎症细胞和裸核细胞。未见明确的囊内壁细胞成分

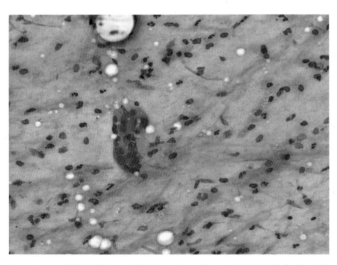

图 8.2.3　黏液囊肿　细针穿出物含黏液、巨噬细胞和炎症细胞。图中见一小片嗜酸细胞，细胞具有丰富的泡沫状胞质，核大小轻度不等、核轮廓不规则。本病例仅为反应性改变

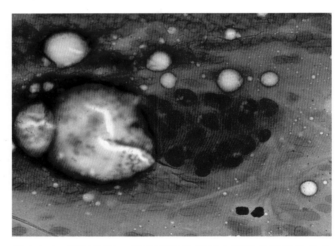

图 8.2.4　黏液囊肿　富含黏液的背景中漂浮着明显的非典型细胞。黏液囊肿偶见非典型上皮细胞，但细胞数量很少

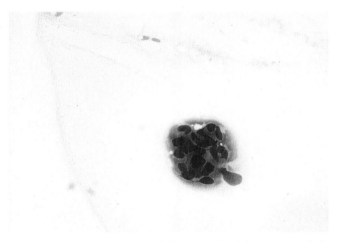

图 8.2.5　**黏液囊肿**　图示稀薄的黏液背景中见明显的非典型上皮细胞。若出现这样的细胞形态，则说明诊断具有一定难度

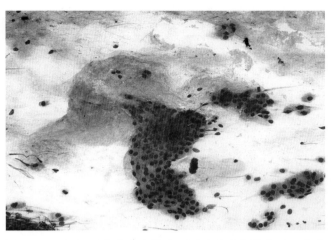

图 8.2.6　**低级别黏液表皮样癌**　图示黏液背景中见一些表皮样细胞团，细胞团中可见极少量具有特征性紫红色胞质的黏液细胞

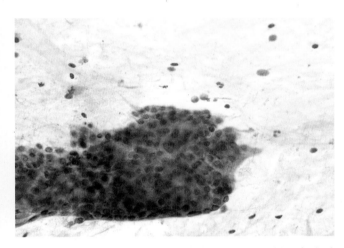

图 8.2.7　**低级别黏液表皮样癌**　图示少量有淡粉红色胞质的细胞，表明其为黏液细胞

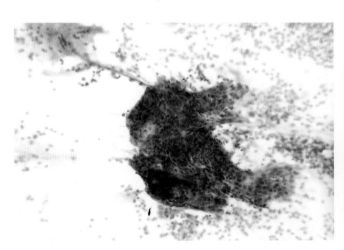

图 8.2.8　**黏液表皮样癌**　低级别至中级别的黏液表皮样癌细胞团中可见中间型细胞、黏液细胞和表皮样细胞。注意细胞团中红染的黏液区域。如果将样本制成细胞蜡块，则黏液卡红染色可呈阳性

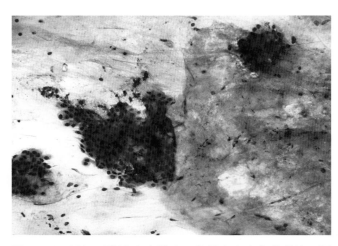

图 8.2.9　低级别黏液表皮样癌　背景中含丰富的黏液。因表皮样细胞具有丰富的胞质，可能被误诊为嗜酸细胞增生。由于黏液表皮样癌也可见嗜酸性变的细胞，因而诊断上不能排除黏液表皮样癌

	Warthin 瘤	嗜酸细胞瘤
年龄	通常见于成年男性	任何年龄，多见于年轻人
部位	通常位于腮腺	通常位于腮腺，也见于下颌下腺和小涎腺
症状和体征	腮腺肿块；可双侧发生	腮腺肿块
病因	与吸烟有关	可能与辐射有关
细胞形态	• 嗜酸细胞排列成乳头状细胞团（*图 8.3.1 和 8.3.2*） • 嗜酸细胞具有丰富的颗粒状胞质，核呈圆形、大小一致，核仁明显，可见多核（*图 8.3.3 和 8.3.4*） • 背景中炎症细胞主要为淋巴细胞（*图 8.3.1~8.3.5*） • 背景中含颗粒状碎片（*图 8.3.1 和 8.3.2*） • 背景中可见巨噬细胞（*图 8.3.5*） • 可见鳞状化生，导致诊断困难	• 嗜酸细胞增生，排列为不同形状的细胞团（*图 8.3.6~8.3.8*） • 嗜酸细胞具有丰富的颗粒状胞质，核呈圆形、大小一致，核仁明显，可见多核（*图 8.3.9 和 8.3.10*） • 背景中无淋巴细胞或碎片（*图 8.3.6~8.3.10*）
特殊检查	免疫组化：p63 染色阳性；p40、S-100、mammaglobin、SOX-10、DOG1、GATA-3 和 AR 阴性	免疫组化：p63 染色阳性；p40、S-100、mammaglobin、SOX-10、DOG1、GATA-3 和 AR 阴性
分子改变	可无肿瘤性病程	未知
治疗	手术切除	手术切除
临床意义	罕见复发，罕见恶变	罕见复发

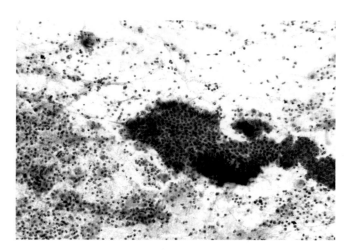

图 8.3.1　Warthin 瘤　嗜酸细胞排列成乳头状细胞团。背景中见丰富的淋巴细胞和颗粒状碎片

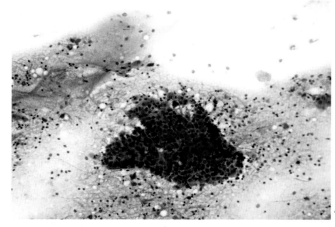

图 8.3.2　Warthin 瘤　在巴氏染色中，颗粒状胞质有时会染成红色，这并非角化；然而，Warthin 瘤有时也会发生局灶角化

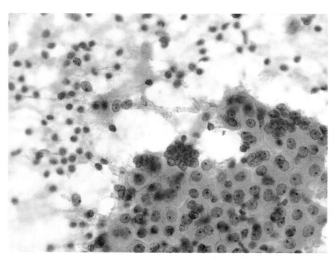

图 8.3.3　Warthin 瘤　Warthin 瘤中的嗜酸细胞与嗜酸细胞瘤、嗜酸细胞化生和结节性嗜酸细胞增生等病变中的嗜酸细胞相似。细胞具有丰富的颗粒状胞质，核呈圆形、形状规则、大小一致，核仁明显

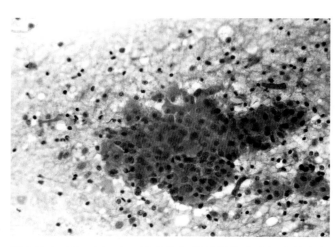

图 8.3.4　Warthin 瘤　巴氏染色显示部分嗜酸细胞具有红染颗粒，可能被误认为黏液表皮样癌中细胞产生的黏液

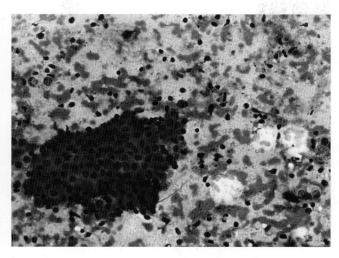

图 8.3.5　Warthin 瘤　Warthin 瘤的背景中见大量淋巴细胞和颗粒状碎片，也可见到巨噬细胞。该背景最有助于鉴别 Warthin 瘤与其他嗜酸细胞病变

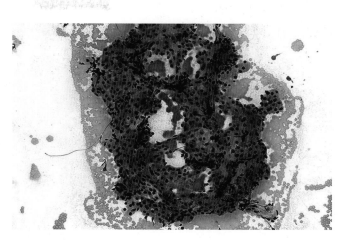

图 8.3.6　嗜酸细胞瘤　图中见不规则形状的细胞团，伴有小梁状结构。与 Warthin 瘤相比，未见乳头状结构，且背景干净（无淋巴细胞和碎片）

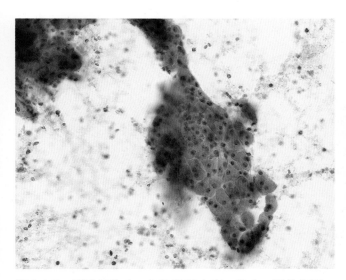

图 8.3.7　嗜酸细胞瘤　细胞胞质丰富，核小、形状规则、圆形、大小一致，核仁明显。背景中存在非特异性碎片，提示也可能是 Warthin 瘤

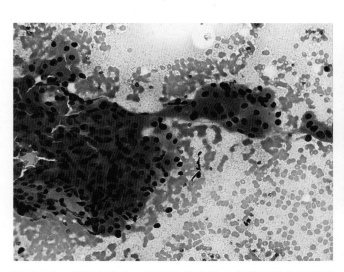

图 8.3.8　嗜酸细胞瘤　较干净的背景中见形态温和的嗜酸细胞，细胞丰富。嗜酸细胞瘤的细针穿刺样本中可偶见少量炎症细胞

第八章　涎腺

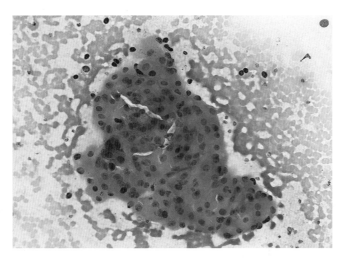

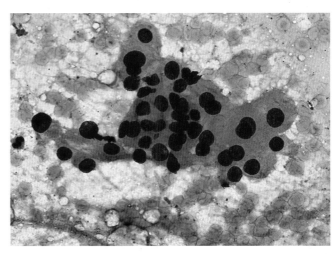

图 8.3.9　嗜酸细胞瘤　图示嗜酸细胞团和背景中极少量的淋巴细胞。鉴别诊断包括 Warthin 瘤、嗜酸细胞化生及其他一些具有嗜酸细胞分化的涎腺肿瘤

图 8.3.10　嗜酸细胞瘤　高倍图示部分细胞核大小不一，嗜酸细胞核大多为圆形、大小一致、轮廓规则，通常可见核仁

	良性腺泡	腺泡细胞癌
年龄	任何年龄	任何年龄
部位	大涎腺和小涎腺	腮腺和小涎腺
症状和体征	肿块病变及与肿块病变相关的症状	肿块生长缓慢，可出现疼痛和面神经麻痹；当出现转移时可表现为淋巴结肿大
病因	在涎腺肿块的细针穿刺中无意带入样本	可能与辐射和（或）家族因素有关
细胞形态	• 样本中细胞量少，腺泡细胞排列成葡萄串状结构（*图 8.4.1 和 8.4.2*） • 腺泡细胞可伴随良性导管成分和脂肪组织（*图 8.4.3 和 8.4.4*） • 每个葡萄串状结构中含有 5~10 个细胞（*图 8.4.4 和 8.4.5*） • 腺泡细胞核较小、圆形、均匀一致（*图 8.4.4 和 8.4.5*） • 腺泡细胞胞质丰富、核质比低、胞质呈空泡状或颗粒状（*图 8.4.4 和 8.4.5*）	• 样本中细胞量丰富，常见大量肿瘤细胞及血管（*图 8.4.6*） • 肿瘤细胞常散在分布于背景中（*图 8.4.6*） • 背景中可见大量裸核（*图 8.4.6 和 8.4.7*） • 肿瘤细胞核通常呈圆形、偏位、形状规则、均匀一致（*图 8.4.7*） • 胞质丰富、呈空泡状和（或）颗粒状（*图 8.4.7*）
特殊检查	通常依据细胞形态进行诊断；特殊染色不用于鉴别良性腺泡及腺泡细胞癌	通常依据细胞形态进行诊断；特殊染色不用于鉴别良性腺泡及腺泡细胞癌
分子改变	不适用	研究中
治疗	不适用	手术切除；放射治疗
临床意义	如果病变肿块取样不充分，则需要再次取样	预后取决于分期；如果切除不完全，则容易复发；晚期可复发和转移

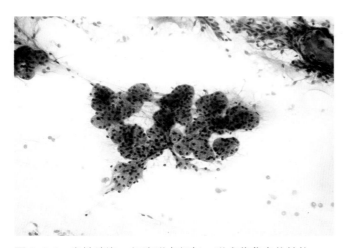

图 8.4.1　良性腺泡　细胞形态相似，形成葡萄串状结构

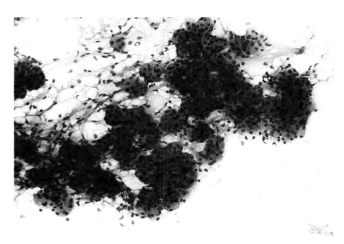

图 8.4.2　良性腺泡　图示大量葡萄串状良性腺泡细胞，这是在涎腺肿块的细针穿刺过程中偶然吸出的。细胞大小一致，提示单纯的良性腺泡细胞

图 8.4.3　良性腺泡　图中腺泡组织连接着富于细胞的小涎腺导管结构。腺泡细胞和导管细胞的周围可见脂肪细胞

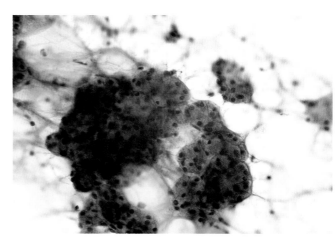

图 8.4.4　良性腺泡　良性腺泡细胞排列成簇，胞质丰富、呈空泡状、边界清晰，胞核较小、呈圆形、形状规则、大小一致，可见小核仁和脂肪组织

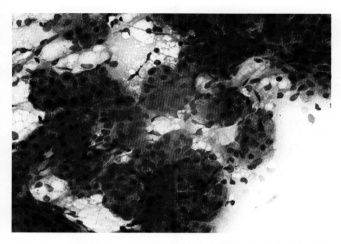

图 8.4.5　良性腺泡　细胞胞质丰富、呈颗粒状，核大小一致

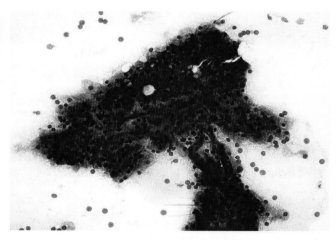

图 8.4.6　腺泡细胞癌　图示肿瘤细胞附着于不规则分枝状血管周围。不同于良性腺泡的葡萄串样结构，此处的肿瘤细胞形成实性巢状结构。背景中见大量裸核，低倍镜下可误认为淋巴细胞，仔细观察其与完整的肿瘤细胞核大小一致；而淋巴细胞具有成角的胞核

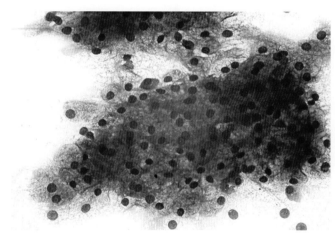

图 8.4.7　腺泡细胞癌　腺泡细胞癌细胞通常与良性腺泡细胞形态相似，因此鉴别诊断取决于腺泡细胞癌细胞的其他特征，如细胞丰富、不规则的结构、不规则的血管分支及背景中的大量裸核

	腺泡细胞癌	嗜酸细胞瘤
年龄	任何年龄	任何年龄，多见于年轻人
部位	腮腺和小涎腺	通常位于腮腺，也见于下颌下腺和小涎腺
症状和体征	肿块生长缓慢，可出现疼痛和面神经麻痹；当出现转移时可表现为淋巴结病变	腮腺肿块
病因	可能与辐射和（或）家族因素有关	可能与辐射有关
细胞形态	• 样本中细胞量丰富，常见大量肿瘤细胞及其附着的血管成分（*图 8.5.1 和 8.5.2*） • 常见肿瘤细胞散在分布于背景中（*图 8.5.3*） • 背景中见大量裸核（*图 8.5.3*） • 细胞核通常呈圆形、形状规则、大小一致（*图 8.5.4*） • 肿瘤细胞胞质丰富、呈空泡状和（或）颗粒状（*图 8.5.4*）	• 嗜酸细胞丰富，排列为不同形状的细胞团（*图 8.5.5 和 8.5.6*） • 嗜酸细胞具有丰富的颗粒状胞质，核呈圆形、大小一致，核仁明显（*图 8.5.7 和 8.5.8*） • 背景中无大量淋巴细胞或碎片；缺乏单个肿瘤细胞或裸核细胞（*图 8.5.7 和 8.5.8*）
特殊检查	免疫组化：SOX-10 和 DOG1 阳性；p63 和 p40 阴性	免疫组化：p63 阳性；p40、SOX-10 和 DOG1 阴性
分子改变	研究中	未知
治疗	手术切除；放射治疗	手术切除
临床意义	预后取决于分期；若切除不完全，则容易复发；晚期可复发和转移	罕见复发

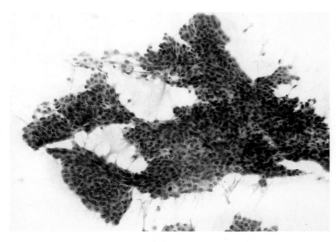

图 8.5.1　腺泡细胞癌　细胞量丰富，胞质较少，细胞形态类似于其他肿瘤中的嗜酸细胞、黏液表皮样细胞或基底样细胞。细胞团中几乎无肾形细胞核，肿瘤细胞密集地覆盖于血管周围

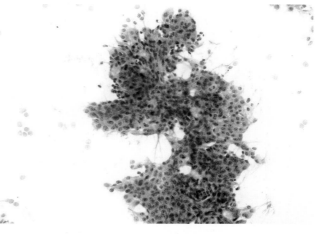

图 8.5.2　腺泡细胞癌　腺泡细胞癌细胞通常核仁明显，这是嗜酸细胞分化的特征之一。背景中见淡染的裸核，这为诊断腺泡细胞癌提供了线索

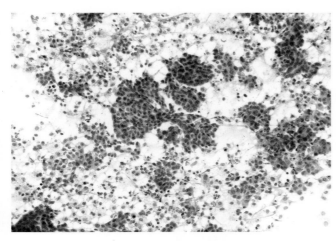

图 8.5.3　腺泡细胞癌　图示大量癌细胞呈小细胞团排列，背景中见散在分布且形态完整的癌细胞及裸核。低倍镜下这些癌细胞酷似淋巴细胞，很容易被误诊为 Warthin 瘤

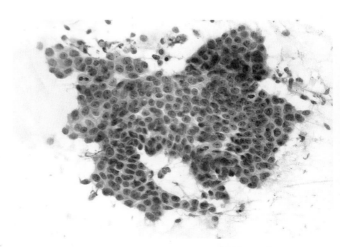

图 8.5.4　腺泡细胞癌　许多腺泡细胞癌具有腺泡细胞分化的特征，胞质丰富，核质比高，部分细胞可见显著的大核仁

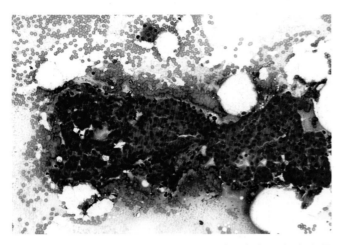

图 8.5.5　嗜酸细胞瘤　图中背景虽干净，但仍不能完全排除 Warthin 瘤。而腺泡细胞癌的背景中常见散在分布的癌细胞或裸核，且图中未见血管，在腺泡细胞癌中常见肿瘤细胞包绕血管

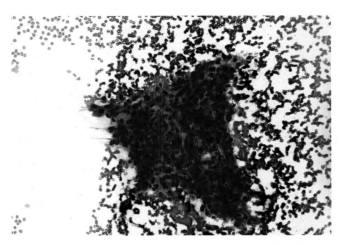

图 8.5.6　嗜酸细胞瘤　图示细胞胞质丰富、呈颗粒状，细胞核呈圆形、大小轻度不一。然而，该细胞形态有时也见于其他良性嗜酸细胞病变

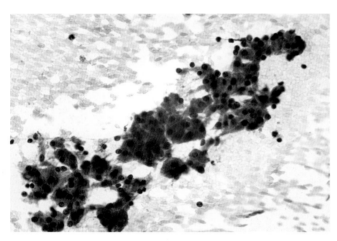

图 8.5.7　嗜酸细胞瘤　图示疏松排列的嗜酸细胞，胞质呈颗粒状。在巴氏染色中，胞质呈红色或粉红色。穿刺样本中的少量嗜酸细胞可能是嗜酸细胞化生所致

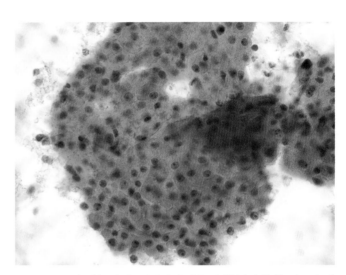

图 8.5.8　嗜酸细胞瘤　图示嗜酸细胞单层片状排列，胞质丰富、呈颗粒状、边界不清，胞核小而圆、均匀一致，核仁明显。此例所见细胞取样于嗜酸细胞瘤，有时样本中大量的嗜酸细胞可能取样于结节性嗜酸细胞增生

第九章

肾 脏

	嗜酸细胞性肿瘤	良性肾小管细胞
年龄	多见于老年人	任何年龄
部位	肾脏	肾脏
症状和体征	通常于影像学检查时偶然发现	存在与肾脏病变相关的症状；影像学检查发现肾脏存在病灶，提示需要行细胞学检查
病因	取决于肿瘤类型；鉴别诊断包括肾嗜酸细胞瘤和肾细胞癌（如肾嫌色细胞癌）	取样时取到了病灶旁的良性肾小管细胞
细胞形态	• 样本富于细胞（*图9.1.1*） • 细胞松散，单个散在分布，有时可形成小的细胞簇（*图9.1.1*） • 胞质丰富、呈颗粒状，核质比低（*图9.1.2和9.1.3*） • 核呈圆形，核仁小或不明显，核膜规则（*图9.1.2和9.1.3*） • 透明细胞性肾细胞癌可见核增大、核膜不规则、核仁明显（*图9.1.4*）	• 若病灶部位取样不足，则样本中细胞数量稀少 • 细胞呈单层小片状排列（*图9.1.5和9.1.6*） • 细胞质丰富、呈颗粒状，细胞边界不清（*图9.1.7和9.1.8*） • 核呈圆形，核膜规则（*图9.1.7和9.1.8*） • 核染色质淡染，核仁不明显；核仁小或无核仁（*图9.1.7和9.1.8*）
特殊检查	行细胞学检查时应与良性肾小管细胞相鉴别；组织学检查常用于明确肿瘤类型	鉴于肾小管细胞可表达与肾脏肿瘤相同的免疫标记，同时，样本细胞量太少也不适合进行辅助检查，因此，细胞形态学检查是识别肾小管细胞的最好方法
分子改变	取决于肿瘤类型	不适用
治疗	部分肾切除或肾切除术	不适用
临床意义	取决于肿瘤类型	不适用

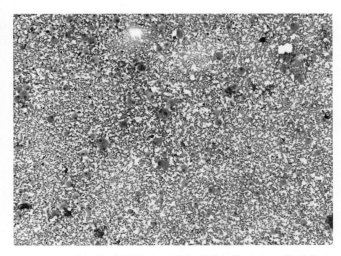

图 9.1.1　嗜酸细胞性肿瘤　图中嗜酸细胞丰富，单个散在分布。在细针穿刺细胞学检查中，肾小管细胞通常不单独存在，细胞量也不多，提示该样本为肿瘤性病变

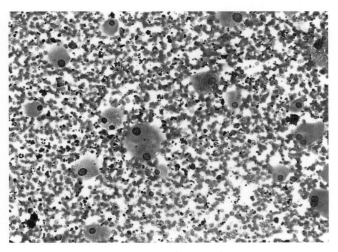

图 9.1.2　肾嗜酸细胞瘤　肿瘤细胞胞质丰富、核质比低、核呈圆形、核膜规则、核仁小或无核仁。需要警惕的是，肾细胞癌样本取样不充分时，也可见到类似的细胞形态

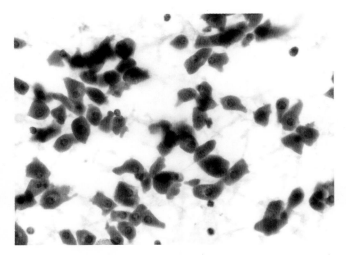

图 9.1.3　肾嗜酸细胞瘤　肿瘤细胞呈多边形、细胞边界清楚，胞质丰富、呈颗粒样，核呈圆形、大小一致，核仁小

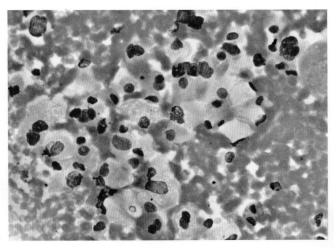

图 9.1.4　肾嫌色细胞癌　在细针穿刺（FNA）样本中，肾嫌色细胞癌和其他肾细胞癌都可出现大量的嗜酸细胞。图示肿瘤细胞核增大、呈多形性，核膜不规则。细胞的异型性不支持肾嗜酸细胞瘤的诊断，也不支持肾小管细胞的诊断

第九章　肾　脏

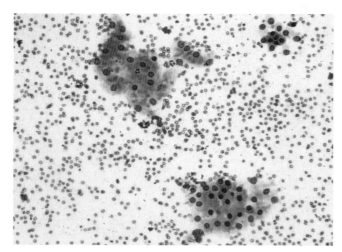

图9.1.5　良性肾小管细胞　肾小管细胞核呈圆形、核膜规则，胞质丰富、呈颗粒状，常无单个散在分布。该样本中仅有肾小管细胞，且细胞量相对稀少，提示细针穿刺时未能取到肿瘤性病变的细胞

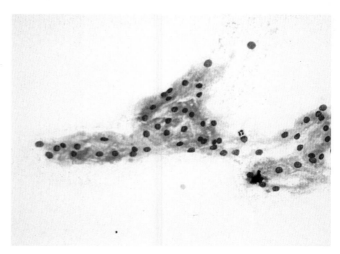

图9.1.6　良性肾小管细胞　细胞质呈颗粒状，细胞边界不清，核小、呈圆形或卵圆形、大小一致

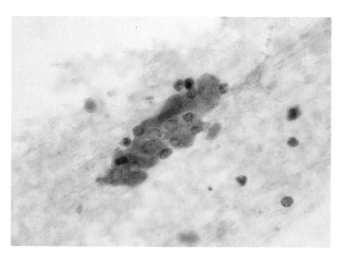

图9.1.7　良性肾小管细胞　肾小管细胞核染色质淡染，核仁小或无核仁，胞质丰富、呈颗粒状

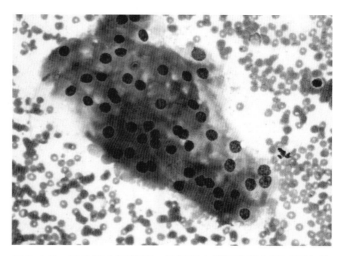

图9.1.8　良性肾小管细胞　尽管肾小管细胞酷似肾嗜酸细胞瘤细胞，但后者常单个散在分布，且细胞数量多

	乳头状肾细胞癌	肾小球
年龄	多见于老年人	任何年龄
部位	肾脏	肾脏
症状和体征	肿块、腰痛和血尿；常于影像学检查时偶然发现	存在与肾脏病变相关的症状；影像学检查发现肾脏存在病灶，提示需要行细胞学检查
病因	多为散发病例，与家族性乳头状肾细胞癌综合征（Ⅰ型乳头状肾细胞癌）和 Birt-Hogg-Dube 综合征（Ⅱ型乳头状肾细胞癌）有关	样本中偶见病变周围的良性细胞，相较于细针穿刺（FNA）样本，这一现象在细胞印片中更多见
细胞形态	• 样本富于细胞 • 肿瘤细胞附着于血管，也可单个散在分布*（图 9.2.1）* • 可见分枝状乳头样结构*（图 9.2.1 和 9.2.2）* • 肿瘤细胞片段中伴有色素沉积的巨噬细胞是乳头状肾细胞癌的特征之一*（图 9.2.2）* • 胞质呈颗粒状和（或）空泡化，这一形态也可见于透明细胞性肾细胞癌*（图 9.2.3 和 9.2.4）* • 核仁小或明显	• 通常样本中细胞量少，样本取样不足、未取到病变细胞 • 细胞排列紧密，其中可见迂曲的血管，类似乳头状结构*（图 9.2.5 和 9.2.6）* • 背景中几乎无单个细胞 • 细胞团外周的中空或含红细胞的毛细血管袢是肾小球的特征性结构*（图 9.2.5~9.2.8）* • 可伴有肾小管结构*（图 9.2.6~9.2.8）*
特殊检查	行细胞学检查时需与肾小球细胞相鉴别；组织学检查可明确肿瘤类型	肾小球细胞可表达与肾脏肿瘤相同的免疫标记，且样本的细胞量太少而不适合进行辅助检查，因此，细胞形态学检查是识别肾小球细胞的最好方法
分子改变	*MET* 基因改变（Ⅰ型乳头状肾细胞癌）；染色体异常（+7、+17 等）（Ⅰ型乳头状肾细胞癌）；Ⅱ型乳头状肾细胞癌的分子改变更具多样性	不适用
治疗	外科手术切除治疗；结合靶向治疗的系统性治疗	不适用
临床意义	Ⅰ型乳头状肾细胞癌预后好；Ⅱ型乳头状肾细胞癌具有较强的侵袭性	不适用

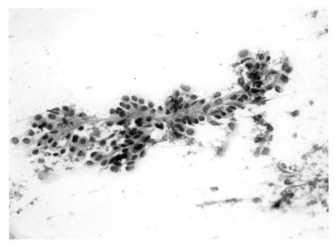

图 9.2.1 低级别乳头状肾细胞癌 图中乳头状轴心覆以形态温和的肿瘤细胞，肿瘤细胞核呈圆形或卵圆形、胞质稀少、核仁不明显，缺乏诊断乳头状肾细胞癌的更具特异性的细胞形态特征（如伴有色素沉积的巨噬细胞）

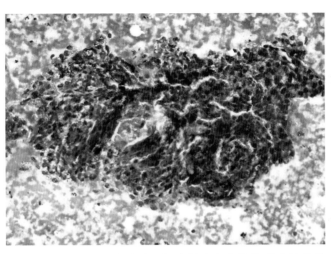

图 9.2.2 乳头状肾细胞癌 图中肿瘤细胞聚集成分枝状乳头样结构，胞质空泡化，细胞内含有绿色色素。值得注意的是，仅仅依据细胞形态对肾细胞癌进行亚型分类是不可靠的

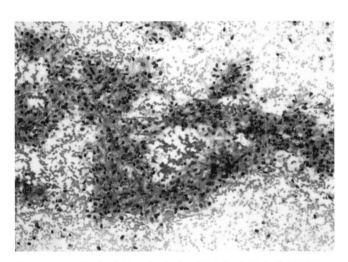

图 9.2.3 透明细胞性肾细胞癌 肿瘤细胞巢和其周围的血管排列成乳头样结构，肿瘤细胞胞质丰富、空泡化

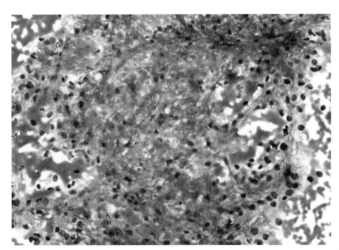

图 9.2.4 透明细胞性肾细胞癌 图示肿瘤细胞胞质丰富、空泡化。这一细胞形态特点也可见于其他相对不常见的肾脏肿瘤，如乳头状肾细胞癌和透明细胞乳头状肾细胞癌

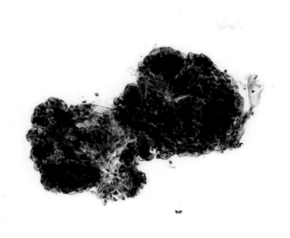

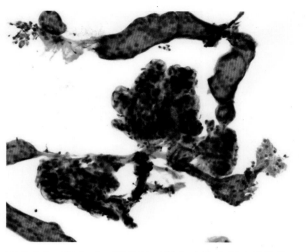

图 9.2.5　肾小球　肾小球由多种细胞成分（如肾小球系膜细胞和血管内皮细胞）组成。在低倍镜下无法分清各种细胞形态，外观似肿瘤细胞团。注意，位于肾小球边缘的血管袢的形成具有特异性

图 9.2.6　肾小球　图片显示肾小球伴有肾小管结构，不要将其误认为肿瘤

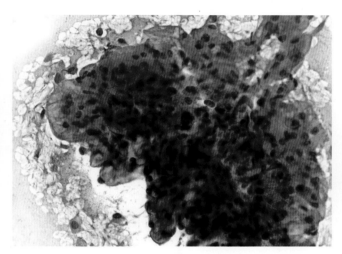

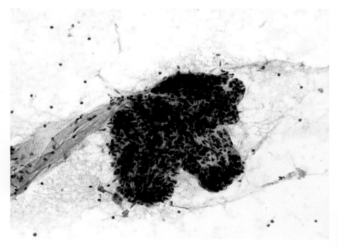

图 9.2.7　肾小球　肾小球细胞由多种细胞成分混合组成，有时貌似形态单一的肿瘤细胞团，从而造成诊断上的困难

图 9.2.8　肾小球　肾小球细胞聚集成三维立体结构，胞核排列拥挤。通常样本中仅能见到几个肾小球，提示非肿瘤性病变

第九章　肾脏

	血管平滑肌脂肪瘤	乳头状肾细胞癌
年龄	多见于成人	多见于老年人
部位	肾脏	肾脏
症状和体征	偶然发现，出血或肿瘤侵犯邻近器官	肿块、腰痛和血尿；常在影像学检查时偶然发现
病因	由脂肪、平滑肌和血管混合构成的良性肿瘤，可能与结节性硬化症有关	多为散发病例，与家族性乳头状肾细胞癌综合征（Ⅰ型乳头状肾细胞癌）和 Birt-Hogg-Dube 综合征（Ⅱ型乳头状肾细胞癌）有关
细胞形态	• 细胞形态取决于所取的样本及肿瘤细胞的成分 • 影像学检查发现肿瘤组织中脂肪成分较多时，通常不建议做细针穿刺（FNA） • 上皮样细胞和梭形细胞排列成松散的细胞簇，也可单个散在分布（图 9.3.1~9.3.4） • 可见纤细的分枝状血管（图 9.3.3 和 9.3.4） • 肌样细胞具有丰富的空泡状胞质（图 9.3.3） • 可见脂肪细胞 • 核染色质温和，核仁不明显（图 9.3.3 和 9.3.4） • 可见裸核（图 9.3.3） • 偶见核内包涵体	• 样本富于细胞 • 肿瘤细胞附着于血管，也可单个散在分布（图 9.3.5 和 9.3.6） • 可见分枝状乳头样结构（图 9.3.5） • 肿瘤细胞片段中伴有色素沉积的巨噬细胞和（或）色素性肿瘤细胞是乳头状肾细胞癌的特征之一（图 9.3.7） • 胞质呈颗粒状和（或）空泡化，这一形态也可见于透明细胞性肾细胞癌（图 9.3.8 和 9.3.9） • 核仁小或显著（图 9.3.8 和 9.3.9）
特殊检查	免疫组化染色呈黑色素细胞和平滑肌标记（HMB45, MelanA, calponin）阳性；Pan-Keratin 阴性	行细胞学检查时应与肾小球细胞相鉴别；组织学检查可明确肿瘤类型
分子改变	目前尚在研究中，散发性肿瘤常常发生 *TSC2* 突变	*MET* 基因改变（Ⅰ型乳头状肾细胞癌）；染色体异常（+7、+17 等）（Ⅰ型乳头状肾细胞癌）；Ⅱ型乳头状肾细胞癌的分子改变更具多样性
治疗	密切随诊；血管栓塞术、介入消融和手术切除	外科手术切除治疗；结合靶向治疗的系统性治疗
临床意义	一般进展缓慢，预后较好，但是可发生出血或肿瘤侵犯邻近器官	Ⅰ型乳头状肾细胞癌预后好；Ⅱ型乳头状肾细胞癌具有较强的侵袭性

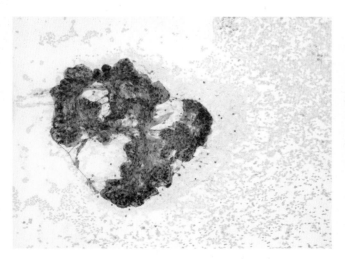

图 9.3.1　血管平滑肌脂肪瘤　图中肿瘤细胞紧密排列，细胞呈上皮样和梭形。细胞密集区呈乳头状结构，类似于肾细胞癌的形态

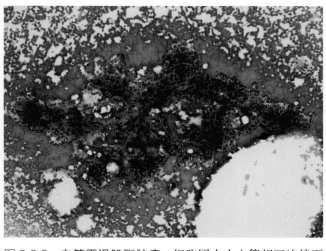

图 9.3.2　血管平滑肌脂肪瘤　细胞团由小血管相互连接而成，呈乳头状外观

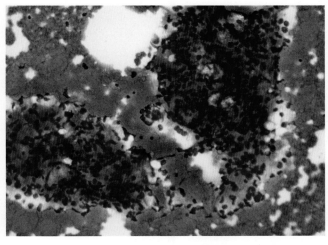

图 9.3.3　血管平滑肌脂肪瘤　在高倍镜下，上皮样细胞和梭形细胞核清晰可见。部分区域细胞核密集排列；部分区域细胞松散排列，胞质易见，细胞边界不清

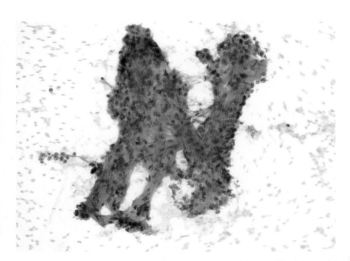

图 9.3.4　血管平滑肌脂肪瘤　经 FNA 取样的血管平滑肌脂肪瘤通常缺乏或罕见脂肪细胞成分。脂肪成分在影像学检查时相对容易辨识，因此肿瘤以脂肪成分为主时，常不行 FNA 检查

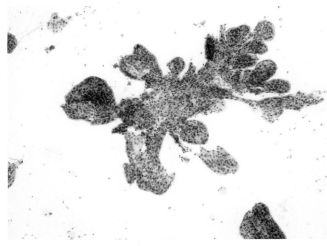

图 9.3.5　乳头状肾细胞癌　图片显示肿瘤细胞排列成典型的分枝状乳头样结构。与血管平滑肌脂肪瘤不同的是，肿瘤细胞更均匀一致且缺乏梭形细胞核

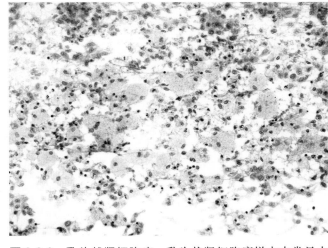

图 9.3.6　乳头状肾细胞癌　乳头状肾细胞癌样本中常见大量的巨噬细胞，巨噬细胞与肿瘤细胞混合存在或单个散在分布。然而，任何有坏死的肾细胞癌 FNA 样本中都可见到巨噬细胞

第九章　肾脏

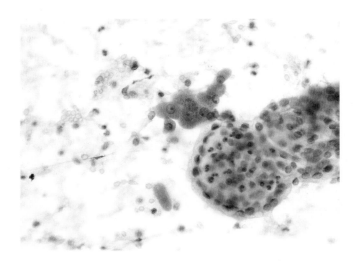

图 9.3.7　乳头状肾细胞癌　在乳头状肾细胞癌 FNA 样本中，并非总能见到色素沉积的巨噬细胞和（或）色素性肿瘤细胞，二者的存在对诊断乳头状肾细胞癌具有相对特异性

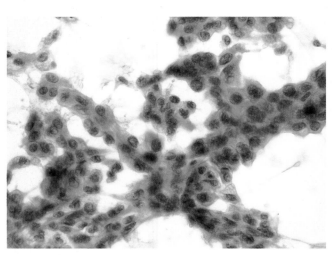

图 9.3.8　乳头状肾细胞癌　肿瘤细胞呈上皮样，核增大，核轮廓不规则，核仁小而清楚，而血管平滑肌脂肪瘤细胞核仁不明显

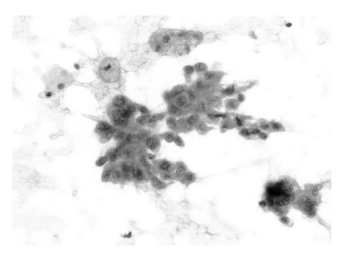

图 9.3.9　乳头状肾细胞癌　图中乳头状肾细胞癌细胞旁可见无色素沉积的巨噬细胞。血管平滑肌脂肪瘤则常无巨噬细胞

	高级别尿路上皮癌	透明细胞性肾细胞癌
年龄	多见于老年人（>50 岁）	多见于老年人
部位	肾脏	肾脏
症状和体征	无症状或血尿	肿块、腰痛和血尿；常在影像学检查时偶然发现
病因	与吸烟密切相关，也与接触工业化学致癌物有关	目前认为肿瘤来源于肾近曲小管上皮细胞；与吸烟、肥胖和高血压有关，也与 von Hippel-Lindau 综合征有关
细胞形态	<ul><li>样本富于细胞，细胞可单个散在分布，也可排列成细胞群</li><li>细胞体积大，核深染、核染色质粗糙，核膜不规则（图 9.4.1）</li><li>典型的癌细胞形态可呈蝌蚪状：细胞单个散在分布，核偏位，胞质形成"锥形尾"（图 9.4.1 和 9.4.2）</li><li>核仁常不明显，而肾细胞癌则核仁明显</li><li>可见细胞鳞状分化及角化（图 9.4.3 和 9.4.4）</li></ul>	<ul><li>样本富于细胞</li><li>癌细胞可附着于血管上，也可散在分布（图 9.4.5 和 9.4.6）</li><li>胞质呈颗粒状和（或）空泡化，这种形态也可见于某些乳头状肾细胞癌（图 9.4.7 和 9.4.8）</li><li>低级别癌细胞核呈圆形或卵圆形、大小稍不一致，核膜略不规则（图 9.4.7 和 9.4.8）</li><li>核仁小或明显</li></ul>
特殊检查	免疫组化：GATA-3 阳性，PAX-8 也可呈阳性	免疫组化：GATA-3 阴性，而 PAX-8 阳性；CAIX 弥漫性表达；CD10 和 RCC 阳性
分子改变	非整倍体；常见 TERT 启动子突变；TP53 突变	*VHL* 基因失活和（或）缺氧诱导因子（HIF）表达上调
治疗	取决于肿瘤类型和病变范围（均由活检确诊）；采用经尿道手术切除、膀胱内卡介苗灌注、膀胱内化疗、膀胱切除和（或）放化疗等方法	外科手术切除；IL-2 免疫治疗；靶向治疗
临床意义	预后取决于病变范围及程度	预后取决于肿瘤分期

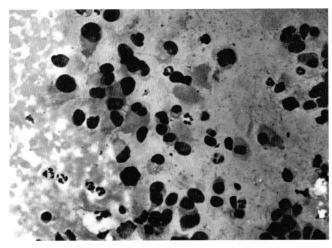

图 9.4.1　高级别尿路上皮癌　图片显示大量癌细胞散在分布，核偏位，胞质呈锥形（似"彗星尾巴"）。FNA 样本中的蝌蚪状细胞是诊断高级别尿路上皮癌的有力证据

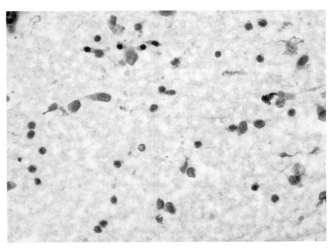

图 9.4.2　高级别尿路上皮癌　癌细胞核增大、核膜不规则、核大小不一。有些癌细胞呈蝌蚪状，有些癌细胞胞质稀少

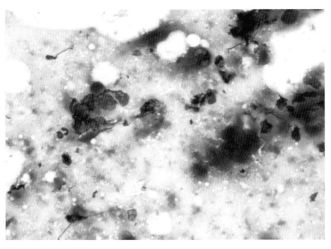

图 9.4.3　角化型高级别尿路上皮癌　图示背景中见坏死碎屑及角化物。肾脏很少发生鳞状细胞癌转移，肾脏 FNA 样本中所见的鳞状分化的癌细胞绝大多数源于尿路上皮癌

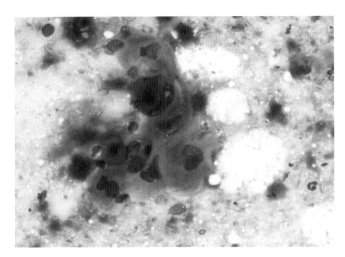

图 9.4.4　角化型高级别尿路上皮癌　癌细胞含有致密、蓝染的蜡样胞质，核形显著不规则。背景中可见坏死碎屑。图片中未见典型的高级别尿路上皮癌细胞

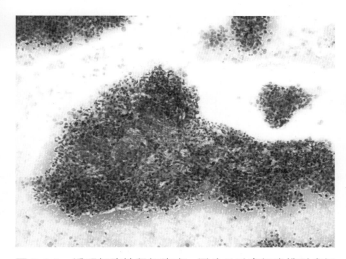

图 9.4.5　透明细胞性肾细胞癌　图片显示癌细胞排列成细胞巢，伴网状血管，癌细胞胞质空泡化。与高级别尿路上皮癌细胞相比，图片中细胞核的大小及形态较一致

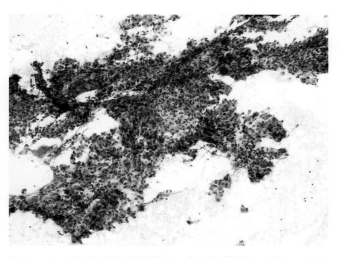

图 9.4.6　透明细胞性肾细胞癌　癌细胞附着于血管上，形成乳头状结构，诊断时应与乳头状肾细胞癌相鉴别

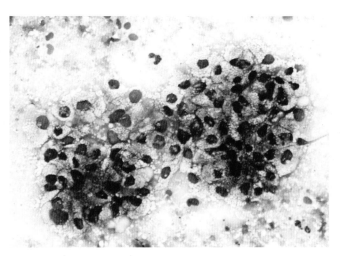

图 9.4.7　透明细胞性肾细胞癌　癌细胞具有典型透明细胞性肾细胞癌的细胞形态特点：胞质丰富、空泡化，细胞边界清晰，核呈圆形，核膜略不规则，核大小稍不一致。在 Diff-Quik 染色样本中，核仁不易辨认，其大小取决于肿瘤分级

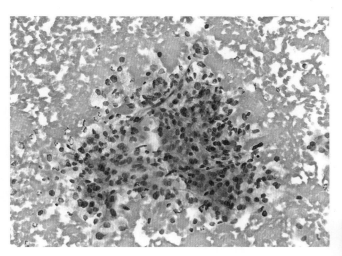

图 9.4.8　透明细胞性肾细胞癌　癌细胞胞质丰富、呈颗粒状，核呈圆形或卵圆形。与高级别尿路上皮癌相比，肾细胞癌细胞核大小不一，而尿路上皮癌的细胞核则更具多形性

第九章　肾脏

	肾上腺组织	透明细胞性肾细胞癌
年龄	任何年龄	多见于老年人
部位	肾脏	肾脏
症状和体征	通常无症状；患肾上腺结节状增生或肾上腺肿瘤时可伴有激素分泌过多导致的临床综合征	肿块、腰痛和血尿；常在影像学检查时偶然发现
病因	行肾脏疾病的 FNA 检查时，意外取到了肾上腺组织；针对邻近肾脏的肾上腺结节状增生 / 肿瘤性包块进行取样时，取到了正常的肾上腺组织	目前认为肿瘤来源于肾近曲小管上皮细胞；与吸烟、肥胖和高血压有关，也与 von Hippel-Lindau 综合征有关
细胞形态	• 样本中细胞数量不等，可排列成小的组织片段和（或）单个散在分布 *（图 9.5.1）* • 仅凭细胞形态不能明确区分正常增生性、良性和恶性的病变 • 细胞形态单一，核呈圆形，核膜规则，胞质多少不等、呈颗粒状或空泡化 *（图 9.5.2 和 9.5.3）* • 核大小不等，部分细胞核可呈显著的异型性 *（图 9.5.4）* • 背景中可见裸核 *（图 9.5.4）* • 有时核仁明显 *（图 9.5.4）*	• 样本富于细胞 • 癌细胞可附着于血管上，也可单个散在分布 *（图 9.5.5）* • 胞质呈颗粒状和（或）空泡化，这种形态也可见于某些乳头状肾细胞癌 *（图 9.5.6~9.5.8）* • 低级别癌细胞核呈圆形或卵圆形、大小稍不一致，核膜略不规则 • 核仁小或显著
特殊检查	免疫组化：MelanA、inhibin、Syn、calretinin 和 GATA-3 阳性；PAX-8、CD10、CAIX 和 RCC 阴性	免疫组化：PAX-8、CD10、RCC 和 CAIX 阳性；MelanA、inhibin、Syn、calretinin 和 GATA-3 阴性
分子改变	良性肾上腺组织不存在分子改变；肾上腺肿瘤的发生机制目前尚在研究中	*VHL* 基因失活和（或）缺氧诱导因子（HIF）表达上调
治疗	取决于疾病进程；如果取样不满意，应该对病变部位重新取样	外科手术切除；IL-2 免疫治疗；靶向治疗
临床意义	在大多数情况下，由于肾上腺恶性肿瘤很少见，因此预后通常较好	预后取决于肿瘤分期

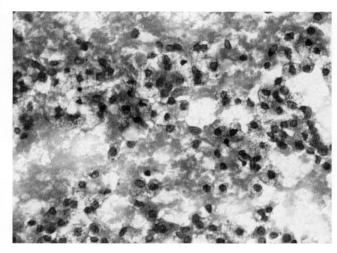

图 9.5.1 肾上腺组织 肾上腺皮质细胞排列松散，胞质丰富、呈空泡状，核呈圆形、大小一致，核膜稍有不规则，可见小核仁

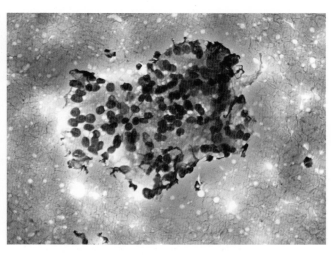

图 9.5.2 肾上腺组织 图示肾上腺皮质细胞团，细胞排列成腺泡状结构，胞质呈颗粒状，核呈圆形，核膜规则

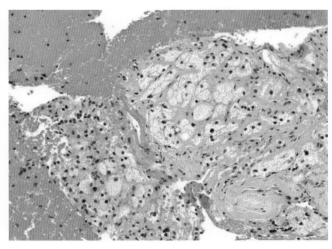

图 9.5.3 肾上腺组织 细胞块切片更清晰地展现了肾上腺细胞的形态特点

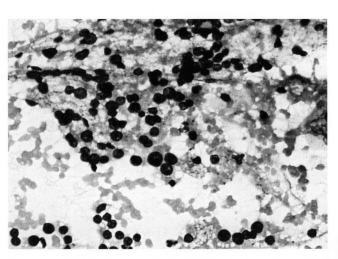

图 9.5.4 肾上腺组织 细胞核呈圆形、核大小不一，可见裸核

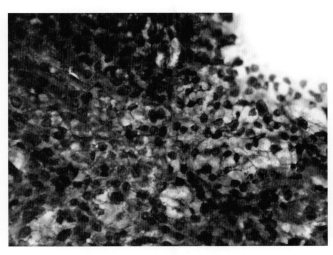

图 9.5.5 透明细胞性肾细胞癌 虽较难识别血管形态，但图片仍清晰地显示了癌细胞间致密的紫红色基质

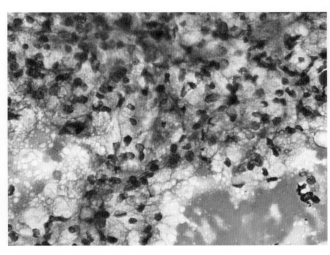

图 9.5.6 透明细胞性肾细胞癌 与大多数肾上腺皮质细胞相比，肾细胞癌细胞核大小差异显著，核膜明显不规则

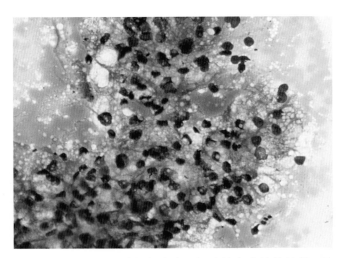

图9.5.7　透明细胞性肾细胞癌　细胞核大小差异显著，核膜不规则，图中核仁难以识别

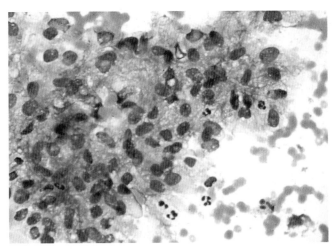

图9.5.8　透明细胞性肾细胞癌　细胞质丰富、呈空泡状，此特点虽然也可见于肾上腺皮质细胞，但后者却很少会出现这种弥漫性的核异型

第十章
软组织

	神经鞘瘤	胃肠间质瘤
年龄	任何年龄，以中青年最常见	多见于老年人
部位	全身均可发生，罕见于胃	多见于胃（60%）和小肠（35%）
症状和体征	常无症状，通常被偶然发现	可无症状；腹痛和胃肠道梗阻
病因	起源于施万细胞	起源于胃肠道 Cajal 细胞，*c-kit* 基因激活突变
细胞形态	• 细胞量多、成簇、排列紧密（*图 10.1.1*） • 罕见或无单个细胞散在分布（*图 10.1.1*） • 可见异染的纤维性基质（*图 10.1.2*） • 肿瘤细胞多数为梭形、形态温和，核端呈锥形（*图 10.1.3 和 10.1.4*） • 部分肿瘤细胞核大小差异显著（*图 10.1.5*）	• 肿瘤细胞可聚集成片，也可单个散在分布（*图 10.1.6~10.1.8*） • 可有纤维性基质 • 肿瘤细胞形态温和，呈梭形和（或）上皮样（*图 10.1.9*） • 可见核平行"并排"排列 • 核呈波浪状，核端圆钝或呈锥形（*图 10.1.10*） • 胞质长束状、两端纤细（*图 10.1.8 和 10.1.10*）
特殊检查	免疫组化：S-100 阳性，CD34、DOG1 和 c-kit 阴性	免疫组化：CD34、c-kit 和 DOG1 阳性。c-kit 与 PDGFRA 突变联合检测
分子改变	肿瘤抑制基因 merlin 失活；可能与神经纤维瘤病 2 型有关	85% 的病例存在 c-kit 或 PDGFRA 突变
治疗	手术切除	手术完全切除；针对肿瘤 c-kit 或 PDGFRA 突变的靶向治疗
临床意义	罕见复发	预后取决于肿瘤部位、大小和核分裂象计数

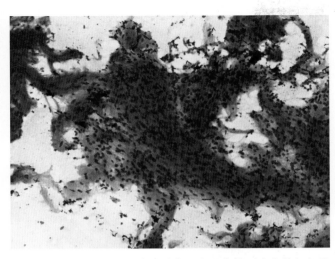

图 10.1.1　神经鞘瘤　神经鞘瘤细胞通常排列成大的组织片段，罕见或无单个细胞散在分布

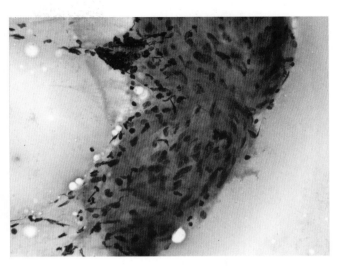

图 10.1.2　神经鞘瘤　神经鞘瘤细胞可伴有异染基质，在 Diff-Quik 染色的涂片中更易识别

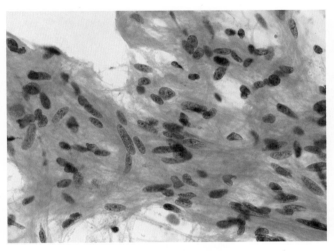

图 10.1.3　神经鞘瘤　神经鞘瘤细胞大多为梭形，形态温和，核呈长条状

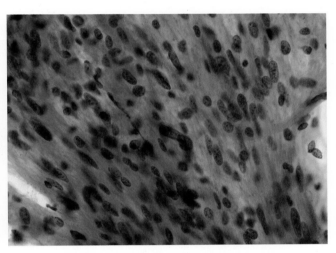

图 10.1.4　神经鞘瘤　神经鞘瘤细胞核大多为长条状，一些细胞核端呈锥形，胞质呈纤维状，细胞边界不清，呈合胞体状

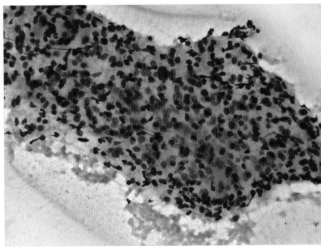

图 10.1.5　神经鞘瘤　图示神经鞘瘤细胞呈上皮样，核大小差异中等；也可见部分细胞核为梭形，核端呈锥形

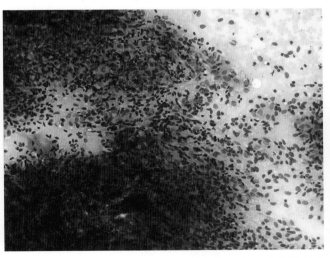

图 10.1.6　胃肠间质瘤　胃肠间质瘤细胞通常呈片状排列及单个散在分布

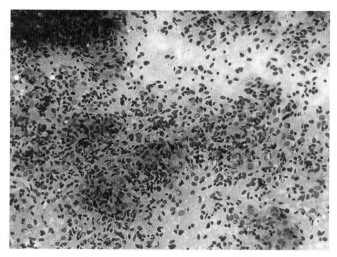

图 10.1.7　胃肠间质瘤　大多数胃肠间质瘤样本中细胞量丰富，基质成分极少或无，个别病例可见异染的纤维性基质

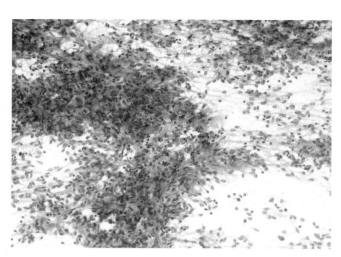

图 10.1.8　胃肠间质瘤　图中胃肠间质瘤细胞胞质稀薄、细腻，并在肿瘤细胞间形成网状结构，易被误认为基质

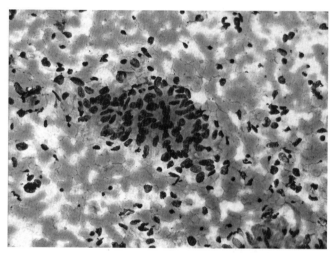

图 10.1.9　胃肠间质瘤　胃肠间质瘤可以上皮样细胞或梭形细胞为主，此例中可见两种形态混合存在，这并非罕见

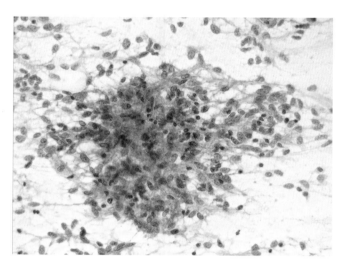

图 10.1.10　胃肠间质瘤　胃肠间质瘤细胞通常细胞边界不清，胞质稀薄且向两侧延伸呈梭形

	平滑肌肉瘤	胃肠间质瘤
年龄	多见于中年男性	多见于老年人
部位	全身均可发生；在胃恶性肿瘤中占 1%~3%，以胃体和胃底的发生率较高	多见于胃（60%）和小肠（35%）
症状和体征	胃平滑肌肉瘤与消化性溃疡的临床表现相似；胃出口综合征；胃穿孔	可无症状；腹痛和胃肠道梗阻
病因	胃平滑肌肉瘤起源于固有肌层	起源于胃肠道 Cajal 细胞，*c-kit* 基因激活突变
细胞形态	• 肿瘤细胞聚集成组织碎片，在背景中也可见多少不等的单个细胞及裸核（图 10.2.1 和 10.2.2） • 通常无基质（图 10.2.1） • 肿瘤细胞可呈梭形，核端圆钝或呈纺锤形；也可呈上皮样，核呈圆形或有切迹（图 10.2.3 和 10.2.4） • 核大小不一，核膜明显不规则（图 10.2.4） • 肿瘤细胞多形性明显，可见多核（图 10.2.5）	• 肿瘤细胞可聚集成组织片段，也可单个散在分布（图 10.2.6 和 10.2.7） • 可有纤维性基质 • 肿瘤细胞形态温和，呈梭形和（或）上皮样（图 10.2.8 和 10.2.9） • 可见核平行"并排"排列（图 10.2.10） • 核呈波浪状，核端圆钝或呈锥形（图 10.2.9 和 10.2.10） • 胞质长束状、两端纤细
特殊检查	免疫组化：SMA 阳性，desmin 局灶阳性；CD34、DOG1 和 c-kit 阴性	免疫组化：CD34、c-kit 和 DOG1 阳性。c-kit 与 PDGFRA 突变联合检测
分子改变	通常染色体改变复杂	85% 的病例存在 c-kit 或 PDGFRA 突变
治疗	手术切除，可同时结合放化疗	手术完全切除；针对肿瘤 c-kit 或 PDGFRA 突变的靶向治疗
临床意义	5 年生存率约为 50%；肿瘤的最大直径大于 5 cm 时，提示预后差	预后取决于肿瘤部位、大小和核分裂象计数

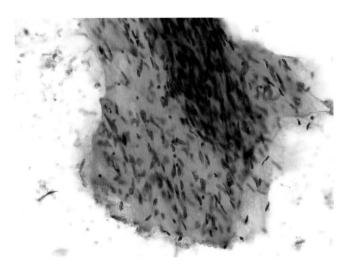

图 10.2.1　平滑肌肉瘤　肿瘤细胞呈束状排列，细胞边界不清，核呈纺锤形

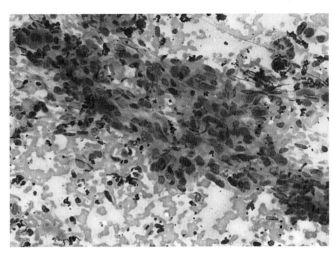

图 10.2.2　平滑肌肉瘤　肿瘤细胞呈片状排列或单个散在分布

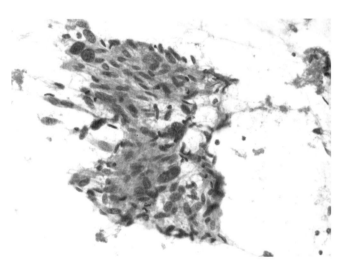

图 10.2.3　平滑肌肉瘤　图中肿瘤细胞主要呈梭形，部分胞核两端圆钝或呈纺锤形

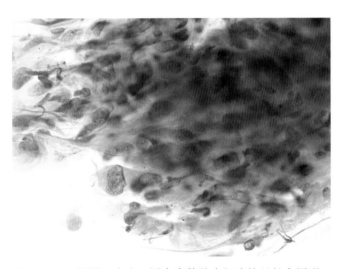

图 10.2.4　平滑肌肉瘤　图中多数肿瘤细胞核呈长卵圆形，但可见少数细胞核偏圆形，部分核可见切迹

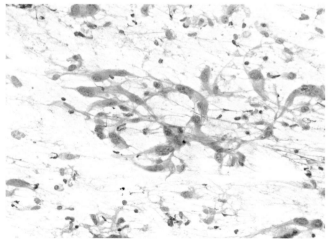

图 10.2.5　平滑肌肉瘤　图中显示散在分布的多形性肿瘤细胞：核大小不一，多核，核膜明显不规则

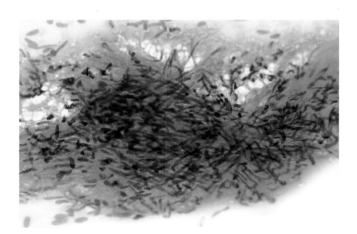

图 10.2.6　胃肠间质瘤　梭形肿瘤细胞聚集成大的组织片段及单个散在分布

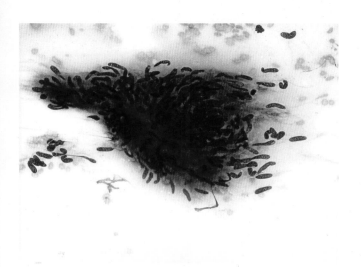

图 10.2.7　**胃肠间质瘤**　梭形肿瘤细胞聚集成大的组织片段及单个散在分布

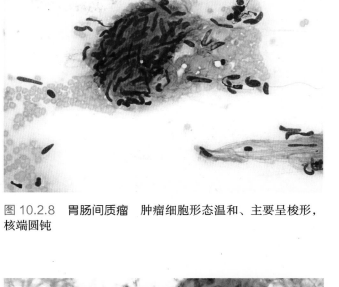

图 10.2.8　**胃肠间质瘤**　肿瘤细胞形态温和、主要呈梭形，核端圆钝

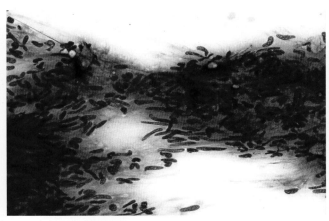

图 10.2.9　**胃肠间质瘤**　肿瘤细胞形态温和，部分细胞核平行排列

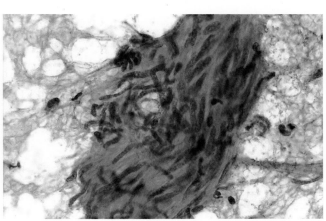

图 10.2.10　**胃肠间质瘤**　肿瘤细胞边界不清，胞质细腻。值得注意的是，部分细胞核呈流水样平行排列

	纤维瘤病（韧带样型）	神经鞘瘤
年龄	多见于年轻人	最常见于中青年
部位	头颈部、腹部、盆腔、腹膜后和靠近躯干的肌肉	四肢、头颈部、纵隔和腹膜后
症状和体征	取决于肿瘤部位；发生在头颈部时，会危害重要器官	通常无症状
病因	可能与创伤、FAP 综合征及家族性硬纤维瘤综合征有关	起源于施万细胞
细胞形态	• 肿瘤细胞嵌入基质中，呈束状和（或）单个分布（图 10.3.1~10.3.3） • 可伴有异染基质（图 10.3.4） • 肿瘤细胞为梭形，形态温和，核呈长纺锤形（图 10.3.5）	• 细胞量多、成簇、排列紧密（图 10.3.6） • 罕见或无单个细胞散在分布 • 可见异染的纤维性基质 • 肿瘤细胞大多为梭形、形态温和、核端呈锥形（图 10.3.7~10.3.8） • 部分肿瘤细胞核大小差异显著
特殊检查	免疫组化：SMA 和 c-kit 不同程度阳性，CD34、S-100、DOG1 和 keratin 阴性	免疫组化：S-100 阳性、CD34、DOG1 和 c-kit 阴性
分子改变	APC-β-catenin 通路发生变化	肿瘤抑制基因 merlin 失活；可能与神经纤维瘤病 2 型相关
治疗	扩大手术切除；无症状者可接受观察	手术切除
临床意义	可能复发；局部进展	罕见复发

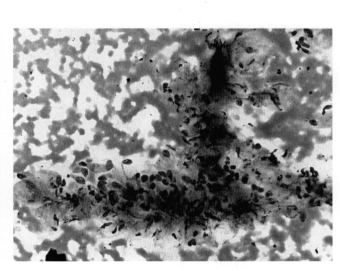

图 10.3.1　**纤维瘤病**　肿瘤细胞及异染基质形成束状组织碎片

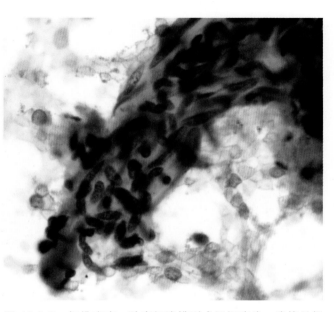

图 10.3.2　**纤维瘤病**　肿瘤细胞排列成组织碎片，胞核呈长纺锤形

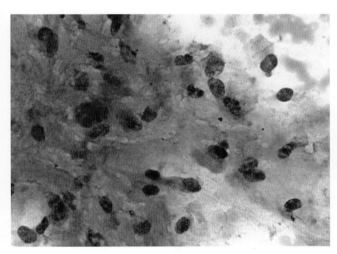

图 10.3.3　**纤维瘤病**　图中肿瘤细胞嵌入异染基质中，图右上方可见无基质背景的单个肿瘤细胞

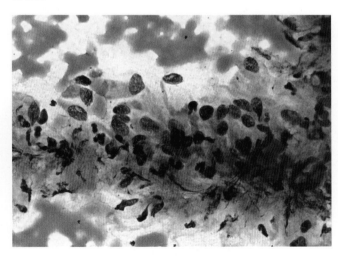

图 10.3.4　**纤维瘤病**　肿瘤细胞胞质细腻、拉长，核呈纺锤形、位于胞质一侧

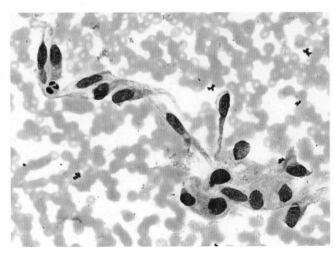

图 10.3.5　**纤维瘤病**　部分肿瘤细胞胞质呈尾状。细胞核主要呈纺锤形，少数呈圆形或卵圆形

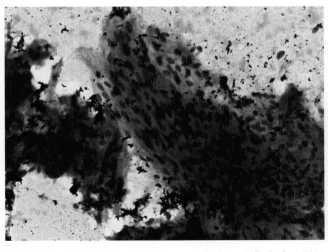

图 10.3.6　**神经鞘瘤**　肿瘤细胞排列紧密、聚集成片，罕见单个细胞散在分布

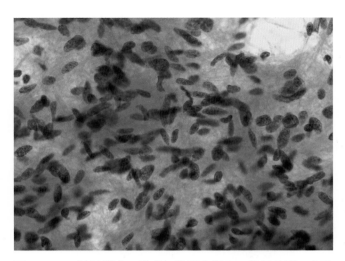

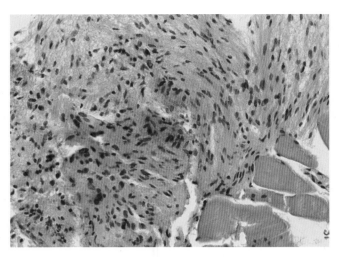

图 10.3.7　神经鞘瘤　肿瘤细胞形态温和，核呈梭形，多数细胞核端呈锥形

图 10.3.8　神经鞘瘤　细胞块切片展示肿瘤细胞边界不清，核呈梭形

	结节性筋膜炎	恶性周围神经鞘膜瘤
年龄	多见于年轻人	多见于成人；丛状亚型多见于儿童
部位	前臂、胸部、背部和头颈部	颈部、前臂和下腹部
症状和体征	肿块生长快	肿块增大，可触及
病因	创伤后继发纤维母细胞和肌纤维母细胞的反应性增生	50% 为散发病例，50% 与神经纤维瘤病 1 型（NF1）有关
细胞形态	• 样本中细胞量丰富，排列成松散的组织片段和（或）散在分布（*图 10.4.1 和 10.4.2*） • 可伴有黏液样基质（*图 10.4.1*） • 梭形细胞和（或）胞质"拖尾"的上皮样细胞（*图 10.4.3 和 10.4.4*） • 细胞核偏位（*图 10.4.3*） • 核非典型性明显（*图 10.4.3*）	• 细胞量多、成簇、排列紧密（*图 10.4.5 和 10.4.6*） • 罕见或无单个细胞分布 • 可伴有异染的纤维性基质（*图 10.4.5 和 10.4.7*） • 多数肿瘤细胞呈梭形、形态温和，核端呈锥形（*图 10.4.8 和 10.4.9*） • 部分肿瘤细胞核大小差异显著
特殊检查	免疫组化：SMA 和 calponin 阳性，keratin、desmin、S-100 和 c-kit 阴性	免疫组化：CD99 阳性，仅 60% 的病例 S-100 阳性；keratin、SMA、desmin 和 c-kit 阴性
分子改变	可能与 t（17;22）易位有关	分子改变存在异质性
治疗	观察或手术切除	扩大完全切除并放疗；有系统性疾病者需化疗
临床意义	良性，通常不复发	局部复发，常有转移

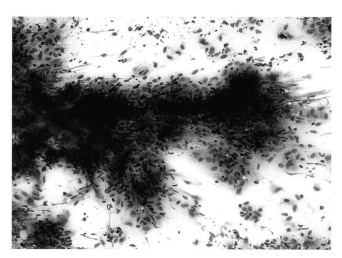

图 10.4.1　结节性筋膜炎　涂片样本中细胞量丰富，酷似肿瘤性病变

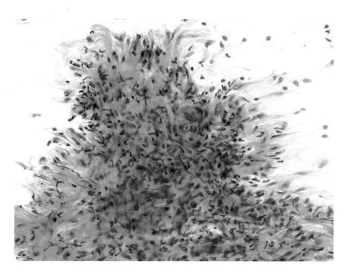

图 10.4.2　结节性筋膜炎　图示细胞排列成松散的组织碎片及单个散在分布

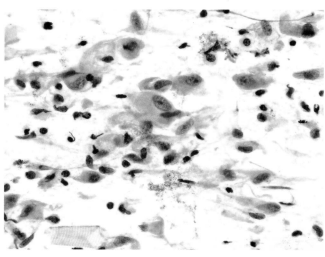

图 10.4.3　结节性筋膜炎　细胞单个散在分布，细胞核偏位，胞质向一侧延伸并形成尾状。在某些病例中，核多形性显著

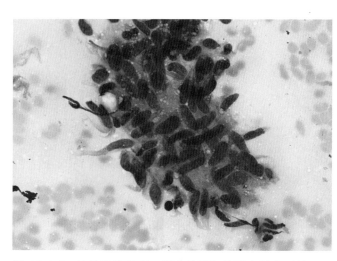

图 10.4.4　结节性筋膜炎　图中梭形细胞形态温和而单一，胞质的"拖尾"现象明显

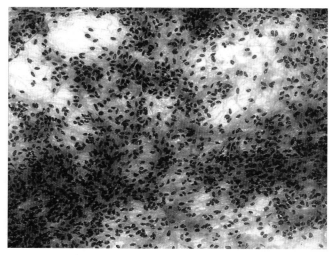

图 10.4.5　恶性周围神经鞘膜瘤　肿瘤细胞与其基质形成大的组织片段，罕见单个散在分布的肿瘤细胞

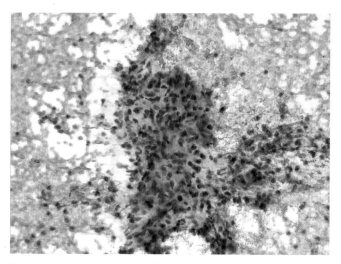

图 10.4.6　恶性周围神经鞘膜瘤　肿瘤细胞紧密排列成大的组织片段，周围见极少量散在分布的肿瘤细胞

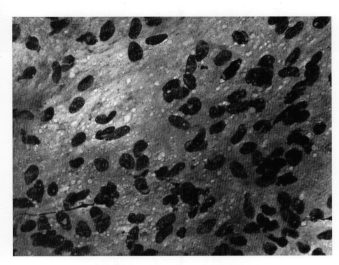

图 10.4.7　恶性周围神经鞘膜瘤　肿瘤细胞核呈梭形、大小不一，细胞边界不清，伴纤维性基质

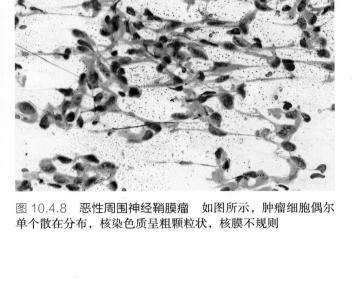

图 10.4.8　恶性周围神经鞘膜瘤　如图所示，肿瘤细胞偶尔单个散在分布，核染色质呈粗颗粒状，核膜不规则

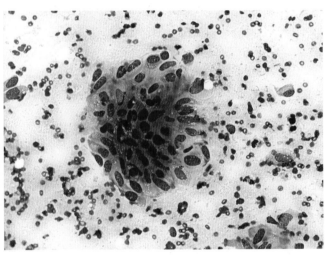

图 10.4.9　恶性周围神经鞘膜瘤　图中肿瘤细胞核呈长条形，伴有红染的基质

	黏液样脂肪肉瘤	黏液瘤
年龄	多见于中青年	多见于中老年人
部位	四肢，特别是大腿后侧	大腿、肩部和上臂
症状和体征	发生于四肢的肿瘤多生长缓慢	肿块增大，可触及
病因	继发于 *FUS-DDIT3* 或 *EWSR1-DDIT3* 基因融合的间叶源性肿瘤	病因不明
细胞形态	• 肿瘤细胞常排列成小片状，伴有或不伴有单个细胞散在分布（*图 10.5.1 和 10.5.2*） • 肿瘤细胞呈卵圆形或圆形，嵌于黏液样基质中（*图 10.5.3 和 10.5.4*） • 可见分枝状毛细血管网（*图 10.5.5*） • 50% 的病例可见微泡状或单空泡状脂肪母细胞，细胞核因受空泡挤压而呈"印戒"样（*图 10.5.1、10.5.3 和 10.5.4*）	• 黏液样背景中见极少量梭形细胞或组织细胞样细胞（*图 10.5.6~10.5.8*） • 血管罕见，且无分支（*图 10.5.9*） • 胞质突起较长（*图 10.5.8*） • 细胞核形态温和，呈卵圆形或梭形（*图 10.5.10*）
特殊检查	S-100 阳性；可行相关基因的易位检测	梭形细胞呈 CD34 阳性；黏液样基质呈黏液卡红和奥辛蓝特殊染色阳性
分子改变	多数病例存在 t（12；16）染色体易位，形成 *FUS-DDIT3* 融合基因；少数病例存在 t（12；22）染色体易位，形成 *EWSR1-DDIT3* 融合基因	60% 的病例存在 GNAS1 突变
治疗	完全切除	手术切除
临床意义	转移常见，治疗后也可发生转移；存在圆形细胞成分时提示预后差	罕见复发

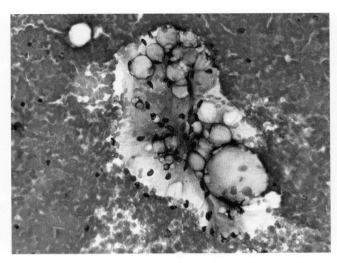

图 10.5.1　黏液样脂肪肉瘤　肿瘤细胞嵌于基质中，形态温和，呈卵圆形

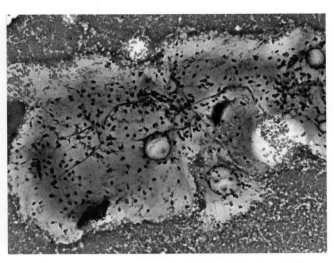

图 10.5.2　黏液样脂肪肉瘤　肿瘤细胞形态温和、呈卵圆形，嵌于基质中。值得注意的是，组织片段中央可见分枝状血管

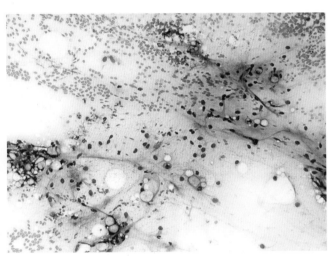

图 10.5.3　黏液样脂肪肉瘤　肿瘤细胞嵌于黏液样基质中，并且散在分布。核呈卵圆形，部分肿瘤细胞呈空泡状

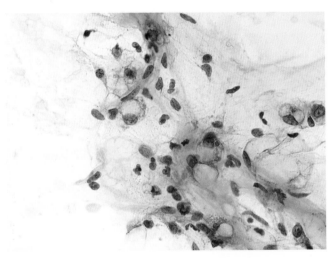

图 10.5.4　黏液样脂肪肉瘤　该病例中可见脂肪母细胞，其胞质空泡将胞核推向一侧

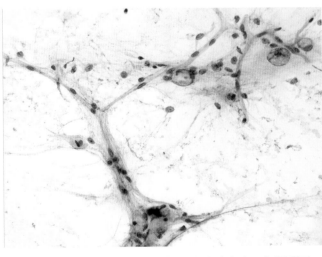

图 10.5.5　伴有分枝状血管的黏液样脂肪肉瘤　如图所示，分枝状血管是黏液样脂肪肉瘤的独特特征，也常被描述为"鸡丝（chicken wire）"外观

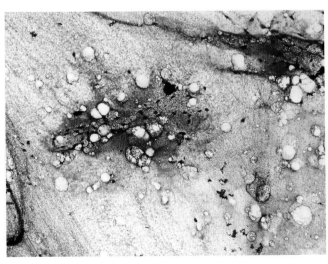

图 10.5.6　黏液瘤　背景中可见粉染的颗粒状黏液样物质，这是黏液瘤的特征

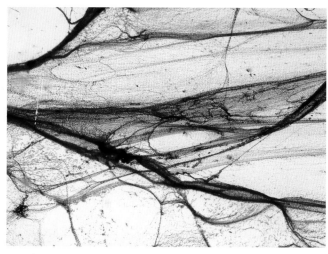

图 10.5.7　黏液瘤　细针穿刺样本涂片中细胞量极少，可见黏液丝

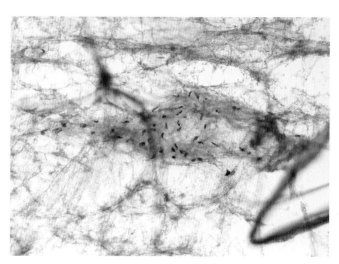

图 10.5.8　黏液瘤　黏液瘤中肿瘤细胞成分稀少，胞质细腻、呈长条状，胞质突起从组织片段边缘伸出

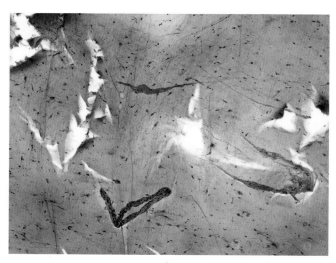

图 10.5.9　黏液瘤　黏液瘤中血管罕见、且无分支

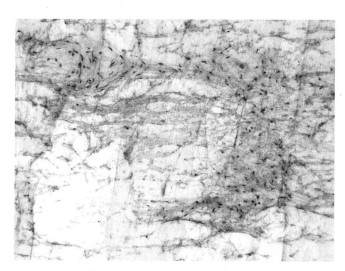

图 10.5.10　黏液瘤　细胞核形态温和、呈梭形或卵圆形

	恶性周围神经鞘膜瘤	梭形细胞黑色素瘤
年龄	多见于成人；丛状亚型多见于儿童	随着年龄增长，发病率增加，但也可发生于年轻人
部位	颈部、前臂和下腹部	任何部位
症状和体征	肿块增大，可触及	淋巴结肿大；取决于转移灶的部位
病因	50% 为散发病例，50% 与神经纤维瘤病 1 型（NF1）有关	与暴露于紫外线有关
细胞形态	• 细胞量多、成簇、排列紧密（*图 10.6.1*） • 罕见或无单个细胞分布（*图 10.6.1*） • 可伴有异染的纤维性基质（*图 10.6.2*） • 多数肿瘤细胞呈梭形、形态温和，核端呈锥形（*图 10.6.3 和 10.6.4*） • 部分肿瘤细胞核大小差异显著	• 细胞常单个散在分布，也可形成大的细胞片段（*图 10.6.5 和 10.6.6*） • 肿瘤细胞核呈梭形，胞质细腻（*图 10.6.7 和 10.6.8*） • 背景中无基质 • 肿瘤细胞胞质丰富（*图 10.6.9*） • 部分肿瘤细胞核大小差异显著（*图 10.6.9*）
特殊检查	免疫组化：CD99 阳性，仅 60% 的病例 S-100 阳性；keratin、SMA、desmin 和 c-kit 阴性	免疫组化：S-100 阳性（敏感但不特异）；梭形细胞亚型通常呈黑色素瘤的其他标记物（如 HMB45、Melan-A、Sox-10、MITF 等）阴性；keratin 阴性
分子改变	分子改变存在异质性	BRAF 和 NRAS 的热点突变最常见
治疗	扩大完全切除并放疗；有系统性疾病者需化疗	转移的患者，可行化疗、免疫治疗和靶向治疗（BRAF 和 MEK 抑制剂）
临床意义	局部复发，常有转移	发生转移的病例预后差，尤其是扩散到淋巴结外者

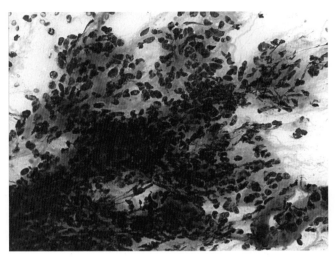

图 10.6.1　恶性周围神经鞘膜瘤　肿瘤细胞排列紧密、聚集成大的细胞群，胞核呈多形性、核膜不清，伴稀薄、红染的基质

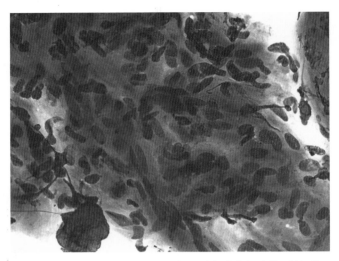

图 10.6.2　恶性周围神经鞘膜瘤　图中肿瘤细胞核呈梭形，核膜尚规则，肿瘤细胞间见稀薄、束状、红染的基质

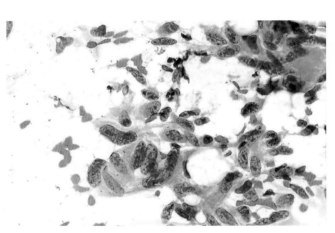

图 10.6.3　恶性周围神经鞘膜瘤　图中肿瘤细胞核大小不一、异型性显著，核膜不规则，染色质呈粗颗粒状

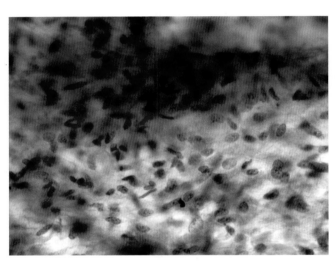

图 10.6.4　恶性周围神经鞘膜瘤　肿瘤细胞核大小不一，形态各异，细胞边界不清

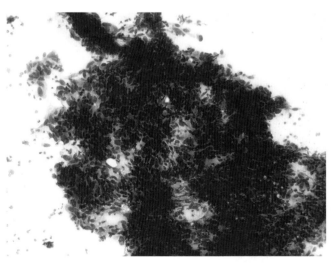

图 10.6.5　黑色素瘤　图中可见大片紧密排列的黑色素瘤细胞，细胞核呈卵圆形或梭形

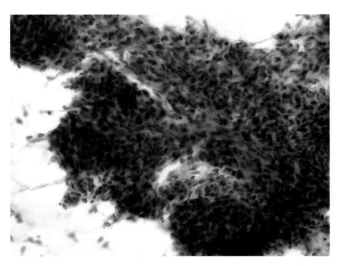

图 10.6.6　黑色素瘤　图中可见大片紧密排列的黑色素瘤细胞。当遇到梭形细胞病变时，梭形细胞黑色素瘤应纳入鉴别诊断

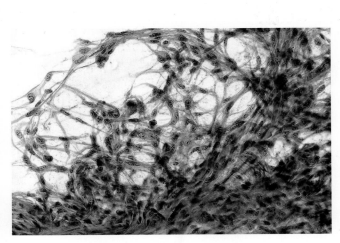

图 10.6.7　黑色素瘤　肿瘤细胞胞质纤细，染色质呈粗颗粒状

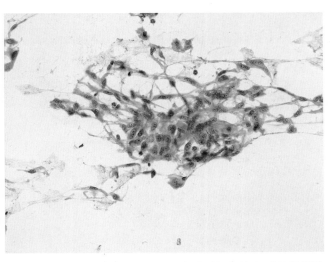

图 10.6.8　黑色素瘤　肿瘤细胞胞质纤细，染色质呈粗颗粒状。少量肿瘤细胞单个散在分布

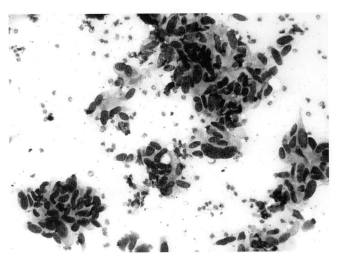

图 10.6.9　黑色素瘤　图中呈现了黑色素瘤细胞的典型形态特征：双核，核仁显著，胞质丰富、呈颗粒状

第十章　软组织

	滑膜肉瘤	腺癌
年龄	所有年龄均可发生；中位发病年龄是 35 岁	随着年龄增长，发病率增加，但也可发生于年轻人
部位	全身均可发生；2/3 的病例发生在四肢	任何部位，但主要好发于胸腔、腹腔及盆腔器官
症状和体征	肿块增大，可触及；症状取决于肿瘤部位	取决于原发肿瘤和（或）转移灶的部位
病因	t（X；18）染色体易位；细胞起源不明	多种多样
细胞形态	• 细胞量中等或丰富 • 细胞紧密排列、聚集成簇（*图 10.7.1 和 10.7.2*） • 细胞可呈上皮样、梭形或二者兼有。细胞形态取决于样本取样和肿瘤亚型（*图 10.7.3 和 10.7.4*） • 梭形肿瘤细胞，其核呈卵圆形，胞质稀少、呈锥形（*图 10.7.3*） • 上皮样肿瘤细胞伴核偏位（*图 10.7.4*） • 罕见细胞松散排列及明显的核仁（*图 10.7.5*）	• 细胞量中等或丰富（*图 10.7.6*） • 肿瘤细胞形成三维立体细胞团和（或）单个散在分布（*图 10.7.6*） • 有腺样结构（*图 10.7.6*） • 细胞体积大，核增大、深染、偏位（*图 10.7.7 和 10.7.8*） • 核膜不规则（*图 10.7.9*） • 核大小不一，具有多形性（*图 10.7.9 和 10.7.10*） • 可含黏液空泡（*图 10.7.9*） • 染色质呈粗颗粒状和（或）核仁显著（*图 10.7.9 和 10.7.10*）
特殊检查	TLE1、keratin、bcl-2、CD99 阳性；desmin、CD34、myogenin 阴性；RT-PCR 检测是否存在特异性易位	keratin 阳性；特殊的免疫标记可用于确定肿瘤分化方向和（或）原发部位；特殊化学染色（黏蛋白卡红染色）可用于检测黏液
分子改变	易位涉及的基因包括 18 号染色体上的 *SS18*，以及 X 染色体上的 *SSX1*、*SSX2* 或 *SSX4*	多种多样
治疗	完全切除，有时需要辅以放疗或化疗	通常情况下，行手术切除；对于已转移的患者，行化疗和（或）放疗；特定的情况下，可行靶向治疗联合免疫治疗
临床意义	预后因肿瘤大小、患者年龄、是否转移而异	一般而言，不能手术切除者预后差

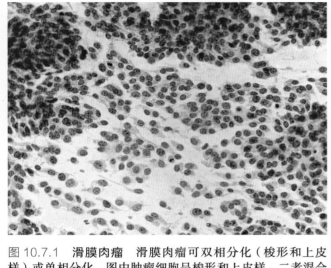

图 10.7.1　**滑膜肉瘤**　滑膜肉瘤可双相分化（梭形和上皮样）或单相分化。图中肿瘤细胞呈梭形和上皮样，二者混合存在，大部分肿瘤细胞聚集成片，也可见少量肿瘤细胞松散分布

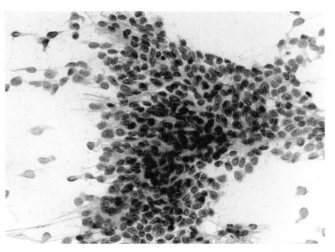

图 10.7.2　**滑膜肉瘤**　图中组织碎片内见上皮样和梭形两种形态的肿瘤细胞，胞质稀少、部分呈锥形

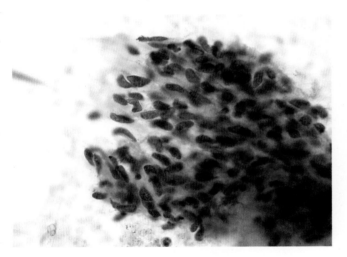

图 10.7.3　**滑膜肉瘤**　肿瘤双相分化时常以梭形细胞为主，因此细针穿刺样本中仅见到一种细胞形态时，并不能肯定是单相分化的滑膜肉瘤

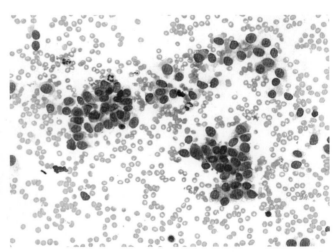

图 10.7.4　**滑膜肉瘤**　图中肿瘤细胞以上皮样细胞为主，核偏位，与多数腺癌细胞截然不同的是其核膜十分规则

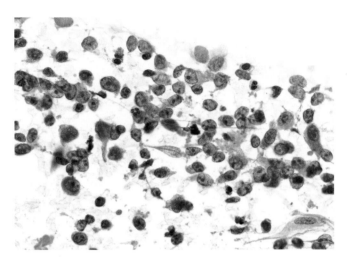

图 10.7.5　滑膜肉瘤　图中肿瘤细胞散在分布，核仁明显。与滑膜肉瘤相比，这些特征在腺癌中更常见

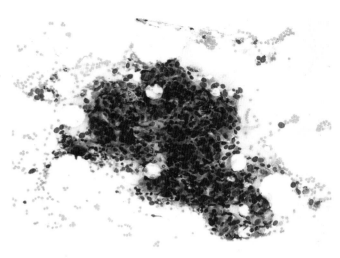

图 10.7.6　腺癌　图中肿瘤细胞聚集成三维立体细胞团，偶见肿瘤细胞单个散在分布，图中的圆形空腔提示腺样结构

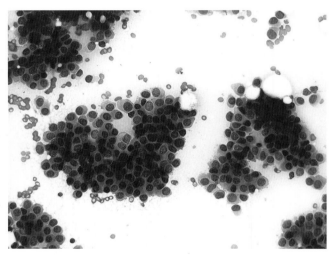

图 10.7.7　腺癌　腺癌细胞也可平铺成单层组织片段，而不形成三维立体细胞团

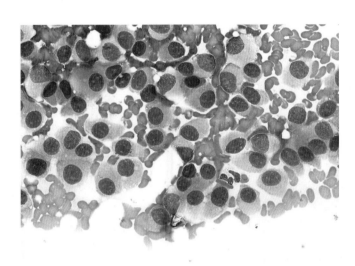

图 10.7.8　腺癌　肿瘤细胞松散排列，胞质呈泡沫状，核偏位，部分细胞核膜不规则

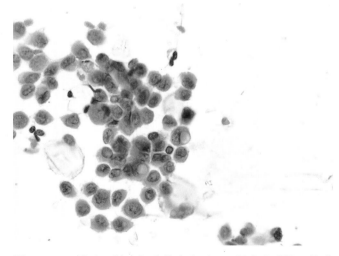

图 10.7.9　腺癌　肿瘤细胞核大小不一、具有多形性，核膜不规则，染色质呈粗颗粒状，部分细胞含有黏液空泡

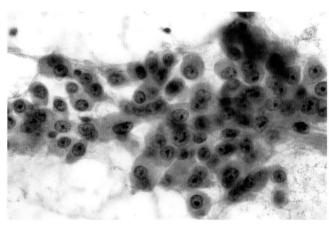

图 10.7.10　腺癌　肿瘤细胞核大，核仁明显，染色质呈粗颗粒状

	普通型软骨肉瘤	脊索瘤
年龄	多见于中青年	中年人最常见
部位	肋骨、骨盆、脊柱、肱骨和股骨；罕见于颅骨	常见于脊柱、斜坡或骶尾骨
症状和体征	钝痛，夜间加剧	取决于肿瘤部位；神经损伤和脊髓压迫症状
病因	病因不明	可能起源于胚胎残留的脊索组织
细胞形态	• 异型软骨细胞排列成簇或成片，背景中见软骨黏液样基质（*图 10.8.1~10.8.4*） • 恶性软骨细胞嵌入软骨黏液样基质中（*图 10.8.3*） • 肿瘤细胞核偏位，胞质丰富、呈空泡状（*图 10.8.5*） • 在高级别肿瘤中，核质比高，核多形性明显	• 成片的上皮样肿瘤细胞伴纤维性基质（*图 10.8.6 和 10.8.7*） • 背景中可见散在分布的单个肿瘤细胞（*图 10.8.8*） • 肿瘤细胞沿基质向外延伸形成突起（*图 10.8.9 和 10.8.10*） • 常见液滴状肿瘤细胞，其胞质内空泡将细胞核推向一侧（*图 10.8.6*）
特殊检查	S-100 阳性；brachyury 和 cytokeratin 阴性；诊断需要结合影像学检查	S-100、cytokeratin、EMA 和 brachyury 阳性
分子改变	获得 8q 和 20q	有家族史者，存在 brachyury 基因的串联重复；有些散发病例存在 brachyury 基因扩增
治疗	扩大切除范围	手术切除并放疗
临床意义	若干年后可复发或转移	局部复发；罕见转移；手术完全切除可改善预后；肿瘤发生于颅骨者预后较差

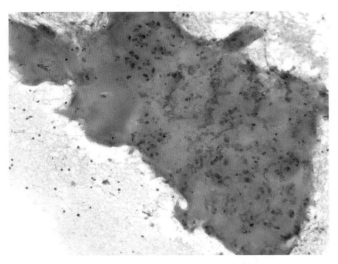

图 10.8.1   软骨肉瘤   图中软骨组织片段内见恶性软骨细胞，虽然这一形态特征提示软骨样肿瘤，但要明确软骨肉瘤的诊断，必须结合影像学检查

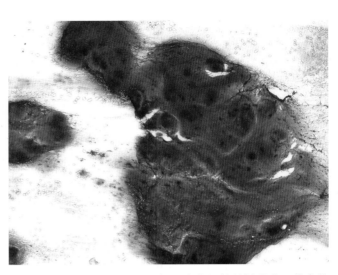

图 10.8.2   软骨肉瘤   图为软骨肉瘤的软骨样黏液，其束状边缘与普通黏液相似。在此低倍镜下，难以看清内陷的肿瘤细胞的形态

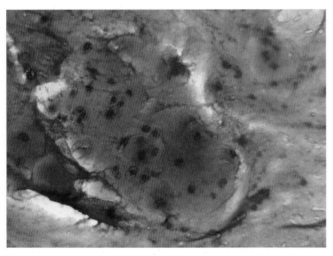

图 10.8.3   软骨肉瘤   恶性软骨细胞散布在软骨黏液样基质中，细胞形态较温和，极具欺骗性

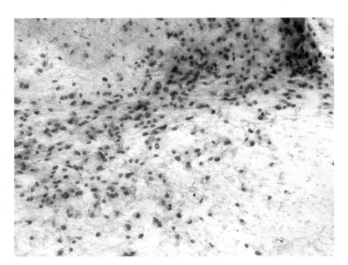

图 10.8.4   软骨肉瘤   图中肿瘤细胞弥散分布，细胞形态较温和：细胞多形性不明显，核膜规则。背景中黏液样基质稀薄，难以确认其为软骨黏液样基质

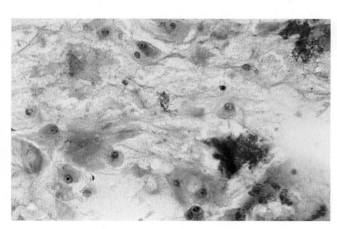

图 10.8.5 软骨肉瘤 低级别软骨肉瘤细胞胞质丰富，核偏位，肿瘤细胞散布在软骨黏液样基质中

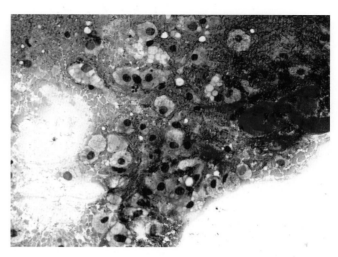

图 10.8.6 脊索瘤 图中脊索瘤细胞散在分布于红染的纤维性基质中，可见液滴状细胞，其胞质内空泡将胞核推向一侧

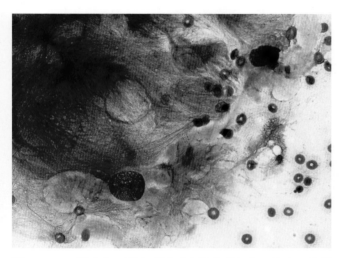

图 10.8.7 脊索瘤 图中可见两个脊索瘤细胞：核大，胞质丰富并形成突起。背景中可见基质样物

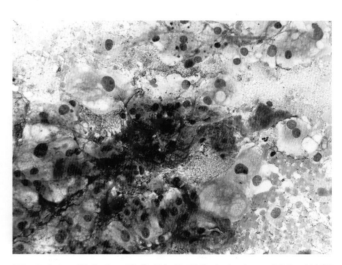

图 10.8.8 脊索瘤 脊索瘤细胞通常大小不一。图中可见部分肿瘤细胞体积大、胞质丰富，而体积小的肿瘤细胞的核质比更高

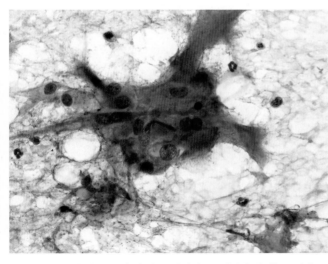

图 10.8.9 脊索瘤 脊索瘤细胞常与基质密切相伴，图中基质和胞质均向外伸展、形成突起

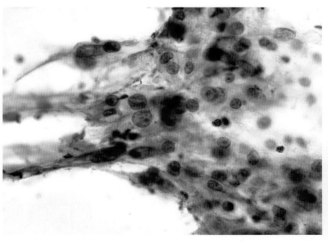

图 10.8.10 脊索瘤 部分病例缺乏基质样物，这种情况下，这些上皮样肿瘤细胞可酷似胞质丰富的非间叶源性肿瘤细胞（如肾细胞癌、黑色素瘤和前列腺癌）

第十章 软组织

第十一章

肝　脏

	良性肝细胞	高分化肝细胞性肝癌
年龄	任何年龄	多见于老年人（常伴有肝硬化）和年轻人（常无肝硬化）
部位	肝	肝
症状和体征	任何提示可能存在肝脏病变的症状；影像学检查发现肝脏肿块时需要行取样检查	腹痛、黄疸、腹腔积液、肝大和甲胎蛋白（AFP）升高（非特异性，也可见于其他疾病）
病因	取样时取到了病灶周围的良性肝细胞	与乙型肝炎、丙型肝炎、肝硬化和黄曲霉毒素相关
细胞形态	<ul><li>样本中细胞量少或中等</li><li>细胞可单个分布，也可紧密聚集成小的细胞群（图 11.1.1 和 11.1.2）</li><li>细胞呈多角形，胞质丰富、呈颗粒状，可含有色素（图 11.1.3）</li><li>细胞核大小一致、呈圆形，核膜规则，可见小核仁（图 11.1.2 和 11.1.4）</li><li>若见到极少量良性胆管上皮细胞碎片，常提示该样本为良性肝组织（图 11.1.5）</li></ul>	<ul><li>样本中细胞量丰富，细胞松散聚集和（或）单个散在分布（图 11.1.6 和 11.1.7）</li><li>肝细胞排列成团，似组织学上的板层增厚（>2 个细胞厚度）（图 11.1.8）</li><li>细胞呈多角形，胞质丰富、呈颗粒状（图 11.1.6）</li><li>细胞核呈卵圆形，核膜不规则（图 11.1.8）</li><li>肿瘤细胞团内见血管穿行（图 11.1.9 和 11.1.10）</li></ul>
特殊检查	CK7 阴性；肝细胞标记物（HepPar1，arginase）阳性；glypican-3 通常阴性	CK7 阴性；肝细胞标记物（HepPar1，glypican-3，arginase）阳性
分子改变	不适用	染色体畸变
治疗	不适用	手术切除；肝移植；消融 / 栓塞
临床意义	如果未取到肝脏病变区域，则需要再行活检	预后取决于肿瘤分期；纤维板层型肝细胞性肝癌生存率较高

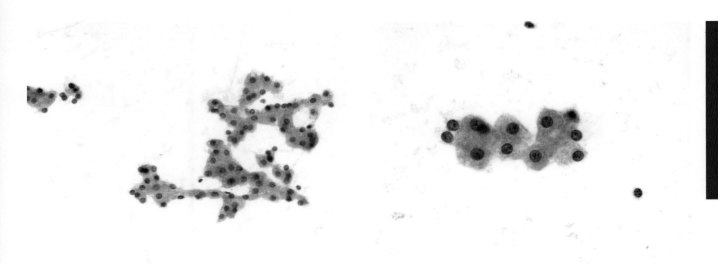

图 11.1.1 良性肝细胞 图示细胞胞质丰富、呈颗粒状，细胞核大小一致、呈圆形，可见小核仁

图 11.1.2 良性肝细胞 图中良性肝细胞呈多角形，胞质丰富，胞核清晰、大小一致，核膜规则。图中细胞单层规则排列说明为良性肝细胞（即组织学上的板层不超过 2 个肝细胞厚度）

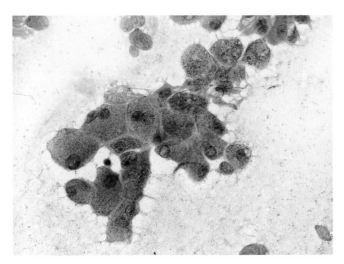

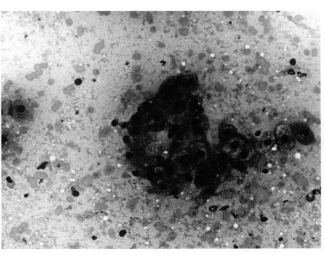

图 11.1.3 良性肝细胞 这些肝细胞胞质丰富、呈颗粒状，可见黄绿色的胆汁性色素，细胞边界清晰，可见少量双核细胞

图 11.1.4 良性肝细胞 图中肝细胞核大小略有差异，但多数肝细胞核呈圆形、核膜规则

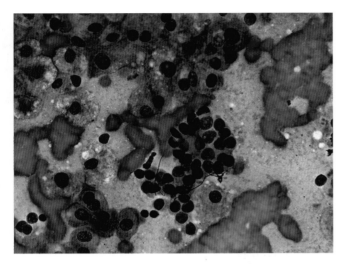

图 11.1.5 良性肝细胞 图中可见小片状良性胆管上皮细胞群，周围伴有良性肝细胞。这些细胞胞核大小一致，核膜规则，细胞数量较少。图中胆管上皮细胞和肝细胞混合存在，常提示所取样本为肝良性病变

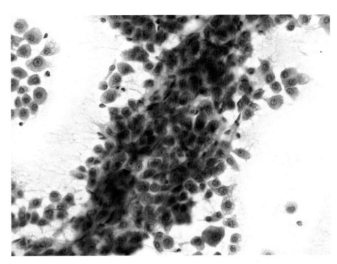

图 11.1.6 肝细胞性肝癌 鉴别高分化肝细胞性肝癌细胞与良性肝细胞比较困难，但高分化肝细胞性肝癌样本通常细胞量较丰富，且肝细胞拥挤、重叠、排列成团，形成较厚的组织碎片，提示肿瘤性病变。肿瘤细胞团中还可见小的梭形细胞核，提示存在血管穿行，这也是诊断肝细胞癌的证据之一

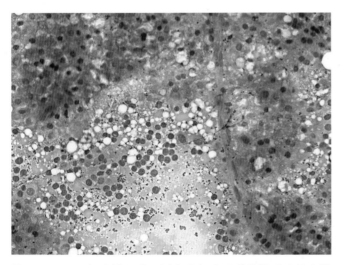

图 11.1.7 肝细胞性肝癌 图中癌细胞呈片状排列及单个散在分布，可见裸核。图中右侧可见竖直穿行的血管，进一步提示肿瘤性病变

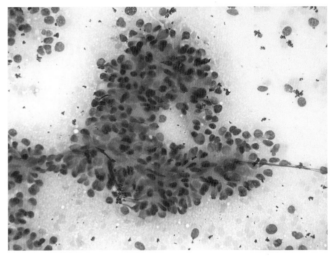

图 11.1.8 肝细胞性肝癌 图中肝细胞排列成大的三维立体细胞团。相比良性和反应性增生的肝细胞，这些细胞异型性明显，多形性也更加显著

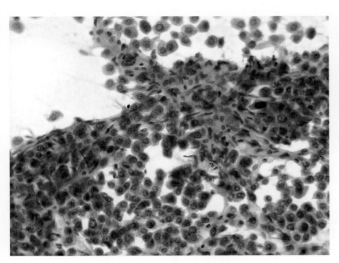

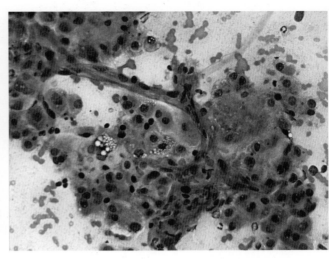

图 11.1.9　肝细胞性肝癌　图中肿瘤细胞团内可见血管穿行，血管与肝细胞增殖密切相关。虽然细胞仍有丰富的颗粒状胞质，但是这些肝细胞排列拥挤、重叠（即组织学上的板层增厚），提示肿瘤性病变

图 11.1.10　肝细胞性肝癌　肿瘤细胞排列为层次增厚的细胞团，其中见血管穿行。肿瘤细胞胞核大小不一、核膜不规则，部分细胞核仁明显

	胆管细胞癌	肝细胞性肝癌
年龄	多见于老年人	多见于老年人（常伴有肝硬化）和年轻人（常无肝硬化）
部位	肝	肝
症状和体征	常无症状，多于影像学检查时发现；腹痛、恶病质（消瘦）、血清肝酶升高	腹痛、黄疸、腹腔积液、肝大和甲胎蛋白（AFP）升高（非特异性，也可见于其他疾病）
病因	继发于肝内胆管慢性炎症；大多数病例病因不明，但可能与原发性硬化性胆管炎、二氧化钍造影剂、丙型肝炎、肝硬化和东亚流行的肝吸虫病有关	与乙型肝炎、丙型肝炎、肝硬化和黄曲霉毒素相关
细胞形态	• 肿瘤细胞紧密排列成组织碎片，但在低分化肿瘤中，也可见肿瘤细胞单个散在分布（*图 11.2.1 和 11.2.2*） • 组织碎片中细胞核排列紊乱（"醉蜂窝状"）（*图 11.2.3*） • 细胞核大小相差悬殊（通常大于 4∶1），核膜不规则（*图 11.2.4*） • 核深染、核染色质粗糙、核质比高（*图 11.2.3 和 11.2.4*） • 可见核仁	• 样本中细胞量丰富，细胞松散排列成细胞群和（或）单个散在分布（*图 11.2.5 和 11.2.6*） • 肝细胞排列成团，似组织学上的板层增厚（>2 个细胞厚度）（*图 11.2.7*） • 细胞呈多角形，胞质丰富、呈颗粒状（*图 11.2.8*） • 细胞核呈卵圆形，核膜不规则（*图 11.2.9*） • 肿瘤细胞团内见血管穿行（*图 11.2.7 和 11.2.8*）
特殊检查	CK7 阳性；肝细胞分化标记物阴性；部分肿瘤 DPC4 表达缺失	CK7 阴性；肝细胞标记物（HepPar1，glypican-3，arginase）阳性
分子改变	多种多样；KRAS、IDH1、IDH2、BRAF、EGFR 突变；染色体畸变	染色体畸变
治疗	手术切除；靶向治疗	手术切除；肝移植；消融 / 栓塞
临床意义	预后不良	预后取决于肿瘤分期；纤维板层型肝细胞性肝癌生存率较高

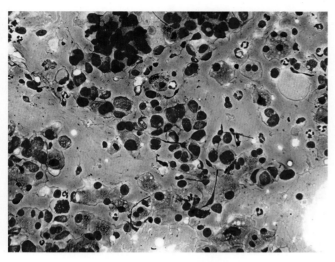

图 11.2.1　**胆管细胞癌**　图中肿瘤细胞分化差，组织片段中细胞排列疏松，细胞体积增大，核质比高，核膜明显不规则。背景中见良性肝细胞，其胞质丰富、呈颗粒状，核小而圆，核仁明显

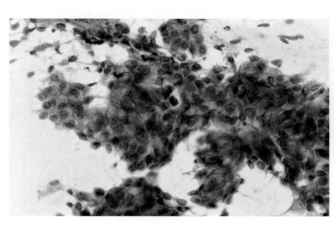

图 11.2.2　**胆管细胞癌**　图中肿瘤细胞核增大且大小不一，核染色质粗糙，核仁明显。泡沫状细胞质呈腺样分化，而肝细胞癌并不展现这样的特征

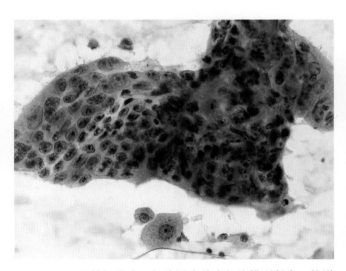

图 11.2.3　**胆管细胞癌**　细胞团中肿瘤细胞排列紧密，核增大且染色质粗糙，细胞核排列紊乱

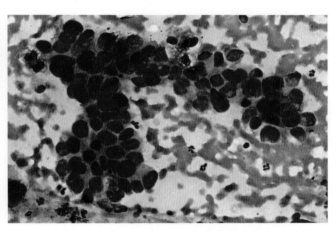

图 11.2.4　**胆管细胞癌**　图中肿瘤细胞呈乳头状排列，核质比高、核增大、核膜不规则，缺乏肝细胞分化的特征，而细胞却有三维立体的腺样结构，因此支持腺癌的诊断

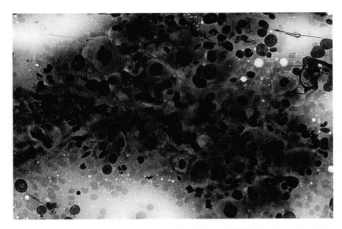

图 11.2.5　肝细胞性肝癌　图中肿瘤细胞排列疏松，细胞核具有多形性和异型性。丰富的颗粒状细胞质提示肿瘤细胞是肝细胞源性

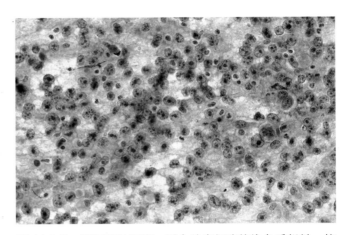

图 11.2.6　肝细胞性肝癌　图中肿瘤细胞核染色质粗糙，核仁明显，细胞边界不清。需要与低分化腺癌鉴别，应结合临床影像学检查及免疫组化研究进行综合评估

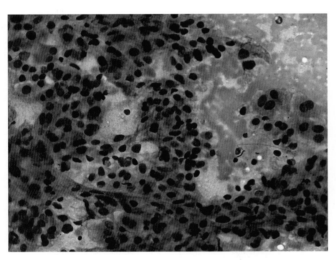

图 11.2.7　肝细胞性肝癌　图示肿瘤细胞黏附性增加，胞质含黏液而非颗粒状，酷似腺癌。然而，仔细观察会发现由红染物质及梭形细胞核构成的血管在肿瘤细胞间穿行，提示病变为肝细胞性肝癌

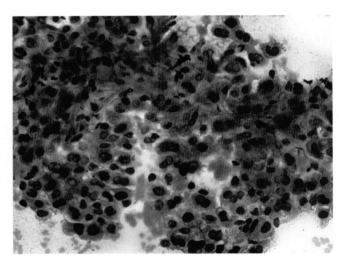

图 11.2.8　肝细胞性肝癌　肿瘤细胞团中可见明显的血管穿行结构，此外，细胞有丰富的颗粒状细胞质，部分细胞可见双核，这些形态特征均提示肝细胞性肝癌

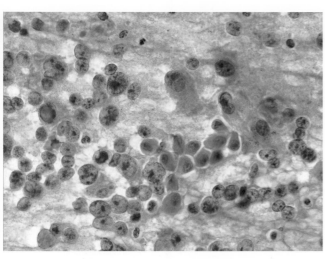

图 11.2.9　**肝细胞性肝癌**　图中肿瘤细胞具有明显的多形性，在细胞形态上与低分化腺癌相似。图左侧中央可见明显的核内包涵体。虽然核内包涵体可常见于肝细胞癌，但其不是诊断肝细胞癌的特异性证据，然而，在肝脏针吸样本中发现核内包涵体时，则强烈提示肝细胞癌的可能

	胆管细胞癌	良性肝细胞及良性胆管上皮细胞
年龄	多见于老年人	任何年龄
部位	肝	肝
症状和体征	常无症状，多于影像学检查时发现；腹痛、恶病质（消瘦）、血清肝酶升高	任何提示可能存在肝脏病变的症状；影像学检查发现肝脏肿块时需要行取样检查
病因	继发于肝内胆管慢性炎症；大多数病例病因不明，但可能与原发性硬化性胆管炎、二氧化钍造影剂、丙型肝炎、肝硬化和东亚流行的肝吸虫病有关	细针穿刺取样时取到了病灶周围的良性肝细胞和胆管上皮细胞
细胞形态	• 肿瘤细胞紧密排列成组织碎片（*图 11.3.1 和 11.3.2*） • 细胞团中细胞核排列紊乱（"醉蜂窝状"）（*图 11.3.3~11.3.5*） • 细胞核大小相差悬殊（通常大于 4∶1），核膜不规则（*图 11.3.4*） • 核深染、核染色质粗糙、核质比高（*图 11.3.3 和 11.3.4*） • 核仁明显（*图 11.3.5*）	• 细胞量不丰富 • 肝细胞可以单个散在分布，也可以紧密聚集成小的细胞群（*图 11.3.6 和 11.3.7*） • 肝细胞呈多角形，胞质丰富、呈颗粒状，可含有色素（*图 11.3.6 和 11.3.7*） • 肝细胞核大小一致、呈圆形，核膜规则，可见小核仁（*图 11.3.6 和 11.3.7*） • 良性胆管上皮细胞量少，细胞排列规则、呈"蜂窝状"（*图 11.3.6~11.3.8*） • 良性胆管上皮细胞核大小一致，核膜规则（*图 11.3.6~11.3.8*）
特殊检查	CK7 阳性；肝细胞分化标记物阴性；部分肿瘤 DPC4 表达缺失	良性肝细胞 CK7 阴性，肝细胞标记物（HepPar1, arginase）阳性，glypican-3 常阴性；良性胆管上皮细胞 CK7 阳性，肝细胞分化标记物阴性
分子改变	多种多样；KRAS、IDH1、IDH2、BRAF、EGFR 突变；染色体畸变	不适用
治疗	手术切除；靶向治疗	不适用
临床意义	预后不良	如果未取到肝脏病变区域，则需要再行活检

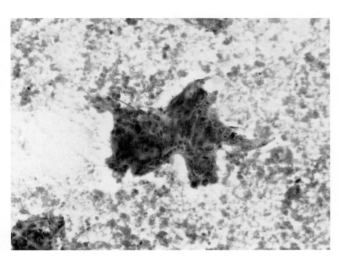

图 11.3.1 胆管细胞癌 图中的癌细胞排列成三维立体细胞团，细胞核增大、核质比高、核染色质粗糙、核膜不规则，符合腺癌的特征。背景中可见坏死

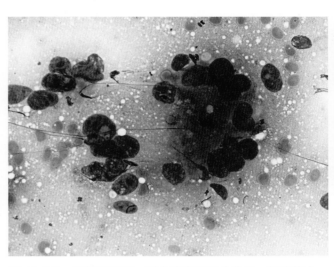

图 11.3.2 胆管细胞癌 图中腺癌细胞分化差，细胞核大，核膜不规则，胞质极少、甚至缺失，部分细胞核仁明显，核染色质粗糙、呈粗块状

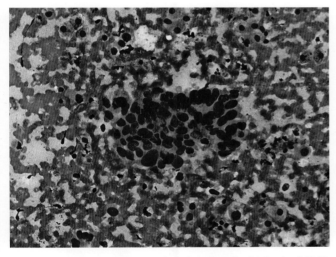

图 11.3.3 胆管细胞癌 图中腺癌细胞聚集成团，细胞核排列紊乱（"醉蜂窝状"）、多形性明显，这些特征均足以支持腺癌的诊断。视野顶部见几个良性肝细胞，可与腺癌细胞进行形态比较

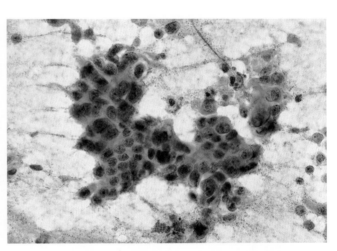

图 11.3.4 胆管细胞癌 图示组织片段中肿瘤细胞排列紊乱，核质比高，部分细胞核膜可见切迹，异型性明显。细胞核大小不一，虽然相邻细胞核之间大小差异未超过 4∶1，但图中细胞形态的异型性足以诊断为腺癌

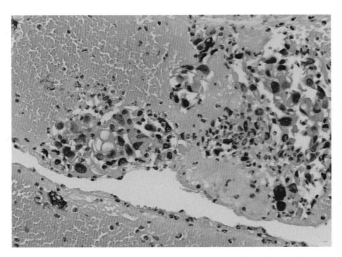

图 11.3.5　胆管细胞癌　细胞块切片可见明显的恶性肿瘤细胞，部分细胞核仁突出，细胞核大小相差悬殊

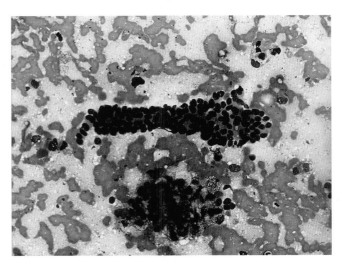

图 11.3.6　良性肝脏细胞成分　图中可见良性胆管上皮细胞和肝细胞。胆管上皮细胞排列规则、呈管状，胞核大小一致。肝细胞胞质内见空泡，胞核呈圆形，核膜规则。与肿瘤性病变不同的是，良性细胞通常细胞量不多

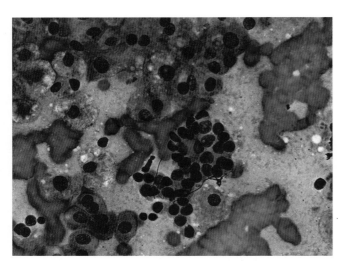

11.3.7　良性肝脏细胞成分　图中可见良性胆管上皮细胞，周围伴有良性肝细胞。胆管上皮细胞聚集成小的细胞群，细胞核大小一致。肝细胞胞质丰富、呈颗粒状，细胞核呈圆形、大小较一致

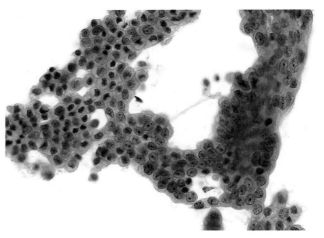

11.3.8　良性胆管上皮细胞　图中细胞呈"蜂窝状"排列，细胞核大小略有差异，核膜轻度不规则。如果样本中含有较多上述形态的细胞团，则需要与高分化腺癌鉴别

第十二章

乳　腺

	大汗腺化生	导管腺癌
年龄	多见于成人	多见于中老年女性
部位	乳腺	乳腺
症状和体征	伴纤维囊性变；可形成肿块	乳腺肿块；皮肤酒窝征、肿胀、发红和（或）疼痛；乳头溢液和（或）内陷；腋窝淋巴结肿大
病因	尚不明确	大多数与环境致癌因素和生活方式有关；遗传因素包括 BRCA1/ BRCA2、TP53、PTEN 或错配修复基因等基因突变
细胞形态	• 单层上皮细胞平铺排列成片段（*图 12.1.1 和 12.1.2*） • 细胞片段中细胞核排列规则、有序（*图 12.1.3*） • 细胞质丰富、呈颗粒状（*图 12.1.4*） • 核呈圆形或卵圆形（*图 12.1.5*） • 细胞核大小不一，但核膜规则（*图 12.1.3~12.1.5*） • 核染色质温和，可见小核仁（*图 12.1.4 和 12.1.5*）	• 肿瘤细胞排列成细胞团和（或）单个散在分布（*图 12.1.6 和 12.1.7*） • 细胞团中细胞核排列紊乱（*图 12.1.7 和 12.1.8*） • 形成三维立体结构（*图 12.1.9*） • 核质比增加（*图 12.1.8 和 12.1.9*） • 细胞核大小差异显著，核形不规则（*图 12.1.10*） • 细胞核重叠（*图 12.1.8 和 12.1.9*） • 核染色质粗糙（*图 12.1.10*）
特殊检查	不适用	不适用
分子改变	不适用	因肿瘤异质性而复杂多样
治疗	不适用	外科手术切除、腋窝淋巴结清扫、放化疗、内分泌治疗和（或）靶向治疗
临床意义	不适用	预后依据肿瘤类型而不同

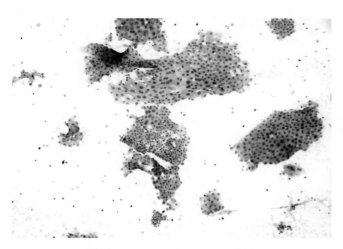

图 12.1.1 大汗腺化生 图片中可见多个细胞片段，胞质丰富、呈颗粒状，核排列有序、通常呈圆形，核膜规则。如图所示，核大小不一是大汗腺化生细胞的常见特征

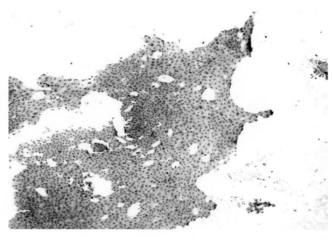

图 12.1.2 大汗腺化生 细胞呈单层片状排列，其内可见明显的空隙，细胞质丰富、呈颗粒状，核排列规则

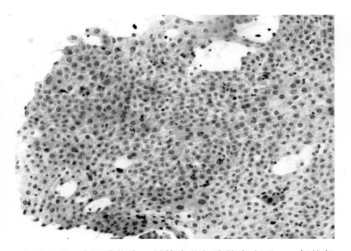

图 12.1.3 大汗腺化生 尽管有些细胞核大小不一，但核仍为圆形，核膜规则，可见小核仁

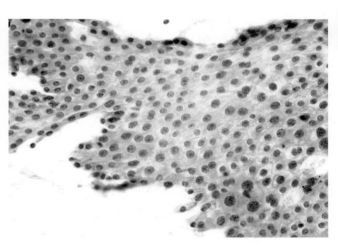

图 12.1.4 大汗腺化生 高倍镜下，细胞边界清晰，可见双核细胞。细胞均匀呈片状排列，核呈圆形，核膜规则

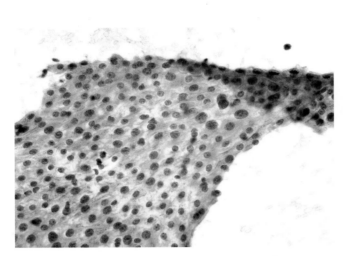

图 12.1.5　大汗腺化生　细胞核呈圆形或卵圆形，核膜规则，核染色质细腻，核质比低，胞质丰富、呈颗粒状

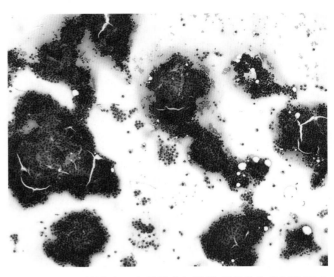

图 12.1.6　导管腺癌　大量腺癌细胞排列成乳头状细胞团或单个散在分布

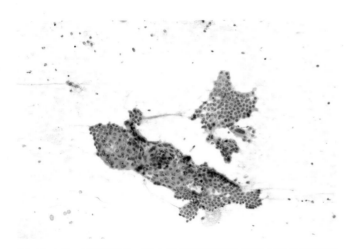

图 12.1.7　导管腺癌　图中腺癌细胞聚集成两个乳头状细胞团，细胞排列紊乱，细胞核大小差异显著，核质比高，可见非典型核分裂象

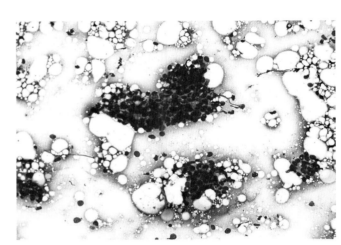

图 12.1.8　导管腺癌　细胞团中癌细胞核质比高、核重叠、核形不规则

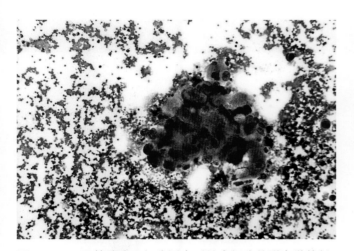

图 12.1.9　导管腺癌　细胞团中可见癌细胞的形态学特征：三维立体结构、核大小不一、核重叠、核质比高、核膜不规则及核仁明显

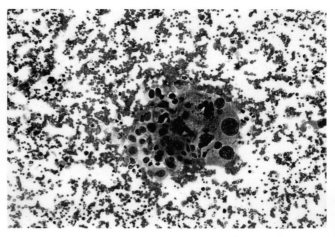

图 12.1.10　导管腺癌　图中腺癌细胞呈明显的恶性特征：细胞核大小显著不等、核膜明显不规则、核染色质粗糙，细胞核比周围的炎症细胞大很多倍

	纤维腺瘤	导管腺癌
年龄	多见于年轻女性	多见于中老年女性
部位	乳腺，常位于乳腺外上象限	乳腺
症状和体征	可见纤维囊性变；可形成肿块	乳腺肿块；皮肤酒窝征、肿胀、发红和（或）疼痛；乳头溢液和（或）内陷；腋窝淋巴结肿大
病因	由上皮细胞和间质成分组成的良性肿瘤	大多数与环境致癌因素和生活方式有关；遗传因素包括 BRCA1/BRCA2、TP53、PTEN 或错配修复基因等基因突变
细胞形态	• 细胞丰富，导管上皮细胞拉长、排列成乳头状（"鹿角状"）细胞团 *（图 12.2.1 和 12.2.2）* • 导管上皮细胞排列得非常有序 *（图 12.2.3）* • 在背景中，梭形肌上皮细胞单个散在分布 *（图 12.2.1）* • 导管上皮细胞大小一致、细胞核呈卵圆形、核膜规则、核染色质呈细颗粒状 *（图 12.2.4）* • 伴有间质成分 *（图 12.2.5）*	• 肿瘤细胞排列成细胞团和（或）单个散在分布 *（图 12.2.6 和 12.2.7）* • 细胞团中细胞核排列紊乱 *（图 12.2.8）* • 形成三维立体结构 *（图 12.2.9）* • 核质比增加 *（图 12.2.8 和 12.2.9）* • 细胞核大小差异显著，核膜和（或）核形不规则 *（图 12.2.8）* • 细胞核重叠 *（图 12.2.8 和 12.2.9）*
特殊检查	不适用	不适用
分子改变	不适用	因肿瘤异质性而复杂多样
治疗	外科手术切除	外科手术切除、腋窝淋巴结清扫、放化疗、内分泌治疗和（或）靶向治疗
临床意义	预后好；偶可复发	预后依据肿瘤类型而不同

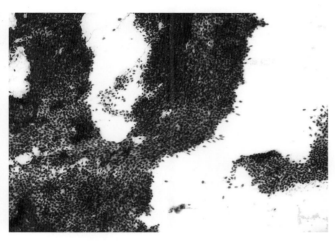

图 12.2.1　纤维腺瘤　导管上皮细胞排列成大的乳头状（"鹿角状"）细胞团，细胞大小相近、核呈卵圆形、核膜规则。梭形肌上皮细胞单个散在分布于背景中

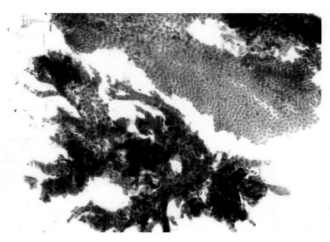

图 12.2.2　纤维腺瘤　图片显示导管上皮细胞排列成乳头状细胞团，细胞核拉长，核质比高，核膜规则。细胞排列有序，似流水样

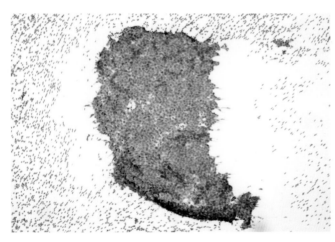

图 12.2.3　纤维腺瘤　图中导管上皮细胞排列规则、呈单层片状，核呈圆形或卵圆形，核大小一致，核膜规则。细胞团边缘和背景中几乎不见梭形肌上皮细胞

图 12.2.4　纤维腺瘤　导管上皮细胞排列成乳头状细胞团。细胞核拉长、核染色质呈细颗粒状，酷似甲状腺乳头状癌

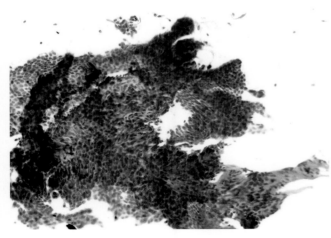

图 12.2.5　纤维腺瘤　导管上皮细胞核呈卵圆形，排列拥挤、重叠，大小和形状一致。图中右下方可见嗜蓝基质片段

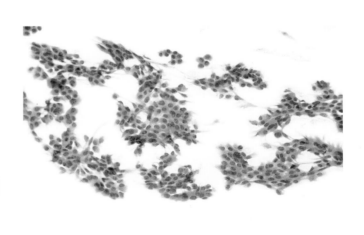

图 12.2.6　导管腺癌　图示肿瘤细胞核形不规则、核增大、核质比高，无肌上皮细胞。本例为分化较好的腺癌，细胞异型性不明显，与良性病变难以鉴别

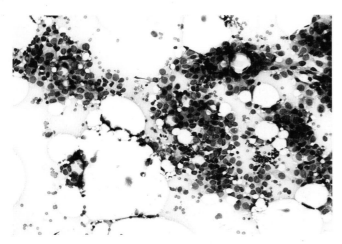

图 12.2.7　导管腺癌　图中腺癌细胞松散聚集，细胞体积增大、核质比高、核形不规则、核大小不一，未见肌上皮细胞

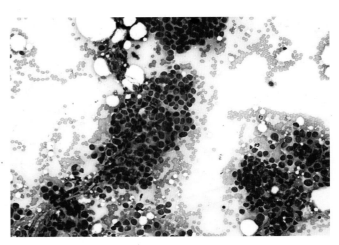

图 12.2.8　导管腺癌　图示样本细胞量丰富，癌细胞聚集成团、细胞体积增大、核重叠、核形不规则、核大小不等。细胞团周围可见少许单个散在分布的腺癌细胞

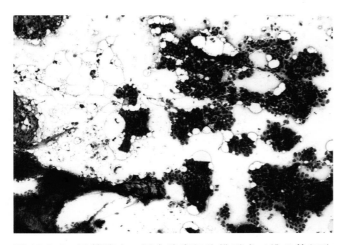

图 12.2.9　导管腺癌　图中腺癌细胞排列成三维立体细胞团，胞质稀少。即使在此低倍镜下，也可见到肿瘤细胞核大小不等、形态不一

	乳头状瘤	导管腺癌
年龄	多见于成年女性	多见于中老年女性
部位	乳腺	乳腺
症状和体征	乳腺钼靶 X 线片显示钙化（周围型）或乳头溢液（中央型）	乳腺肿块；皮肤酒窝征、肿胀、发红和（或）疼痛；乳头溢液和（或）内陷；腋窝淋巴结肿大
病因	导管内上皮细胞和肌上皮细胞增生	大多数与环境致癌因素和生活方式有关；遗传因素包括 BRCA1/ BRCA2、TP53、PTEN 或错配修复基因等基因突变
细胞形态	• 细胞丰富，导管上皮细胞拉长、排列成乳头状细胞团（*图 12.3.1 和 12.3.2*） • 细胞团边缘和背景中均可见双极裸核细胞（*图 12.3.3 和 12.3.4*） • 导管上皮细胞拉长呈柱状，核大小较一致，核染色质温和（*图 12.3.5*） • 背景中可见泡沫状巨噬细胞（*图 12.3.5*）	• 肿瘤细胞排列成细胞团和（或）单个散在分布（*图 12.3.6 和 12.3.7*） • 细胞团中细胞核排列紊乱（*图 12.3.8*） • 形成三维立体结构（*图 12.3.9*） • 核质比增加（*图 12.3.8 和 12.3.9*） • 细胞核大小差异显著，核形和（或）核膜不规则（*图 12.3.10*） • 细胞核重叠（*图 12.3.9*）
特殊检查	不适用	不适用
分子改变	不适用	因肿瘤异质性而复杂多样
治疗	外科手术切除	外科手术切除、腋窝淋巴结清扫、放化疗、内分泌治疗和（或）靶向治疗
临床意义	预后好；患有多发性乳头状瘤时继发恶变的风险高	预后依据肿瘤类型而不同

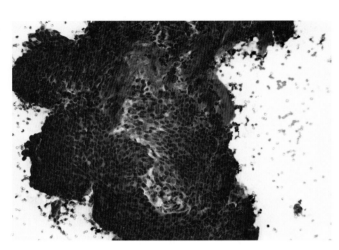

图 12.3.1   乳头状瘤   图片显示大的细胞片段，可见导管上皮细胞拉长、核大小均匀。虽然核质比增加，但核膜规则，细胞排列有序

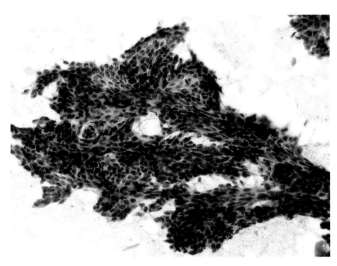

图 12.3.2   乳头状瘤   导管上皮细胞拉长，核大小一致、形状相近。在组织片段边缘可见小梭形细胞（右下角）

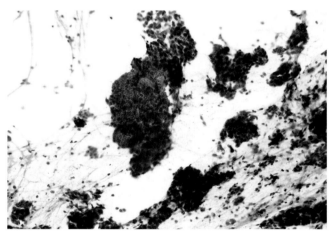

图 12.3.3   乳头状瘤   图中见小的乳头状细胞团及散在分布的肌上皮细胞。导管上皮细胞排列拥挤，核质比高，细胞大小一致、形状相近、核膜规则

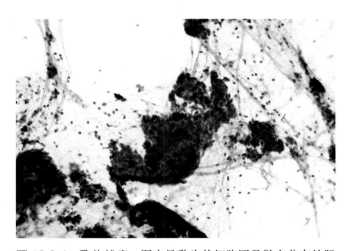

图 12.3.4   乳头状瘤   图中见乳头状细胞团及散在分布的肌上皮细胞。此病例中见大量的肌上皮细胞，这通常是诊断乳头状瘤的可靠依据

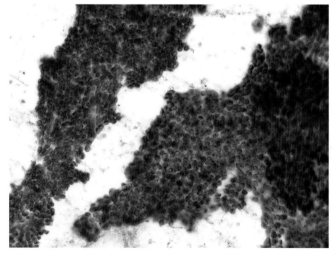

图 12.3.5   乳头状瘤   在图中，虽较难识别肌上皮细胞，但导管上皮细胞核大小一致、核染色质温和

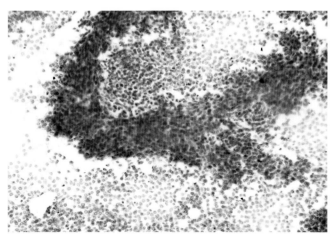

图 12.3.6   导管腺癌   图片显示大量腺癌细胞单个散在分布，部分排列成大的三维立体细胞团，细胞排列紊乱

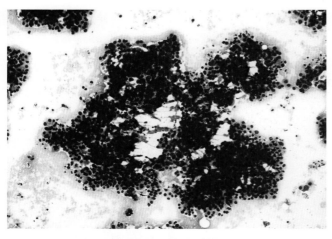

图 12.3.7 导管腺癌 三维立体乳头状细胞团中腺癌细胞黏附性差，细胞核大小和形状不一致

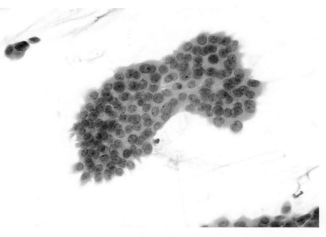

图 12.3.8 导管腺癌 在腺癌细胞团中，细胞核排列不规则、核大小和形状不一致、核膜不规则、可见核沟

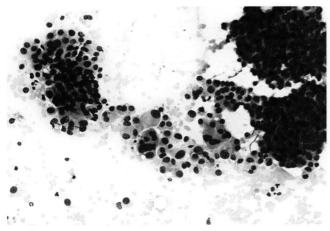

图 12.3.9 导管腺癌 肿瘤细胞排列成三维立体结构及单个散在分布。细胞体积增大、核偏位、核大小和形状明显不同

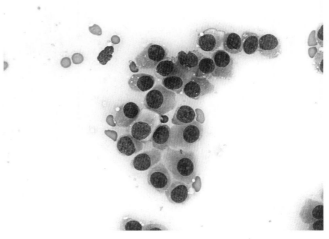

图 12.3.10 导管腺癌 与背景中的红细胞相比，癌细胞体积明显增大。虽然核质比低，但核膜不规则且核染色质粗糙。诊断时需要注意避免漏诊

	乳头状瘤	纤维腺瘤
年龄	多见于成年女性	多见于年轻女性
部位	乳腺	乳腺，常位于乳腺外上象限
症状和体征	乳腺钼靶 X 线片显示钙化（周围型）或乳头溢液（中央型）	可见纤维囊性变；可形成肿块
病因	导管内上皮细胞和肌上皮细胞增生	由上皮细胞和间质成分组成的良性肿瘤
细胞形态	• 细胞丰富，导管上皮细胞拉长、排列成乳头状细胞团（*图 12.4.1 和 12.4.2*） • 细胞团边缘和背景中均可见双极裸核细胞（*图 12.4.3*） • 导管上皮细胞拉长呈柱状，核大小较一致，核染色质温和（*图 12.4.4*） • 背景中可见泡沫状巨噬细胞（*图 12.3.4*）	• 细胞丰富，导管上皮细胞拉长、排列成乳头状（"鹿角状"）细胞团（*图 12.4.5 和 12.4.6*） • 细胞团中导管上皮细胞排列得非常有序（*图 12.4.7*） • 在背景中，梭形肌上皮细胞单个散在分布（*图 12.4.8*） • 导管上皮细胞大小一致，细胞核呈卵圆形、核膜规则、核染色质呈细颗粒状（*图 12.4.8 和 12.4.9*） • 伴有间质成分（*图 12.4.9*）
特殊检查	不适用	不适用
分子改变	不适用	不适用
治疗	外科手术切除	外科手术切除
临床意义	预后好；患有多发性乳头状瘤时继发恶变的风险高	预后好；偶可复发

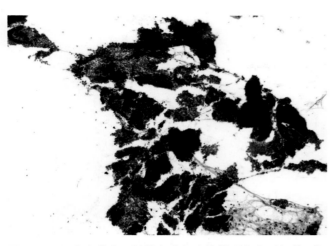

图 12.4.1　乳头状瘤　导管上皮细胞核排列密集而拥挤，但核大小一致、排列有序。背景中几乎不见肌上皮细胞

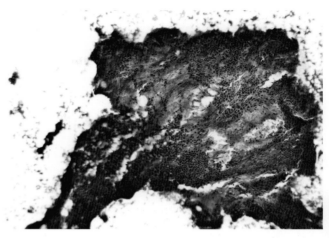

图 12.4.2　乳头状瘤　即使在此放大倍数下，细胞团中见导管上皮细胞核大小一致、无相互重叠现象

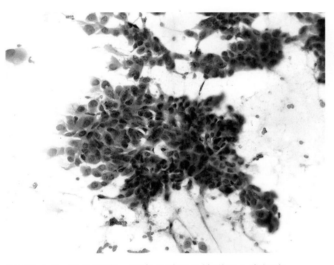

图 12.4.3　乳头状瘤　图中几乎不见梭形肌上皮细胞

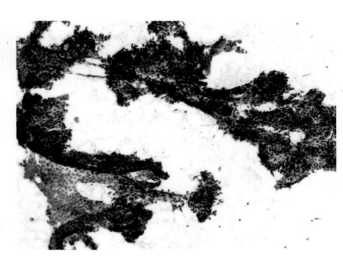

图 12.4.4　乳头状瘤　导管上皮细胞核呈卵圆形、大小一致。背景中几乎不见梭形及双极裸核的肌上皮细胞

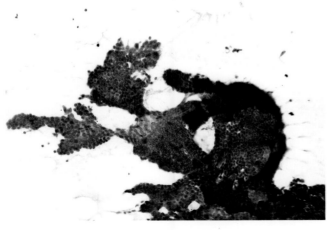

图 12.4.5　纤维腺瘤　纤维腺瘤在细胞形态上与乳头状瘤十分相似

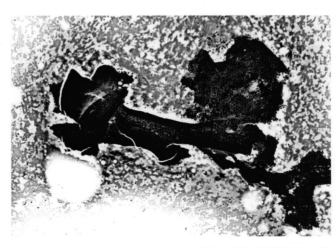

图 12.4.6　纤维腺瘤　导管上皮细胞排列成"鹿角状"细胞团。细胞核呈卵圆形、大小一致、排列规则

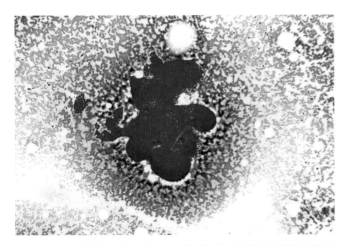

图 12.4.7　纤维腺瘤　图片显示细胞排列成类似甲状腺乳头状癌的乳头状结构，这在纤维腺瘤中十分常见

图 12.4.8　纤维腺瘤　导管上皮细胞核质比高，核呈卵圆形，核染色质呈细颗粒状，细胞大小或形状一致

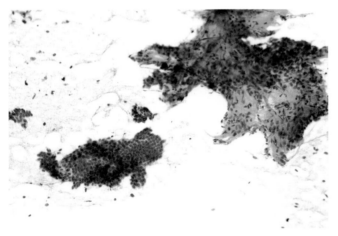

图 12.4.9　纤维腺瘤　图中见形态温和的导管上皮细胞和间质碎片。间质碎片有细胞丰富区和细胞稀少区。梭形及双极裸核的肌上皮细胞位于间质碎片内及散布于背景中

	黏液囊肿	胶样癌
年龄	多见于中年女性	多见于老年女性
部位	乳腺	乳腺
症状和体征	可触及肿块或经影像学检查发现病灶	可触及肿块或经影像学检查发现病灶；转移性胶样癌少见
病因	罕见疾病，病因尚不明确	大多数与环境致癌因素和生活方式有关；遗传因素包括 BRCA1/ BRCA2、TP53、PTEN 或错配修复基因等基因突变
细胞形态	• 黏液中上皮细胞罕见或缺如（图 12.5.1~12.5.5） • 可见巨噬细胞（图 12.5.3） • 背景中偶见形态温和、片状排列的或退变的上皮细胞（图 12.5.3~12.5.5）	• 样本富于细胞，大多数为散在分布的单个细胞和小的细胞团（图 12.5.6~12.5.8） • 细胞核异型性可能是轻微的（图 12.5.8）或是明显的（图 12.5.9） • 可见黏液性背景（图 12.5.6~12.5.10）
特殊检查	不适用	不适用
分子改变	不适用	目前尚在研究中；分子改变通常较经典乳腺导管癌少见
治疗	手术完全切除；如果粗针穿刺活检无异型性细胞、影像学检查无不规则病变边界、无肿块形成，则可对疾病进行随访观察	外科手术切除、放化疗、激素治疗和（或）靶向治疗。有时可能会进行前哨淋巴结活检，但通常不需要切除整个淋巴结
临床意义	预后好；有时邻近病变区域可伴有非典型导管增生 / 导管内癌（ADH/DCIS）	单纯胶样癌较经典乳腺导管癌预后好，10 年生存率 >90%

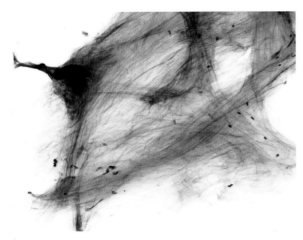

图 12.5.1　黏液囊肿　黏稠的黏液背景中仅见极少量细胞，主要为巨噬细胞。与胶样癌不同的是，单纯黏液囊肿样病变通常细胞量极少

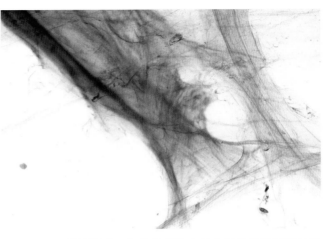

图 12.5.2　黏液囊肿　条带状黏液中见个别核呈卵圆形的退变细胞。在黏液囊肿样病变中，上皮细胞形态常不完整，甚至仅见裸核

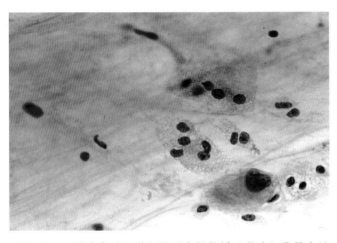

图 12.5.3　黏液囊肿　黏稠的蛋白性物质（黏液）背景中见较多巨噬细胞，胞质丰富、呈泡沫状，细胞核呈卵圆形并有切迹

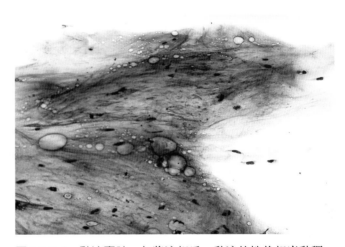

图 12.5.4　黏液囊肿　与浆液相反，黏液的性状相当黏稠，可形成黏液空泡，黏液中可见少量巨噬细胞和形态温和的上皮细胞

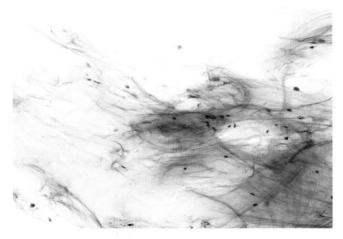

图 12.5.5　黏液囊肿　黏稠的黏液中可见空泡和少量形态温和的细胞。当样本中细胞数量较多时，应考虑非典型性病变或胶样癌的可能

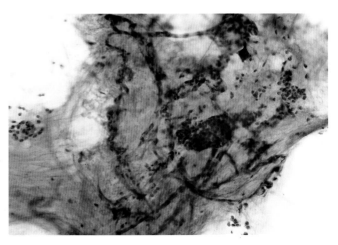

图 12.5.6　胶样癌　癌细胞团伴有丰富的黏液。癌细胞形成三维立体细胞团，位于边缘的癌细胞黏附性差，还可见形态完整的癌细胞单个散在分布于背景中。此例中，癌细胞核形态一致，貌似良性。毛细血管"缠绕"现象是胶样癌的典型细胞形态特点之一

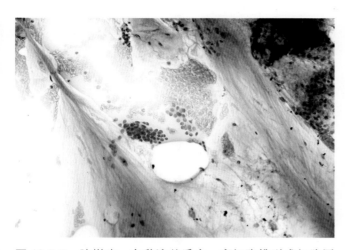

图 12.5.7 胶样癌 在黏液基质中，癌细胞排列成细胞团并有形态完整的单个细胞散在分布。细胞核呈圆形、大小一致，核膜规则。因细胞数量太多，不要轻易诊断为单纯性黏液囊肿样病变

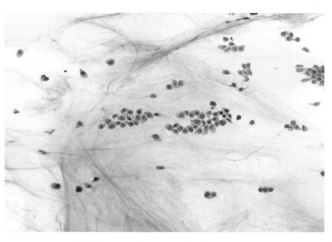

图 12.5.8 胶样癌 图片显示形态单一的上皮样细胞漂浮在黏液基质中。这些细胞黏附性差，排列成松散的细胞簇。细胞具有一定程度的核异型性：轻微的核大小不等和核膜不规则

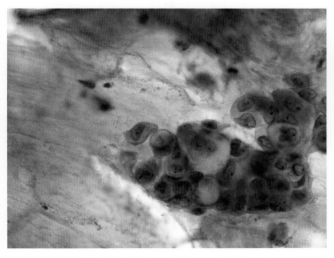

图 12.5.9 胶样癌 此例胶样癌细胞没有上例那么温和：细胞核增大、核染色质粗糙、核大小不等及核膜不规则，可见细胞内黏液空泡。这些形态学特点提示恶性病变，同时背景中的大量黏液符合胶样癌的诊断

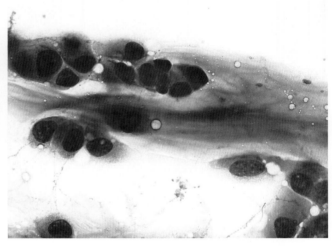

图 12.5.10 胶样癌 图中可见体积增大的癌细胞分布在黏稠紫染的黏液中，细胞排列松散，具有明显的恶性特征：细胞核大小和形状不一致，核染色质粗糙，核膜不规则

第十二章 乳腺

索 引

注：页码后面的"f"表示图片。